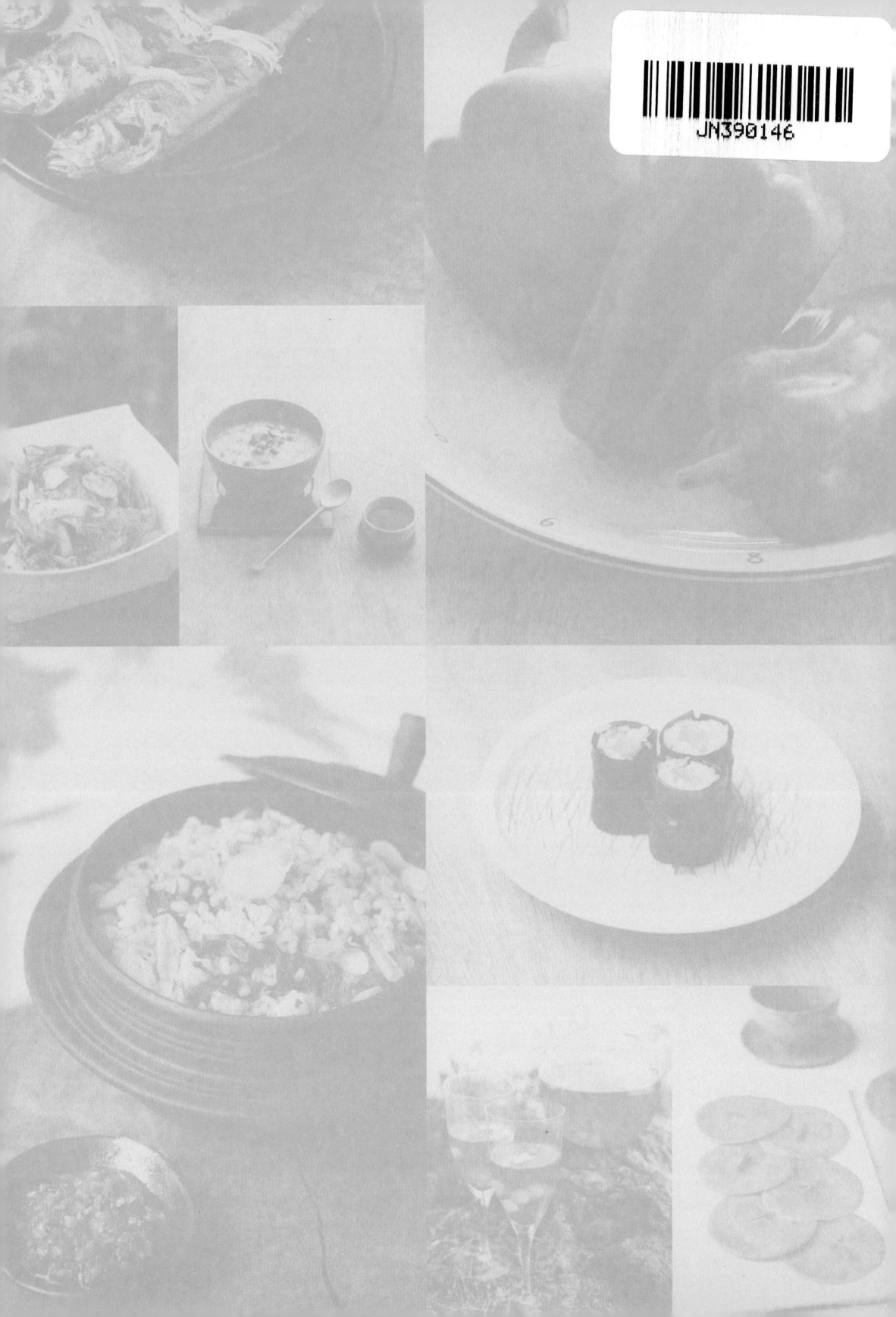

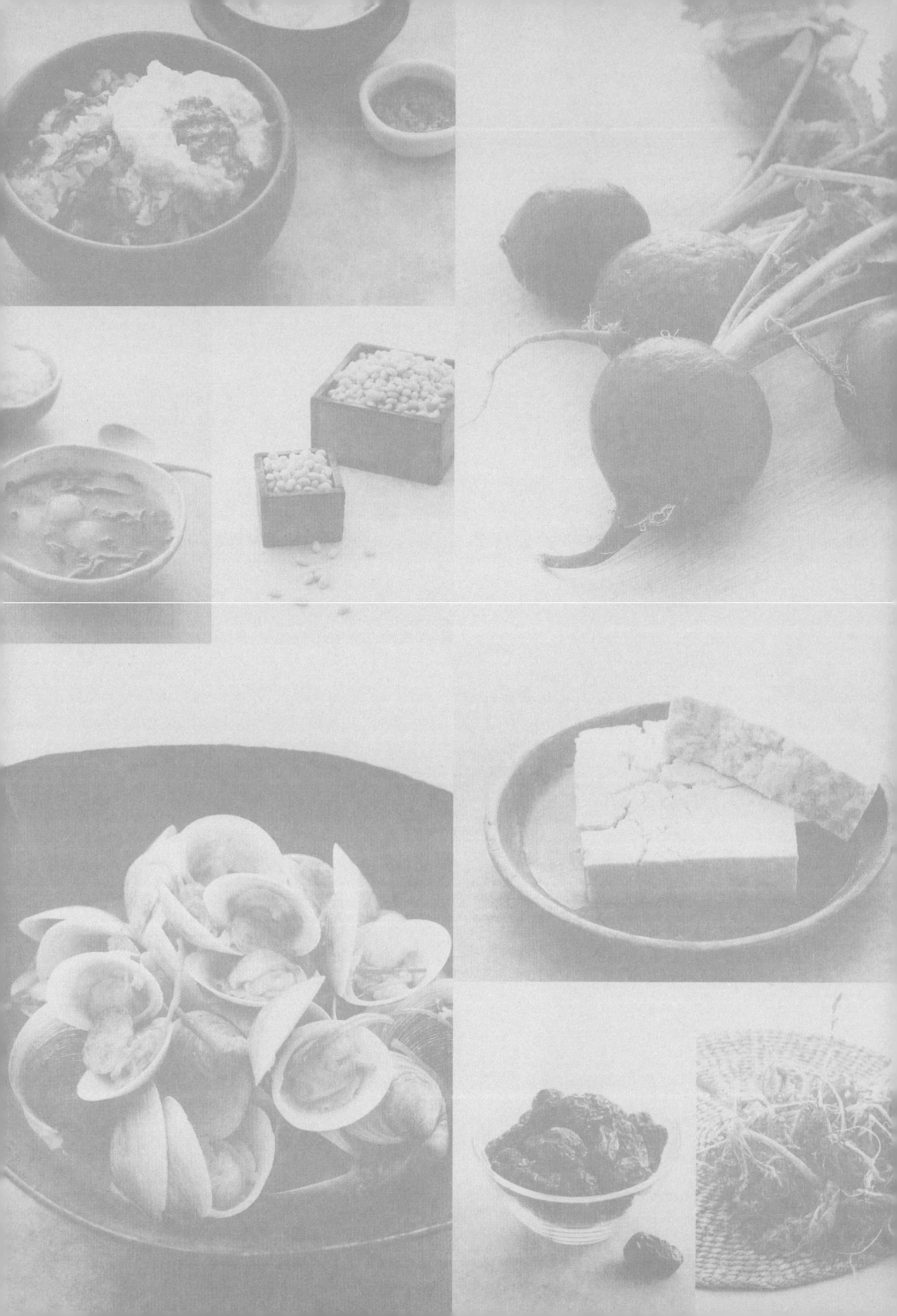

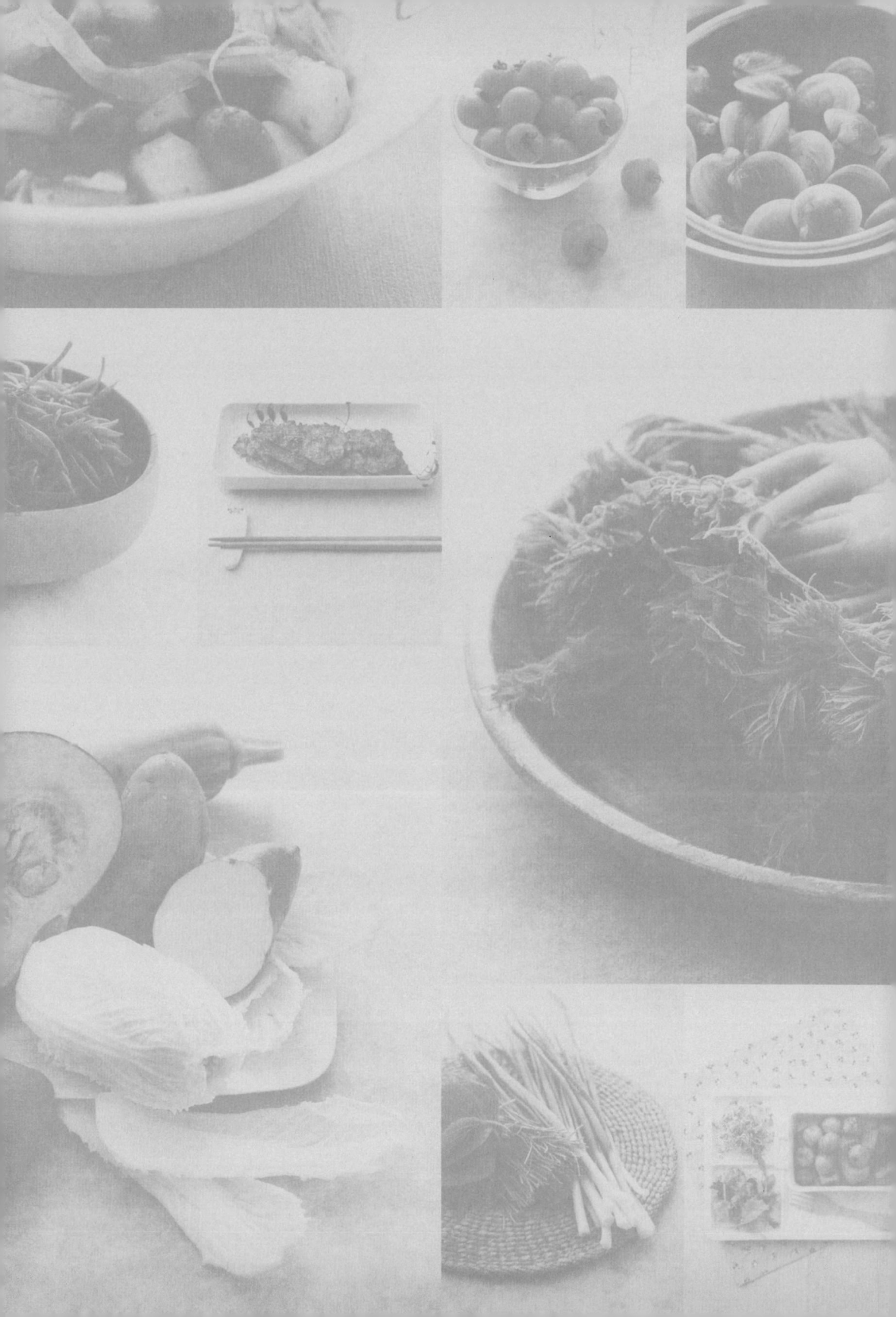

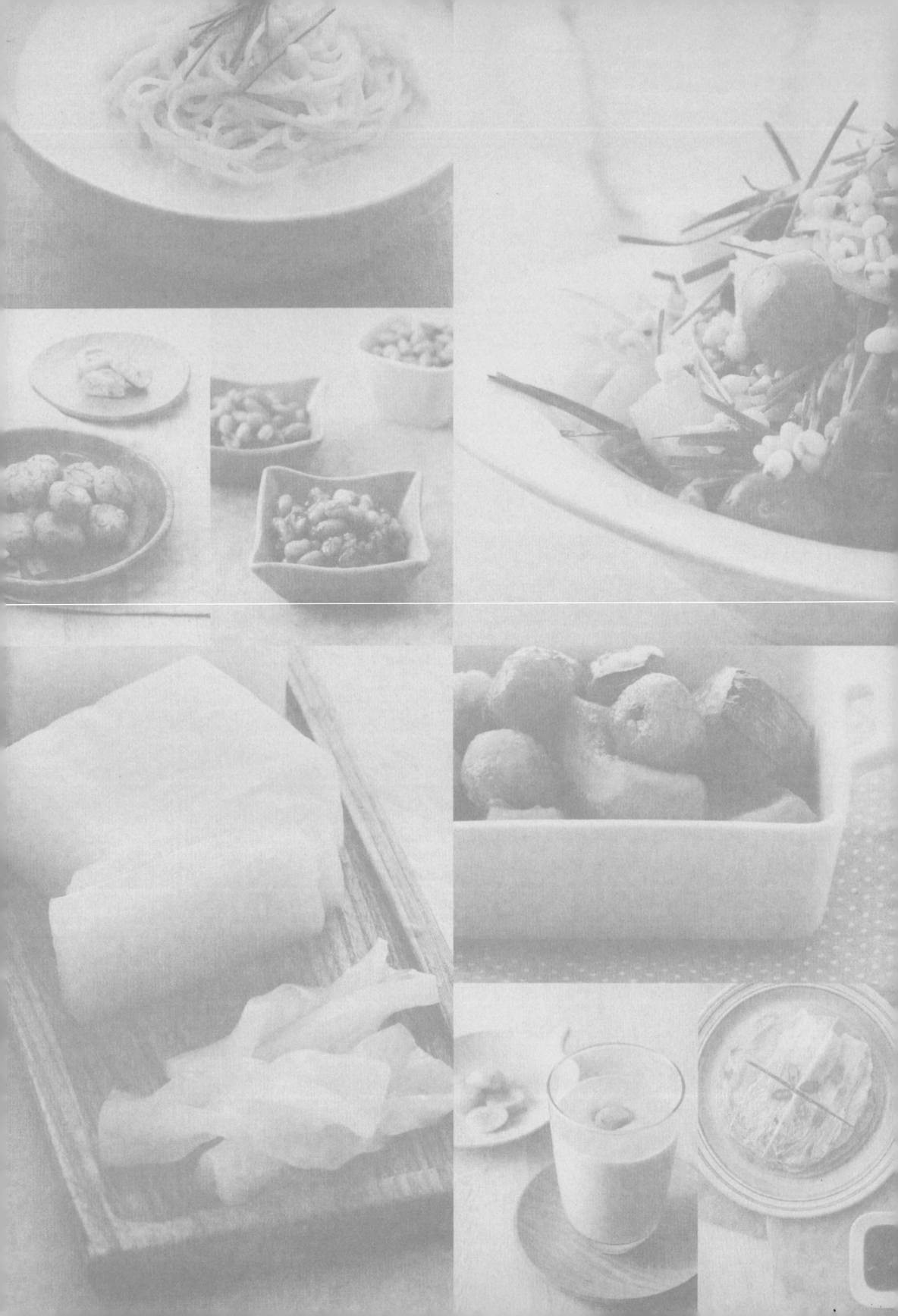

한영실 교수의 마음이 건강해지는 '집 밥' 60가지

엄마의 부엌, 나의 부엌.

한영실 교수의 마음이 건강해지는 '집 밥' 60가지

엄마의 부엌, 나의 부엌.

한영실 지음

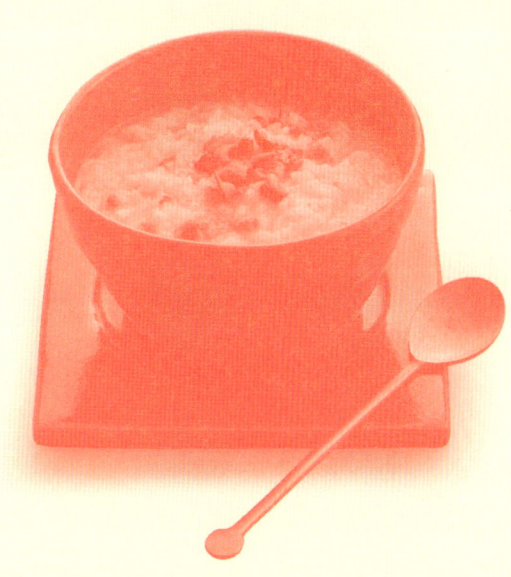

문학동네

프롤로그 1

엄마의 부엌

어릴 적, 학교에서 돌아오거나 친구들과 놀다가 다투면 "엄마아~"를 부르며 부엌으로 달려갑니다.

실수로 시험문제를 몇 개 틀렸다거나, 담임선생님이 나보다 다른 친구를 더 예뻐하시는 거 같다거나, 고무줄놀이를 하는데 남자애들이 고무줄을 끊고 도망갔다거나, 넘어져서 무릎을 다쳤다거나 그런 사소한 게 그때는 참 많이 서럽고 속상했습니다.

징징거리는 내게 엄마는 썰고 있던 무 한 토막을 손에 쥐어주시거나 가래떡을 구워 꿀을 찍어 주시며 "괜찮다 괜찮아. 이거 먹으면 힘난다"라며 다독여주셨습니다. 신기하게도 무 한 토막에, 떡 한 조각에 정말 힘이 나고 기분이 좋아졌습니다.

오십 년이라는 긴 세월을 보내고, 그 딸이 너무나 힘이 들어 엄마의 부엌을 다시 찾았습니다. 옛날 엄마 품을 찾던 작은 딸처럼 쪼그매진 늙은 엄마는 딸이 좋아하던 총각무 김치찌개를 끓여 어릴 때처럼 젓가락에 무를 꽂아 주며 말씀하셨습니다. "밥 많이 먹고 힘내라. 먹으면 힘이 난다. 장하지, 우리 딸." 밥 한 그릇을 맛나게 비우니 정말 힘이 났습니다. 힘이 나니 마음도 덜 아파졌습니다.

엄마의 부엌처럼 상처받고 마음 아픈 사람들을 위로하는 부엌을 만들고 싶습니다. 지진, 쓰나미가 덮치면 그 원인이며 대책을 '겉'에서 찾지 않고 그 '아래' 지반(地盤)에서 찾아야 한다고 합니다. 건강한 몸은 건강한 마음을 만드는 지반입니다. 지반이 튼튼해야 건물이 흔들리지 않고 오래 서 있을 수 있습니다.

어려움을 겪으며 불면의 고통 속에 어느 날 문득 깨달았습니다. 때로는 마음속의 분노가 우리를 변화시키고 성숙하게 한다는 것을. 야고보 알베리오네 신부님(Fr. James Alberione)은 말씀하셨습니다. "신앙의 눈으로 보면 질병이나 고통은 은총이라고 합니다. 더 큰 공로를 쌓기 위한 기회이며, 자기 안으로 깊이 들어가 왜 주님께서 이런 질병과 고통을 허락하셨는지 고찰하는 시기입니다"라고.

오래간만에 원고를 쓰기 시작했습니다. 엄마의 부엌에서 나에게 위로를 주었던 음식과 내가 엄마가 되어 나의 가족에게 만들어준 음식을 정리했습니다. 모두 건강하고 마음 아프지 않고 행복했으면 하는 소망노 함께 담아보았습니다.

프롤로그 2

나의 부엌

식품영양학을 전공한 제게 사람들이 가장 많이 하는 질문 중 첫번째는 어떤 음식이 건강에 좋은가이고 두번째는 좋은 식당을 추천해달라, 세번째는 집에서 어떤 음식을 만들어 먹느냐입니다.

좋은 건강을 유지하기 위한 식품이나 음식은 자신 있게 설명할 수 있는데 좋은 식당 추천은 참 어렵습니다. 저는 외식을 별로 좋아하지 않아서 일 때문에 어쩔 수 없이 밖에서 먹는 경우를 제외하고는 거의 집에서 직접 만들어 먹기 때문입니다. 식품영양학 전공 교수라고 TV에 나오는 것처럼 별식을 차려 먹는 건 아닙니다. 워낙 시간이 없어 멋진 요리를 하기보다는 기본에 충실한 '집 밥'을 합니다.

미리 시간 있을 때 멸칫국물이나 육수를 만들어두면 된장찌개, 국수, 떡국 등을 재빨리 끓여 낼 수 있습니다. 양배추와 배를 숭숭 썰어 생강 마늘 몇 쪽 썰어 넣고 심심하게 간을 한 소금물을 부어두면 짜지 않고 개운한 나박김치가 되지요. 깻잎에 멸치젓국 살짝 넣은 양념장을 뿌리면 밥도둑이 됩니다.

무엇보다 밥만 맛있게 지으면 특별한 반찬 없이도 맛있게 먹을 수 있습니다. 자기 전에 쌀 두 컵을 씻어놓았다가 아침에 화장하는 동안 돌솥에 안쳐 밥을 짓습니다. 눈썹 그릴 때쯤 한 번만 일어나 불을 줄여 뜸들이고 화장이 끝나면 불을 끄면 됩니다. 그때그때 버섯을 썰어 넣거나 콩나물을 넣어 짓는데 양념장에 쓱쓱 비벼 먹으면 꿀맛입니다.

누룽지와 숭늉은 훌륭한 디저트가 되지요. 불고기를 재어두었다가 프라이팬에 몇 점 올리고 신 깍두기를 작게 썰어 넣고 달걀 두 개 풀어 밥을 볶으면, 숟가락만 있으면 됩니다.

출장을 다녀온 남편이나 여행을 다녀온 아이들이 집에 오자마자 하는 첫마디가 "집 밥이 너무나 그리웠어요"입니다. 음식을 먹는 것은 정(情)을 먹는 것입니다. 추억을 쌓는 것입니다. 사랑을 주고받는 것입니다. 그 속에는 그 어느 것보다도 강력한 치유의 힘이 있습니다.

음식의 기억은 그리움의 기억으로 오래오래 남습니다. 어릴 적 외할머니가 만들어주신 약과 맛이 아직도 그립습니다. 지금도 약과를 먹을 때면 외할머니가 생각납니다. 매운탕을 먹을 때마다 독일에서 공부할 때 우리 음식이 먹고 싶다고 하면 저를 집으로 불러 매운낭을 끓여주셨던 테레사 아주머니가 보고 싶어집니다.

미국 캘리포니아 나파밸리의 작은 도시 몬트빌에 있는 레스토랑 '프렌치 런드리(French Laundry)'가 2007년 『미슐렝가이드』로부터 별 세 개를 받아 화제에 올랐습니다. 총주방장 토머스 켈러(Thomas Keller)는 인터뷰에서 "부와 명예는 허무하다. 추억이 풍요로운 이가 진정한 부자다"라며 추억으로 남을 수 있는 음식을 만들고 싶다고 했습니다.

나의 부엌을 소중한 추억을 만드는 장소로 만들고 싶습니다. 그 안에서 몸과 마음이 커가고, 사랑으로 위로받을 수 있으면 참 좋겠습니다.

차례

엄마의 부엌 ——————————— 4
프롤로그 1

나의 부엌 ——————————— 6
프롤로그 2

I.
마음에 여유를 주는 음식

무심과 여유 ——————————— 20
마음에 여유를 주는 음식 / 모시조개찜 • 쇠간볶음

장자의 빈 배 ——————————— 28
화를 가라앉혀주는 음식 / 땅콩호두조림 • 감자옹심이미역국

용감한 자매 ——————————— 36
몸과 마음의 성장을 돕는 음식 / 밤 라테 • 율무 샐러드

가장 화려한 복수, 용서 ——————————— 44
불안을 없애는 데 도움이 되는 음식 / 닭가슴살 잣 소스 샐러드 • 시금치 햄버거 스테이크

별 헤는 밤 ——————————— 52
잠을 못 이룰 때 도움이 되는 음식 / 상추차돌박이 샐러드 • 복분자우유편

염소 30마리 ——————————————————— 62
감정 표현을 잘하게 해주는 음식 / 연두부달걀찜 • 포도알오이무침

울면 두 번 지는 거야 ———————————————— 70
마음을 씩씩하게 해주는 음식 / 냉이돼지고기덮밥 • 귀리죽

안내견 미담이 ——————————————————— 78
마음의 힘을 길러주는 음식 / 오리고기불고기 • 마늘두부튀김

음식을 나누는 마음 ————————————————— 86
정을 느끼게 해주는 음식 / 조기찜 • 두릅산적

광식이 아버지 ——————————————————— 94
마음을 따뜻하게 해주는 음식 / 더덕구이 • 애호박밀전병

2.
견디는 힘을 주는 음식

'못살겠다'는 한국인 아내의 말 —————————— 106
'천연의 안정제' 칼슘이 풍부한 음식 / 뱅어포떡튀김 • 잔멸치주먹밥

가슴 아프게 —————————————————— 114
마음을 강하게 해주는 음식 / 고등어우거지찌개 • 닭고기호두볶음

서리 맞은 모과 ——————————————— 122
견디는 힘을 주는 음식 / 닭고기완자조림 • 옥수수콩국수

'마음의 감기' 우울증 ————————————— 130
'마음의 감기'를 치유하는 음식 / 양배추깻잎절임 • 삼치생강양념구이

간 때문이야 ——————————————————— 138
간을 보호해주는 음식 / 쑥비지밥 • 바지락죽

마음의 습관 ——————————————— 146
끈기를 갖게 하는 음식 / 레몬차 • 오미자화채

빈 컵 7개 ——————————————— 154
식욕을 돋우는 음식 / 고추소박이 • 생강편

못난 소나무 ——————————————— 162
마음을 다스리게 해주는 음식 / 배추메밀전 • 연두부 바나나 셰이크

신부님과 낙하산 ——————————————— 170
마음을 가라앉혀주는 음식 / 파강회 • 톳두부무침

터키 참전용사와 고추장 ——————————————— 178
마음을 위로해주는 음식 / 녹차부꾸미 • 고추장떡

3.
활력을 주는 음식

시아버지의 선종기도 ———————————— 190
노화를 예방하는 음식 / 현미채소밥 • 다시마꼬마김밥

치매 초기 증상? ———————————————— 200
기억력을 높여주는 음식 / 봄동사과겉절이 • 검은콩곤약조림

느리게 걷기 ————————————————— 208
피로회복에 도움이 되는 음식 / 유자 슬러시 • 매실 젤리

어느 날 여고시절 ———————————————— 216
활력을 주는 음식 / 양파김치 • 부추전

너희들 어디 있니? ———————————————— 224
젊음을 유지시켜주는 음식 / 피망잡채 • 냉이두부 수프

2AM 죽어도 못 보내 ──────── 232
감정의 뇌를 활성화시키는 음식 / 대추밤단자 • 시래기보리솥밥

있을 때 잘하기 ──────── 240
스트레스를 날려주는 음식 / 굴연부부 샐러드 • 키위쌤

길치가 매력인 여자 ──────── 248
뇌를 활기차게 하는 음식 / 시래기꽁치지짐 • 홍합죽

외국인, 우리 땅에 들어온 귀한 보물 ──────── 258
마음을 열어주는 음식 / 파래무무침 • 무나물

이 땅의 모든 딸들에게 ──────── 268
극복의 힘을 주는 음식 / 미역들깻국 • 고구마밤맛탕

찾아보기 ──────── 278

들어가기 전에

● 오랫동안 음식을 만들어온 저도 요리책을 보고 새로운 요리를 하려고 시도했다가 구하기 힘든 재료나 복잡한 조리법 때문에 포기한 적이 많습니다. 아무리 몸에 좋은 식품이라도 자주 '꾸준히' 먹어야 약이 됩니다. 가급적 쉽게 구할 수 있는 재료와 손쉽게 만들 수 있는 음식을 골랐습니다.

● 저는 봄마다 새 쑥을 뜯어 살짝 데친 뒤에 냉동실에 보관해두고 일 년 내내 씁니다. 쌀가루나 찹쌀가루에 술을 섞어 쑥설기나 쑥송편, 쑥인절미를 만들어 출출할 때 먹으면 아주 좋습니다. 매실, 유자, 모과도 제철에 넉넉하게 사서 설탕에 재어두었다가 차로 마시면 피곤함도 가시고 겨울철 건조해서 목이 아플 때도 유용하게 쓰입니다.

● 멸치와 다시마, 마른 새우를 넣어 국물을 만들어두면 언제든 편하게 쓸 수 있습니다. 국수, 떡국, 수제비, 그리고 된장찌개나 김치찌개도 금방 끓일 수 있습니다. 솥밥을 지을 때 물 대신 넣으면 반찬 없이도 맛있게 먹을 수 있고 길게 썬 도토리묵 위에 김치를 잘게 썰어 얹으면 5분 안에 묵밥을 만들 수 있습니다.

● 대파는 뿌리째 사서 베란다 화분에 심어두면 오래오래 먹을 수 있고 감자나 당근도 깨끗이 씻어놓은 것보다는 흙이 묻어 있는 채로 사는 것이 더 싱싱하고 오래 두고 먹을 수 있습니다.

● 어릴 적 엄마는 마시는 물도 음식만큼이나 골고루 끓여주셨습니다. 겉보리, 옥수수를 볶아두었다가 보리차나 옥수수차를, 눈에 좋다고 결명자를 볶아 끓여주셨습니다. 구기자, 대추, 국화, 현미, 버섯…… 엄마의 부엌에서는 모든 식품이 차의 재료가 된 듯합니다. 겨울에 감기가 들면 모과차를 끓여주시거나 배 속을 파서 생강과 꿀을 넣고 푹 고아주셨는데 그 물을 마시면 감기가 뚝 떨어져나갔습니다.

● 이 책에 나오는 음식은 4인분 기준입니다.

● 계량컵과 계량스푼은 마트에서 손쉽게 구할 수 있으나 집에서 쓰는 숟가락을 써도 됩니다. '큰술'은 15ml 테이블스푼으로 우리 밥숟가락으로 가득 담은 양과 같습니다.

● '작은술'은 5ml 티스푼으로 찻숟가락과 같은 양입니다.

● '1컵'은 200ml로 자판기 종이컵에 가득 부은 양과 같고 작은 우유팩의 사각 모양까지 부었을 때의 양입니다.

● 양념장이나 모든 양념은 가급적 짜지 않게 양을 잡았습니다.

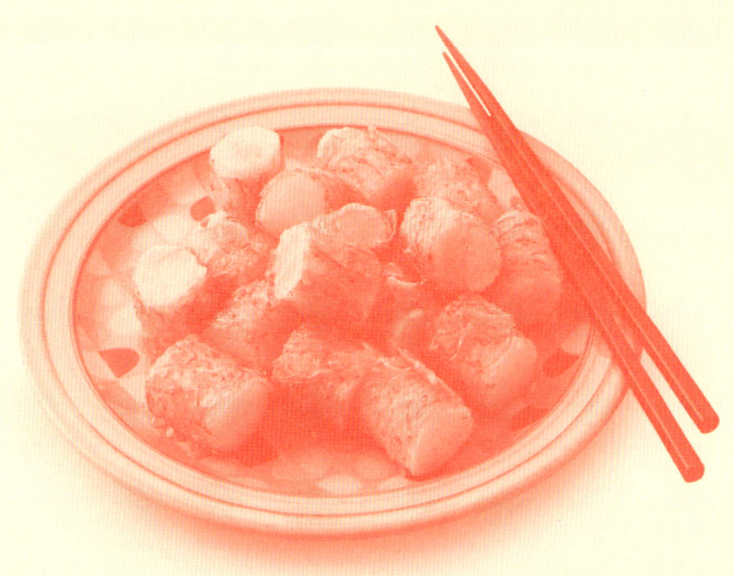

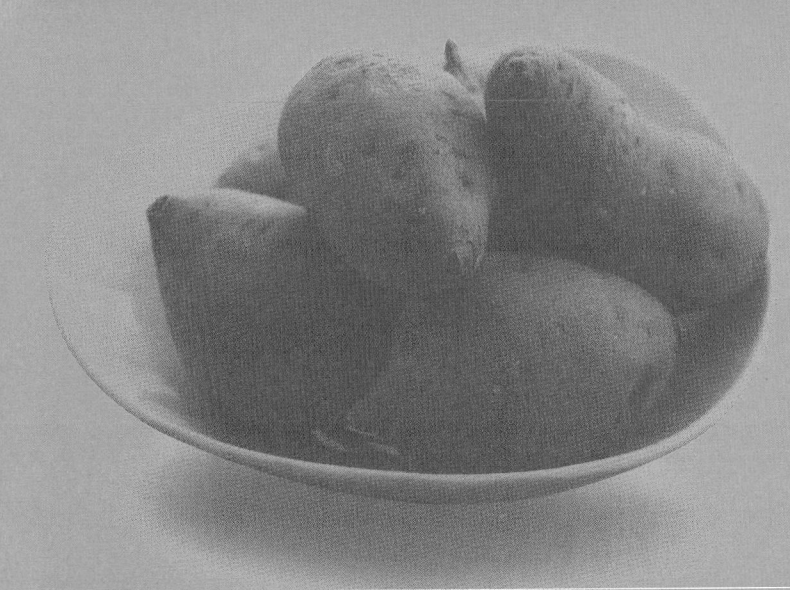

마음에 여유를 주는 음식
모시조개찜
쇠간볶음

화를 가라앉혀주는 음식
땅콩호두조림
감자옹심이미역국

몸과 마음의 성장을 돕는 음식
밤 라떼
율무 샐러드

불안을 없애는 데 도움이 되는 음식
닭가슴살 잣 소스 샐러드
시금치 햄버거 스테이크

잠을 못 이룰 때 도움이 되는 음식
상추차돌박이 샐러드
복분자우유편

감정 표현을 잘하게 해주는 음식
연두부달걀찜
포도알오이무침

마음을 평온하게 해주는 음식
냉이돼지고기덮밥
귀리죽

마음의 힘을 길러주는 음식
오리고기불고기
마늘두부튀김

정을 느끼게 해주는 음식
조기찜
두릅산적

마음을 따뜻하게 해주는 음식
더덕구이
애호박밀전병

I.

마음에 여유를 주는 음식

"밥 많이 먹고 힘내라.
먹으면 힘이 난다. 장하지, 우리 딸."

밥 한 그릇을 맛나게 비우니
정말 힘이 났습니다.
힘이 나니 마음도 덜 아파졌습니다.

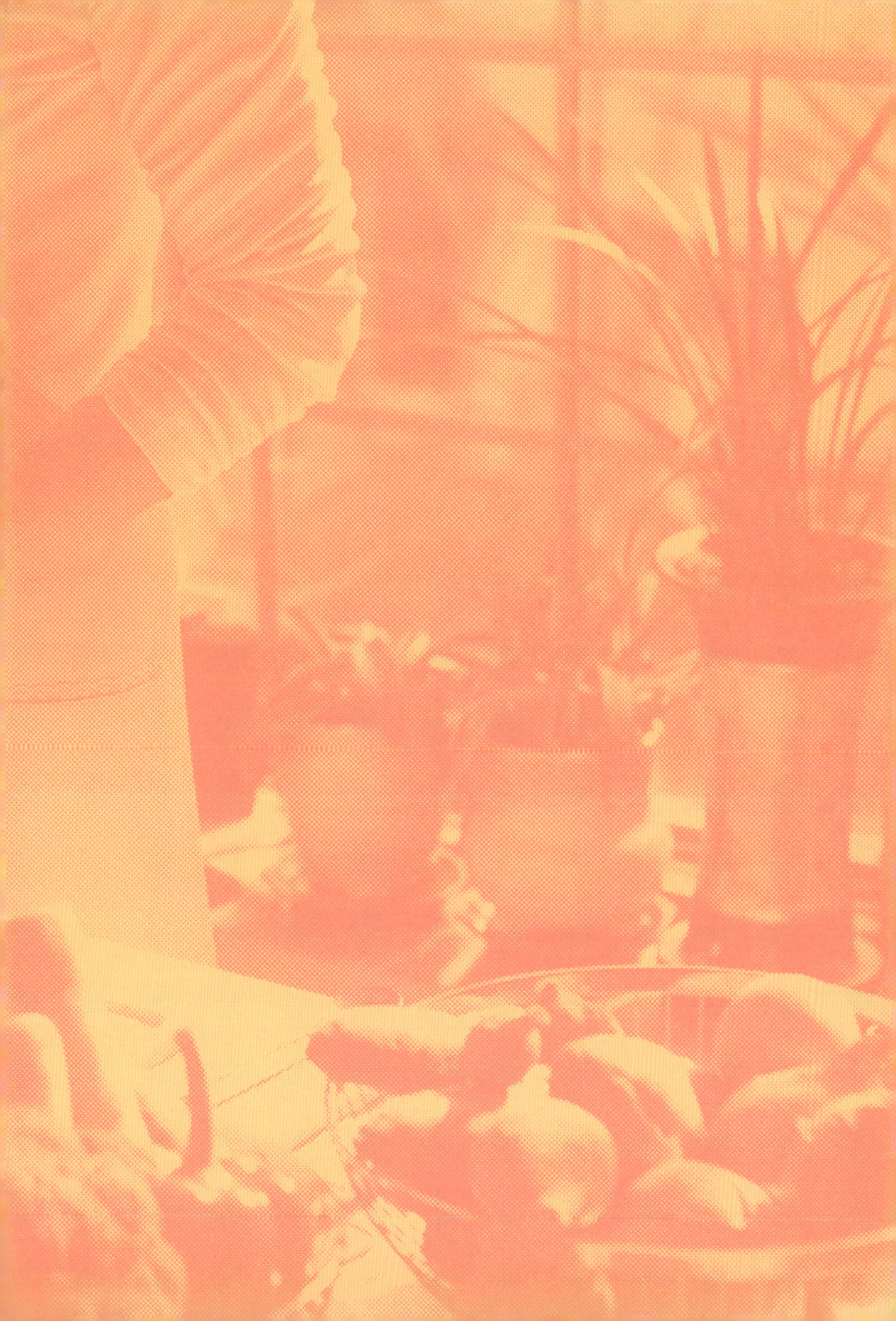

무심과 여유

무심(無心): 모든 마음 작용이 소멸된 상태, 모든 분별이 끊어져 집착하지 않는 마음 상태, 모든 번뇌와 망상이 소멸된 상태.
여유(餘裕): 물질적, 공간적, 시간적으로 넉넉하여 남음이 있는 상태.

불교사전과 국어사전에 나오는 무심과 여유의 뜻이다. 그런데 이렇게 철학적이고 고상한 말을 이름으로 가진 개 두 마리가 있었으니 바로 재작년 이임한 캐슬린 스티븐슨(Kathleen Stephens) 미 대사의 애완견들이다.

우리 이름(심은경)을 갖고 1970년대 평화봉사단원으로 한국에서 근무한 경험이 있어 부임 전부터 화제가 되었던 스티븐슨 대사가 초청한 대사관저 파티에 갔을 때다. 식사를 시작하기 전, 정원에서 이야기를 나누는데 개 두 마리가 술래잡기라도 하듯 손님들 사이를 경중경중 뛰어다니고 있었다.

내가 자기들을 좋아하는 줄 어찌 알았는지 무심과 여유는 유독 나에게만 몸을 비비며 아는 척을 해댔다. 한껏 차려입은 투피스 앞자락이 녀석들의 발자국으로 얼룩이 지자 대사께서 미안해하며 이름값도 못한다고 개들을 나무랐고 우리는 개 이야기로 꽃을 피우게 되었다. 한국 개들도 원조 영어 이름 '해피' '메리'에서 국제화 시대에 걸맞게 심지어 '브라우니'라는 세련된(?) 영어 이름을 갖는 마당에 미 대사의 개 이름이 무심과 여유라니 그 이유가 무척 궁금해 물었다. 대사는 "제가 가장 갖고 싶은 마음의 자세예요. 그래서 날마다 이 아이들의 이름을 부르며 제게 주문처럼 그런 마음이 깃들길 기원한답니다"라는 답이 돌아왔다.

그의 말을 들으니 고등학교 2학년 때 설악산으로 수학여행 갔을 때 생각이 났다. 울산바위에 올랐는데 아찔하게 가파른 경사도 그렇지만 좁은 철 계단이 무척이나 무서웠다. 고소공포증이 있는 아이들이 울고불고 난리가 나서 선생님들이 일일이 아이들 손을 잡고 내려왔다. 저녁식사 시간에 담임선생님께서 우리에게 물으셨다. "더 높은 산도 쉽게 오르는데 겨우 800여 미터 높이밖에 안 되는 울산바위 오르는 길이 왜 그렇게 무섭게 느껴질까." 왜일까 생각하며 답을 내놓지 못하는 우리에게 선생님은 말씀해주셨다. "여지(餘地)가 없기 때문이다. 두 발로 딛는 면적은 같으나 주변에 여유 있는 땅이 있으면 눈을 감고도 편하게 내딛을 수 있고 그렇지 않으면 두 눈을 부릅뜨고 걸어도 자칫하면 떨어져 죽을 수도 있는 거다. 우리 마음도 이와 같아서 여유가 있으면 자신도 편하고 남도 편하게 해주는데 여유가 없으면 서로 상처를 입고, 입히게 되는 거다."
그때는 몰랐다, 그 깊은 뜻을. 선생님의 귀한 말씀은 긴긴 잔소리로 들렸고 우리들은 밤에 고고장에서 만나기로 약속한 H 고 남학생들과의 미팅에 늦을까 마음을 졸이며 주리를 틀고 앉아 있었다. 식당 주인아주머니께서 서비스로 내온 더덕술에 더욱 '필을 받아' 계속 이어진 선생님의 말씀 덕분에 우리가 고고장에 갔을 때는 낮에 신흥사에서 대략 파트너까지 정해놓은 H 고생들은 이미 다른 학교 여고생들과 짝을 이뤄 신나게 춤판을 벌이고 있었다. 맥빠지게 우리끼리 놀다 들어와 약이 오른 우리는 선생님의 바지 끝단을 실로 촘촘히 꿰매놓았다. 다음날 아침 선생님께서 무심코 바지를 입다가 '쿵' 하며 쓰러지시는 소리에 시침을 떼고 "어머, 선생님 괜찮으세요?" 위로를 드렸다.

한참 세월이 지난 이제야 비로소 선생님께서 말씀하신 뜻을 알 것 같다. 중요한 일에는 오히려 생각 없이 살기 참 쉬운데 사소한 일에 대해서는 이런저런 생각을 떨쳐내기가 정말 어렵다. 사소한 일, 잊어야 할 일일수록 더 곱씹게 되고 잊히지가 않는다. 잊기 위해서는, 이해하기 위해서는 여유가 있어야 한다. 비워야 여유가 생긴다. 마음을 비우기만 하면 여유가 생기고 아무 걱정이 없게 된다. 일에, 사람에 집착하기 때문에 힘든 거다. 옛 선인들은 좌망(坐忘) 즉, 모든 것을 잊고 마음을 비워 그 어떤 일에도 집착하지 않는 경지에 이르면 모든 사물을 자유롭게 판단할 수 있다고 했다.

그후 다시 만난 스티븐슨 대사의 환한 모습에 "무심의 도가 통하셨나봐요" 웃으며 농담을 건네자 "그게 참 어렵네요. 대신 '무심'의 이름을 '무시'로 바꾸었답니다"라고 답을 해 크게 웃었다. 그래, 잊기 어려우면 무시라도 하는 게 낫겠다고 생각했다.

마음에 여유를 주는 음식

마음에 여유가 없어지면 쉽게 짜증을 내고 주의력 결핍, 신경과민 같은 증상이 나타난다. 안색도 나빠지게 되며 가슴이 두근거리고 숨이 차기도 한다. 우리 몸에 철분이 부족해지면 뇌 속에서 신경전달물질이 제대로 생성되지 않아서 나타나는 심리적 증상들이다. 철분은 흡수될 때 단백질과 결합해 운반되므로 단백질이 풍부한 조개류, 생선, 쇠고기, 된장, 콩 등을 함께 섭취하는 것이 좋다.

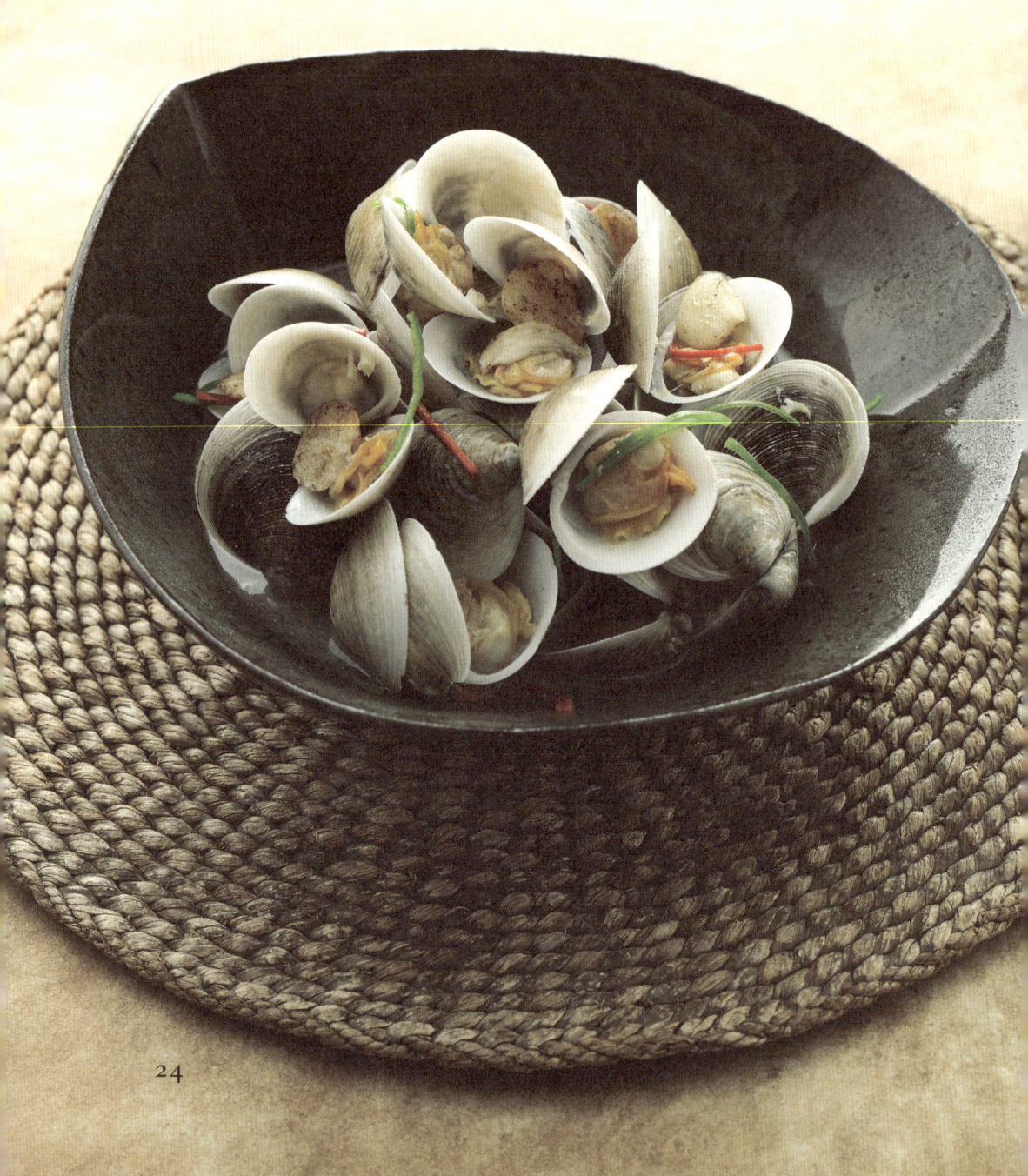

모시조개

모시조개찜

재료 모시조개 50개(1.2kg), 풋고추 2개, 붉은 고추 1개, 마늘 5쪽, 올리브유 1큰술, 백포도주 3큰술(또는 청주 3큰술), 소금 약간, 흰 후춧가루 약간.

만드는 법

1. 모시조개는 소금물(물 5컵에 소금 2큰술)에 1시간 정도 담근 후 손으로 박박 문질러 씻은 뒤 체에 받쳐 물기를 뺀다.
2. 고추는 곱게 채 썰고, 마늘은 굵게 편으로 썬다.
3. 달군 프라이팬에 올리브유를 두르고 마늘을 볶는다. 마늘향이 나기 시작하면 모시조개를 넣고 센불에서 볶는다. 모시조개가 입을 벌리기 시작하면 백포도주(또는 청주)를 넣고 한 번 더 볶는다.
4. 모시조개가 완전히 입을 벌리면 고추채를 넣고, 소금과 흰 후춧가루로 간을 맞춘 후 뚜껑을 덮어 약한 불로 잠깐 더 조린다.

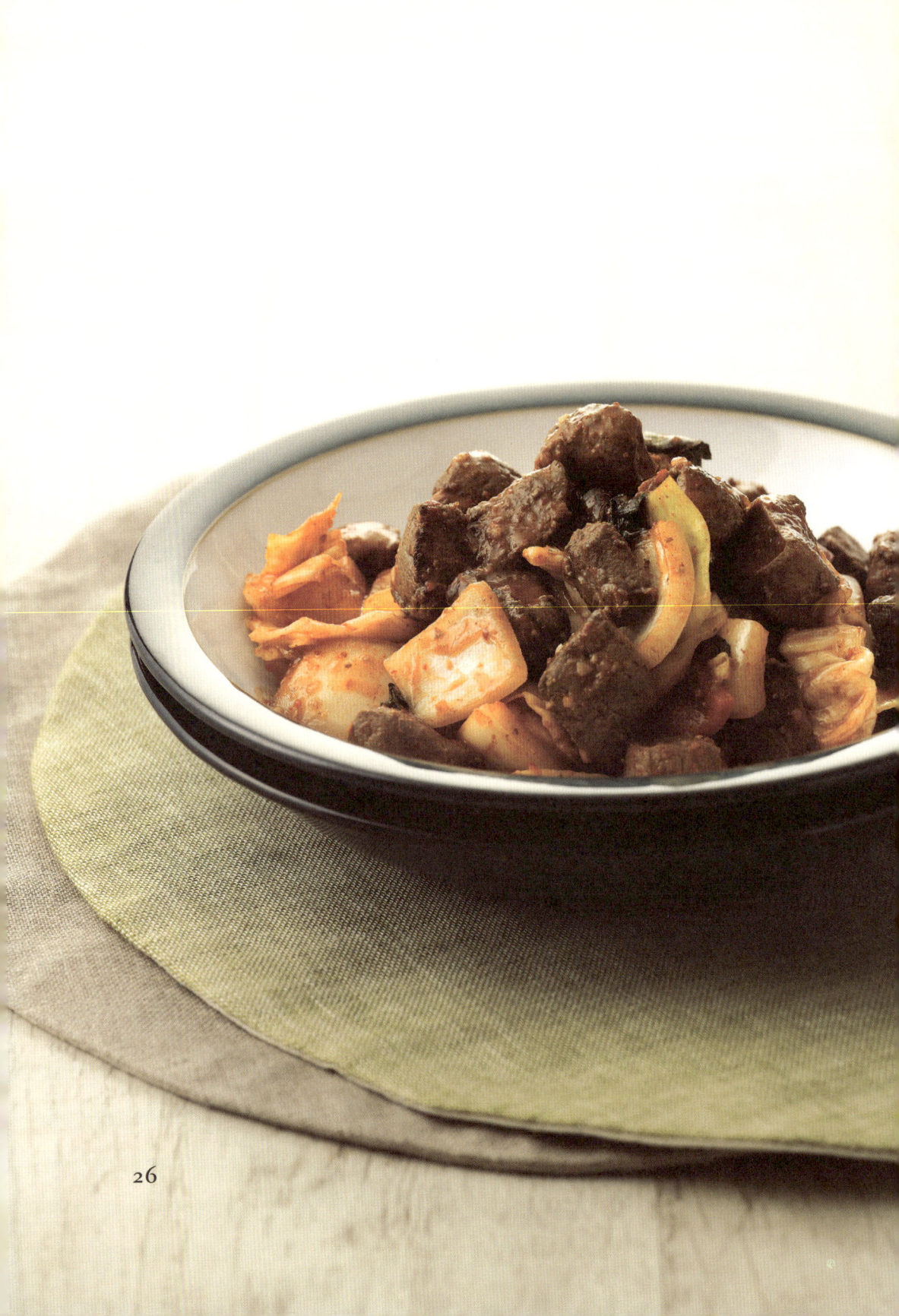

쇠간

쇠간볶음

재료 쇠간 300g(손바닥 크기), 양파 1개, 당근 1/2개, 양배추 작은 것 1/4통, 깻잎 5장, 다진 마늘 1큰술, 식용유 약간.
<u>양념장</u> 고추장 3큰술, 들깻가루 1큰술, 고춧가루 1큰술, 참기름 1큰술, 매실액 1큰술, 청주 1큰술, 간장 1/2큰술, 설탕 1작은술, 다진 마늘 1작은술, 후춧가루 약간.

만드는 법
1. 쇠간은 쌀뜨물에 30분 담가 냄새를 제거한 후 깨끗이 씻어서 키친타월로 물기를 없앤 다음 먹기 좋은 크기로 썬다.
2. 양파, 당근, 양배추, 깻잎도 먹기 좋은 크기로 썬다.
3. 달군 프라이팬에 식용유를 두르고 다진 마늘을 볶는다.
4. 마늘향이 나기 시작하면 양파, 당근, 양배추를 넣고 볶다가 쇠간과 양념장을 넣고 잘 섞으면서 볶는다.
5. 익으면 깻잎을 넣어 살짝 볶은 뒤 낸다.

장자의 빈 배

빈 배(虛舟)

배를 타고 강을 건너다가

빈 배와 부딪치면

그가 아무리 성격이 나쁜 사람일지라도

그는 화를 내지 않을 것이다.

그러나 부딪친 배 안에 사람이 있으면

그는 그 사람에게 피했어야 한다고 소리칠 것이다.

그래도 듣지 못하면

그는 다시 소리칠 것이고

더욱더 큰소리를 지르면서

저주를 퍼붓기 시작할 것이다.

이 모든 일은 그 배 안에 누군가 있기 때문에 일어난다.

만일 그 배가 빈 배라면

그는 소리치지 않을 것이고 화내지 않을 것이다.

세상의 강을 건너가는 그대 자신의 배를

그대가 비울 수 있다면

아무도 그대와 맞서지 않을 것이다.

아무도 그대를 해치려 하지 않을 것이다.

- 『장자: 외편』 중 「산목(山木)」에서

아파트 같은 공동주택의 층간소음으로 이웃간에 난투극까지 초래하는 등 분쟁 사례가 심심치 않게 신문지상에 오르내린다. 시달려보지 않은 사람은 이해하기 어려울 정도로 참기 힘든 게 층간소음이다. 나도 위층에서 나는 소리 때문에 고생한 적이 있다. 하루 종일 힘들게 일하고 돌아와 쉬려는데 위에서 '쿵쿵쾅쾅' 뛰어다니는 소리, '우당탕' 뭔가 쓰러지는 소리, 잠이 들려는데 또다시 누군가 뛰어다니는 소리…… 참고 참다가 윗집으로 찾아갔다. 얼굴이 창백한, 툭 치면 쓰러질 것같이 힘이 하나도 없어 보이는 젊은 엄마가 나왔다. 댁의 아이가 뛰는 소리 때문에 정말 힘들다고 조심스럽게 이야기했는데 젊은 엄마의 눈에 눈물이 그렁그렁해서 당황했다. 아이가 장애가 있어 통제가 안 된다고 죄송하다는데 더이상 할말이 없어 내가 미안하다고 사과를 하고 내려왔다. 아이 엄마의 초점

없는 휑한 눈이 자꾸 눈에 밟혔다. 식구들에게 말했다. 윗집 아이가 아프니 이제부터 무슨 소리가 들리던 신경 끄고 지내는 연습을 하자고. 그런데 참 이상했다. 똑같은 소리가 들리는데도 신경이 거슬리거나 화가 나지 않았다. 오히려 가엾은 아이와 아이의 부모를 위한 기도를 드리게 됐다. 상황은 똑같은데 내 마음이 바뀐 것이다.

빈 배와 부딪혔는데 어찌 화를 낼 수 있단 말인가. 그런데도 우린 자꾸만 채우려 한다. 채우고 또 채우고 넘쳐나도 그걸 모르고 더 채우려 마음과 혼을 팔아가며 아침부터 밤까지 정신없이 뛰어다닌다. 행여 멈추면 덜 채우게 될까 노심초사하며 무조건 뛴다. 그리고는 남이 노를 젓다 나와 부딪쳐 화를 내면 억울하다고 한다. 장자(莊子)는 말한다. "세상의 강을 건너가는 그대 자신의 배를 / 그대가 비울 수 있다면 / 아무도 그대와 맞서지 않을 것"이라고.

화를 가라앉혀주는 음식

비타민 B군이 부족하면 성격이 급해지고 기억력이 떨어진다. 비타민 B군은 신경전달물질 생성에 중요한 역할을 하기 때문에 비타민 B군이 부족하게 되면 만사에 의욕이 사라지게 되고 집중력이 떨어진다. 특히 비타민 B_1이 부족해지면 영양소 대사과정 중에 젖산 등 피로물질이 쌓여 쉽게 피곤해지고 짜증이 나거나 우울해지기 쉽다. 또한 스트레스를 받으면 몸에서는 부신피질 호르몬을 분비하여 스트레스로부터 우리 몸을 보호하는데 이때 반드시 필요한 것이 비타민 C다. 땅콩에는 질 좋은 단백질과 비타민 B_1이 풍부하다. 감자는 채소나 과일에 못지않게 비타민 C가 풍부해 스트레스를 잘 견딜 수 있게 해준다.

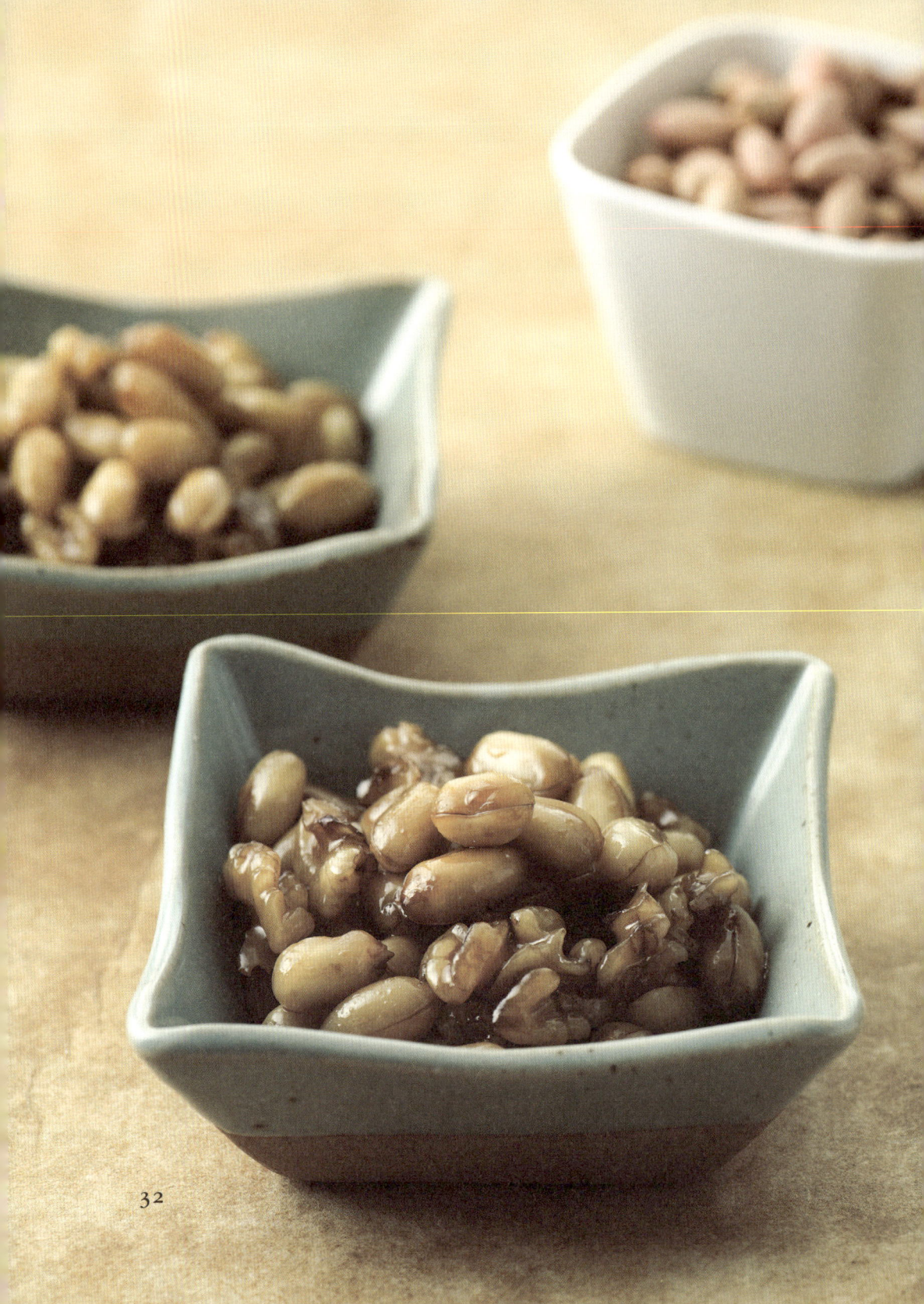

땅콩

땅콩호두조림

재료

땅콩(볶은 땅콩을 써도 되고 생 땅콩인 경우는 끓는 물에 삶아 익힌다) 1컵, 호두 5개.
조림 양념 간장 2큰술 반, 맛술 1큰술, 설탕 1큰술, 물엿 1/2큰술, 참기름 1작은술, 물 1/2컵.

만드는 법

1. 땅콩은 껍질을 벗기고 호두는 끓는 물에 살짝 데쳐서 껍질을 벗긴다.
2. 조림 양념 재료를 분량대로 냄비에 넣고 끓인다.
3. 2에 호두와 땅콩을 넣고 약한 불에서 간이 고루 배도록 조린다.

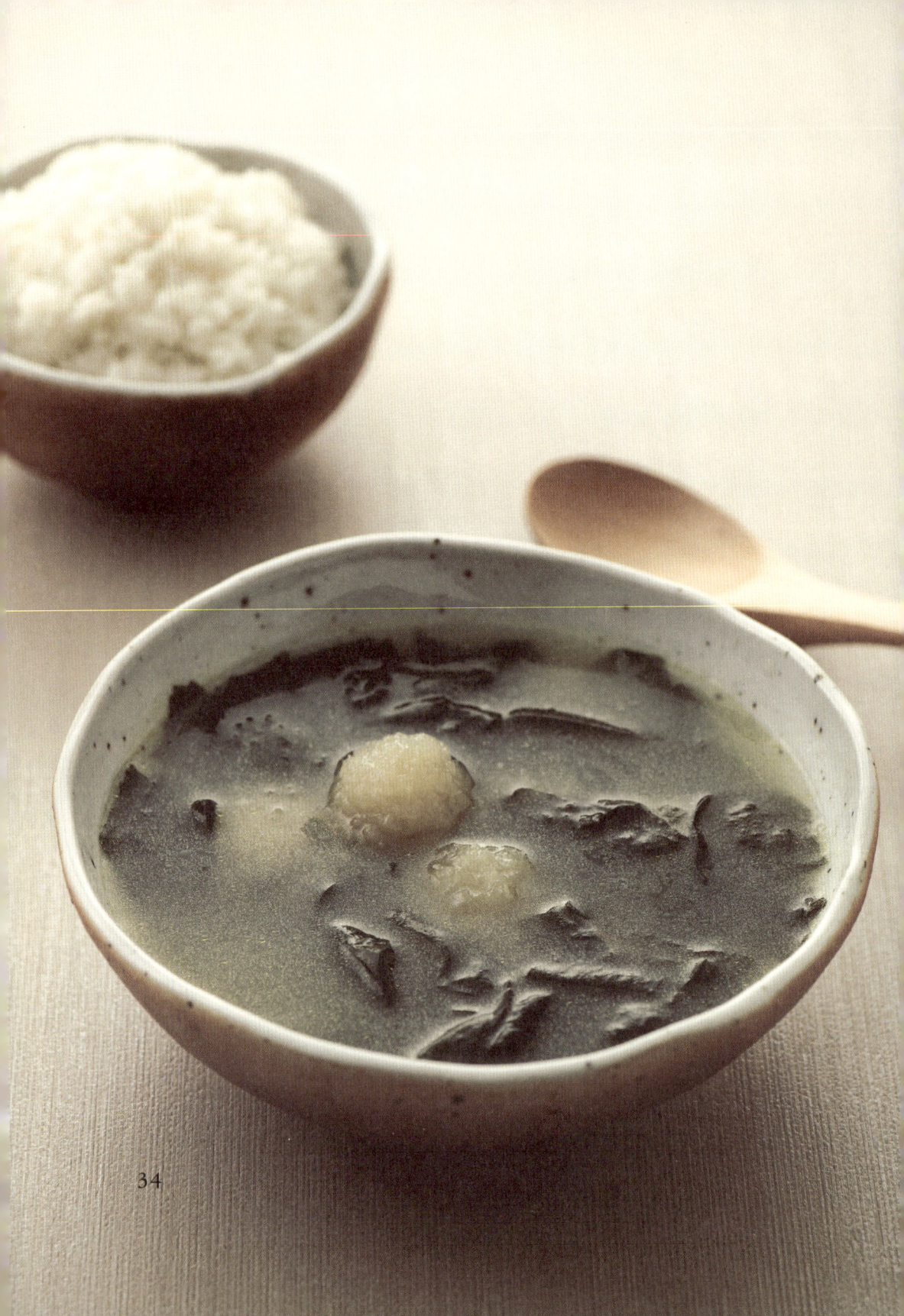

감자

감자옹심이미역국

재료 건미역 손바닥 크기(15g), 감자 2개, 물 7컵, 다진 마늘 1작은술, 국간장 1큰술, 참기름 1큰술, 소금 1/2작은술.

만드는 법
1. 미역은 찬물에 불려서 바락바락 주물러 씻은 다음 먹기 좋은 크기로 뜯어놓는다.
2. 감자는 강판에 갈아 면포에 싸서 꼭 짠 다음 건더기는 따로 모으고 나온 물은 가만히 두어 앙금을 가라앉힌다.
3. 앙금이 가라앉으면 윗물은 따라내고 가라앉은 앙금과 건더기를 섞은 후 경단 모양으로 옹심이를 빚는다(이때 감자에 물이 많아 잘 뭉쳐지지 않으면 녹말가루를 조금씩 넣어가며 반죽한다).
4. 불린 미역은 냄비에 참기름과 국간장을 넣고 살짝 볶는다. 미역이 녹색으로 변하면 분량의 물을 넣고 끓인다.
5. 국물이 끓어오르면 감자옹심이와 다진 마늘을 넣고 익을 때까지 끓인다.
6. 감자옹심이가 떠오르면 불을 끈다. 싱거우면 소금으로 간을 맞춘다.

용감한 자매

대한민국 최초로 여성 대통령이 탄생하는 등 사회 모든 영역에서 여성의 활약이 두드러지게 나타나면서 이제는 남성이 역차별받는 문제까지 사회 문제로 대두되기도 한다. 하지만 아직도 육아는 여성의 몫으로 남아 있다. 일하는 여성의 가장 큰 고민이 아이의 양육이고 그 때문에 직장을 포기하기도 하고 심지어는 결혼마저 미루거나 아이를 갖지 않기도 한다.

나에게도 육아 문제가 직장생활을 하는 데 가장 큰 어려움이었다. 아이들이 초등학교에 다닐 때는 방과후에 맡길 데가 없어 작은아이가 언니 수업이 끝날 때까지 기다렸다가 함께 내 연구실로 왔다. 강의를 하러 가면 두 아이는 연구실에서 우리 안에 먹이를 던져넣듯 놓고 간 우유와 빵을 먹으며 숙제를 하거나 그림을 그리며 나를 기다리곤 했다. 실험실에서 늦게까지 있다가 연구실로 오면 두고 간 빵을 먹지도 않은 채 두 아이가 소파에서 곯아떨어져 있었다. 큰아이는 깨워서 걷게 하고 작은아이는 등에 업고 집으로 돌아오는 길에 괜히 서러워 많이도 울었다.

어차피 그만둘 수 없는 직장이니 아이들에게 작은 것부터 스스로 하도록 가르쳤다. 깨우지 않아도 스스로 자명종 소리에 일어나기, 엄마가 일찍 출근하면 스스로 알아서 밥 챙겨먹기, 문단속 잘하기, 아플 때 혼자 병원 가기, 엄마 아빠와 연락이 안 될 때 찾아야 할 사람 순번과 전화번호 외우기 등등.

고맙게도 두 아이는 바쁜 엄마에 대해 불평 없이 모든 걸 자기들끼리 의논하며 대견하게 자라주었다. 보직을 맡아 학교의 중요한 행사 때문에 아이들 졸업식에 참석을 하지 못해도 씩씩하게 친구네 가족과 기념사진을 찍고 밥까지 얻어먹고 왔다. 고3 내내 공부도 혼자 알아서 하고, 학원도 혼자 다니고, 대학도 알아서 들어가 졸업했다. 아이들은 내가 오전 수업이 있는 날은 아침 준비를, 오후 수업이 있는 날은 저녁 설거지를 당번을 정해 했고 우유나 달걀이 떨어지면 서로 메모를 주고받으며 장을 봐오기도 하면서 모든 집안일을 당연한 듯이 나누어 했다. 매사 꼼꼼한 큰아이는 동생에게 엄마 대신 가정교육을 시키기도 했다.

1. 세면대 가장자리에 고인 물 바로바로 닦기(다음 사람 배 젖는다).
2. 치약 등 모든 세면 용품 뚜껑 닫아서 제자리에 놓기.

3. 샴푸, 린스 사용 후 병을 빵빵하게 하기(즉, 짜고 난 그대로 놓지 말고 원상회복 해놓을 것). 욕조에서 머리카락 건지는 거는 참 잘했어요.

큰아이가 목욕탕 거울에 붙여놓은 동생에게 지시하는 메모를 보며 혼자 웃었던 적도 많다. 두 아이는 말한다. 어려서부터 모든 일을 스스로 알아서 하는 습관이 마음과 몸에 배어 이제는 사막에 가서도 살 수 있을 것 같은 자신감이 든다고. 직장 생활을 하며 아이들을 키우다보니 다른 엄마들처럼 일일이 보살펴주지 못한 게 항상 마음에 걸리고 미안했다. 하지만 시간이 지나고 나니 오히려 엄마의 빈자리가 아이들에게 자립심을 길러주는 좋은 계기가 되었다. 어렵고 힘든 여건이어도, 그 당시는 넘기 어려운 산같이 느껴져도, 그 속에는 반드시 숨겨진 보물상자가 들어 있다. 꾹 참고, 마음의 여유를 갖고, 긴 호흡으로 이겨내기만 하면 어려운 시기는 언젠가는 지나가고 끝이 난다. 그리고 보물상자가 열리는 기쁨을 맛볼 수 있다. 살다보면 인생이 어두운 밤처럼 느껴질 때가 한두 번이 아니지만 그 어둠이 새벽을 준비하는 기다림의 시간인 것을, 지나고 나면 알게 된다.

몸과 마음의 성장을 돕는 음식

'토실토실 밤 토실'이라는 말처럼 밤은 젖이 부족한 아기에게 보양식으로 먹였던 식품이다. 밤에 들어 있는 질 좋은 단백질과 탄수화물은 근육을 만들고 근력을 키우는 데 도움을 주어 성장기 어린이의 신체 발육은 물론 갱년기 이후의 기력 보강에도 효과적이다. 율무에는 면역력을 키워주는 플라보노이드, 비타민 E 등의 항산화물질이 풍부하다. 이러한 항산화물질은 면역력을 떨어뜨리는 활성산소를 제거하는 역할을 한다.

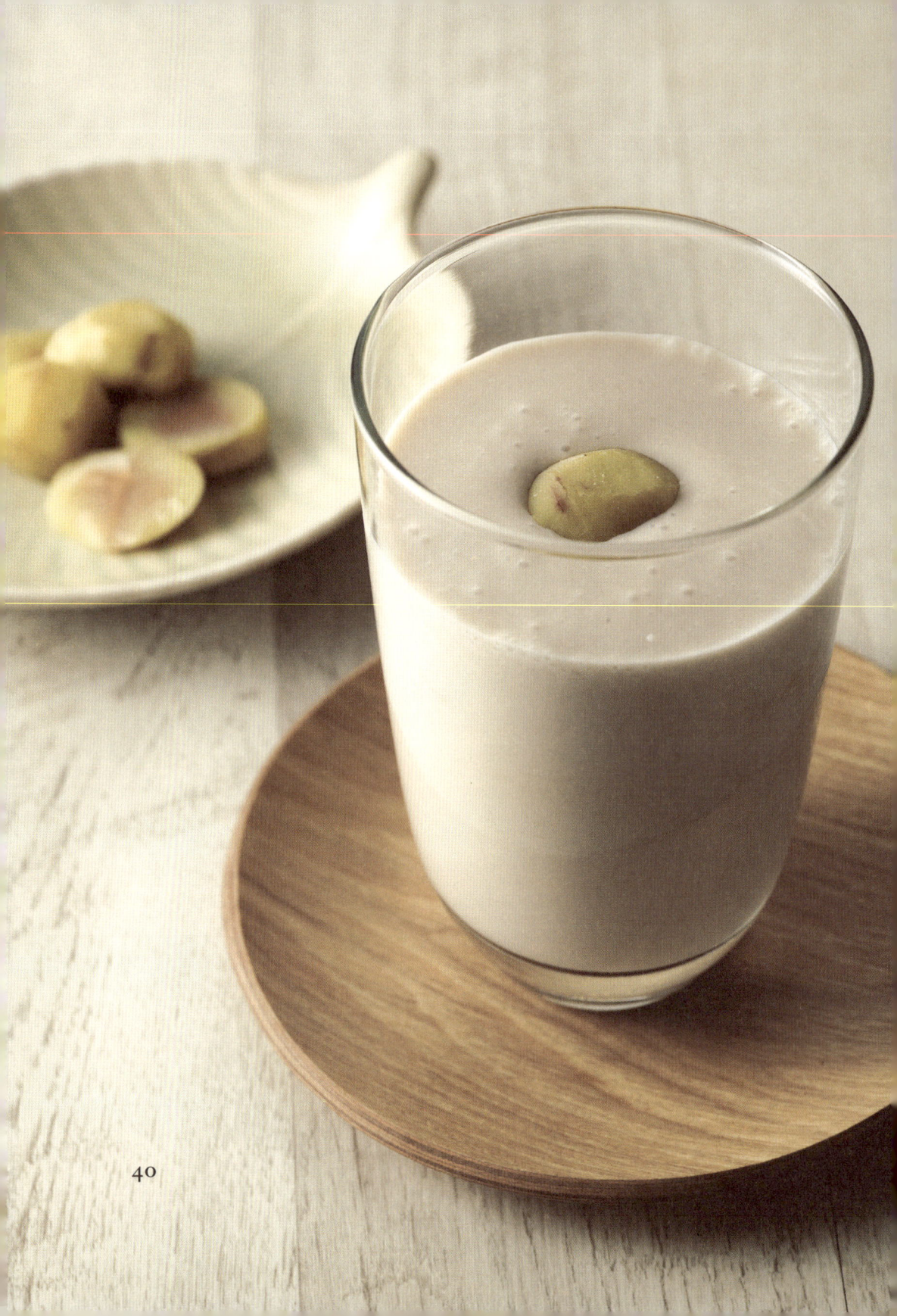

밤

밤 라테

재료 깐 밤 20개, 우유 4컵, 꿀 1큰술.

만드는 법
1. 밤을 30분간 삶는다.
2. 밤과 꿀, 따뜻하게 덥힌 우유를 믹서에 넣고 곱게 간다.

● 밤은 푹 삶아야 날 냄새가 안 난다.

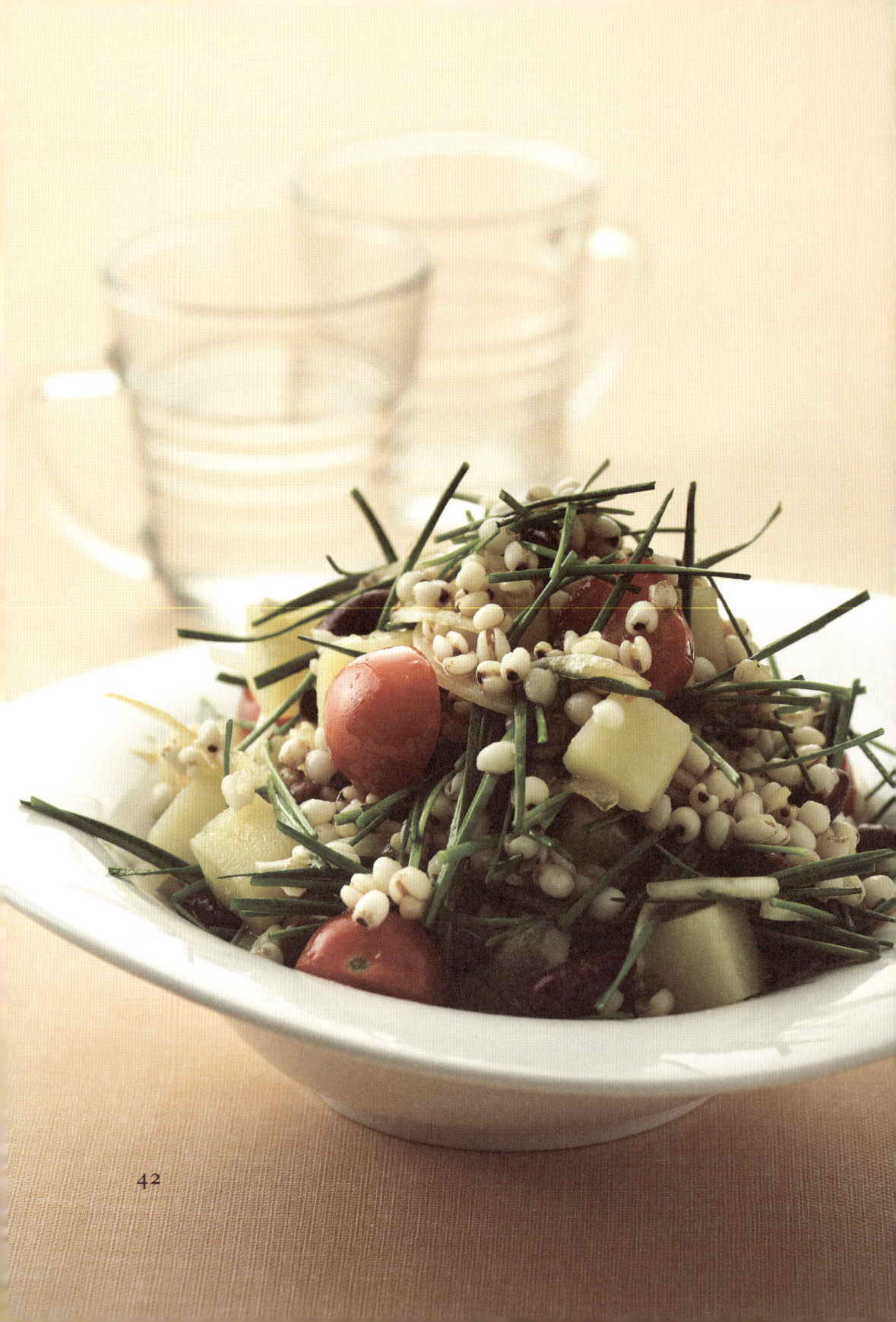

<u>율무</u>
율무 샐러드

<u>재료</u> 율무 1/2컵, 강낭콩 3큰술(40g), 감자 1개, 영양부추 한 움큼(50g),
방울토마토 5개, 양파 1/4개, 소금 약간.
<u>소스</u> 올리브유 2큰술, 간장 2큰술, 매실청 1큰술.

<u>만드는 법</u>
1. 율무와 강낭콩은 2시간 정도 불려 각각 삶는다. 삶은 율무와 강낭콩에 소금을 살짝 뿌려 밑간을 해둔다.
2. 감자는 껍질을 깨끗이 씻어 삶은 뒤 1.5cm 크기로 깍둑썰기 한다.
3. 영양부추는 5cm 길이로 썰고, 방울토마토는 반으로 가른다. 양파는 곱게 채 썰어 찬물에 담가 매운맛을 없앤다.
4. 재료를 고루 섞어 접시에 담고 잘 저어둔 소스를 끼얹어 낸다.

가장 화려한 복수, 용서

"한 달 내내 쉬지 않고 일해서 시급 4천여 원의 아르바이트 비를 모아도 70만 원이 채 되지 않습니다. 올해도 등록이 어려울 것 같아요." "남편 사업이 부도가 나서 집이며 모든 가진 것을 정리하게 되었습니다. 채권자들에게 넘기면서 보니 그동안 정작 나를 키워준 학교에는 하나도 한 게 없다는 생각이 듭니다. 백만 원 보냅니다. 가정 형편이 어려운 학생들에게 써주세요."

학생들의 휴학 사유서, 기부금 납부자의 사연 들을 읽으며 얼마나 마음이 아팠는지 모른다. 대학의 반값등록금 문제가 사회 이슈로 떠오르며 학교 재단의 의무 부담금인 법정부담금에 대해 책임을 촉구하는 기사가 연일 신문, 방송에 오르내리게 되었다. 법인 이사회에 최소한의 법정부담금을 내줄 것을 요청했다. 하지만 돌아오는 답은 "우리는 돈 없다. 전에는 그런 요구 없이 여태 잘 지내고 있었는데 왜 평지풍파를 일으키느냐"였다. 그러고는 급기야는 "깡패를 동원해서라도 끌어내려야……" 운운하며 아침 7시 김

포공항 커피숍에서 총장 해임안을 의결하기까지 이르렀다. 법원의 '해임안 의결 무효결정'이 받아들여져 다시 돌아와 임기를 마칠 때까지, 그리고 임기를 마친 후에도, 이사회는 일반적인 상식을 가진 사람들은 상상할 수도 없는 방법을 동원해 사실을 왜곡하고 전파함으로써 내게 견디기 어려운 모멸감을 느끼게 했다.

심장을 조여오는 아픔, 무기력, 우울, 불면으로 식욕을 상실해 몸무게가 5킬로그램이나 줄고 얼굴은 표정 없이 어두워져갔다. 주위 사람들이 그 어떤 말로 위로를 해도 받아들여지지 않았고 마음의 문은 점점 더 굳게 닫혀갔다. 상처가 나면 아무리 약을 발라도 결국 새살이 나야 상처가 아물게 된다. 내 스스로 치유할 일이었다. 마음을 다스릴 시간이 필요했다. 조용히 기도하며 명상하는 시간을 가졌다.

어느 날 기도중에, 이유를 알 수 없는 어떤 사건은 우리 영혼을 위해 역사하시는 하느님의 부드러운 손길이므로 불평하지 말고 받아들이려 애써야 한다는 말이 떠올랐다. 억울함을 감사로, 은총으로 받아들이면 상상도 하지 못할 '상황의 반전'을 만나는 법이라는 것을 믿기로 했다. 그리고 힘을 내기 위해 먹기 시작했다. "이럴 땐 뭘 먹어야 하나요?" 식품영양학 전공 교수로 수없이 받았던 질문을 나 자신에게 묻고 스스로 답을 하며 챙겨먹기 시작했다. '우리 몸은 우리가 먹는 음식물로 형성되며 건강 상태는 먹는 음식에 따라 좌우된다'는 기본 이론을 입증하듯 몸은 점점 회복되어갔다.

　　　기운이 나니 그렇게 속 끓이던 일들이 우습게 여겨졌다. 죽어도 용서할 수 없을 것 같던 사람들이 비로소 용서가 되었다. 심지어는 그들이 가엾게 느껴지기도 하면서 마음의 응어리가 풀렸다. 그리고 주변의 모든 사람들, 나무, 꽃, 풀, 바람, 심지어는 매일 깔고 앉는 무생물인 의자까지도 고맙고 소중하게 느껴졌다. 나의 생활은 매일매일 감사와 기쁨으로 행복감이 충만한 은총의 나날로 180도 바뀌었다. 얼굴에는 웃음꽃이 피고 가족은 물론 모든 사람들에게 친절하고 상냥하게 대하게 되었다. 실수를 하고 무안해하는 조교에게 전 같으면 잔소리가 먼저 나왔을 텐데 "괜찮아. 잘하고 있으니 걱정 말거라" 오히려 그를 위로하게 되었다. 상상하지 못했던 '상황의 반전'이 일어난 것이다. 나를 괴롭힌 이들에게 '용서'를 넘어서서 '감사'로 보답해야 할 것 같다.

불안을 없애는 데 도움이 되는 음식

심장의 수축은 근육세포 속에 칼슘이 들어가 긴장하여 생기는데 이 칼슘의 운동을 조절하는 것이 마그네슘이다. 마그네슘이 부족하면 혈관 벽 근육의 경련이 일어나는데, 이때 마그네슘을 공급하면 산소 공급이 늘어나면서 심장을 꽉 조이는 듯한 통증을 없애주어 협심증이나 심근경색 치료에 도움이 된다. 마그네슘이 부족하면 우리 몸에 힘을 주고 피로를 막아주는 물질인 ATP의 생성과정에 문제가 생겨 피로를 느끼고 불안, 짜증, 우울감이 많이 생기는 것으로 나타났다. 예로부터 잣은 '불로장수의 묘약'으로 불렸다. 마그네슘 함량이 높은 잣은 혈중 콜레스테롤 수치를 낮추고 노폐물을 제거하여 피를 맑게 하는 불포화지방산도 풍부하게 들어 있다. 시금치는 마그네슘이 풍부할 뿐만 아니라 혈액의 정화에 도움이 되는 엽산이 풍부한 건강식품이다.

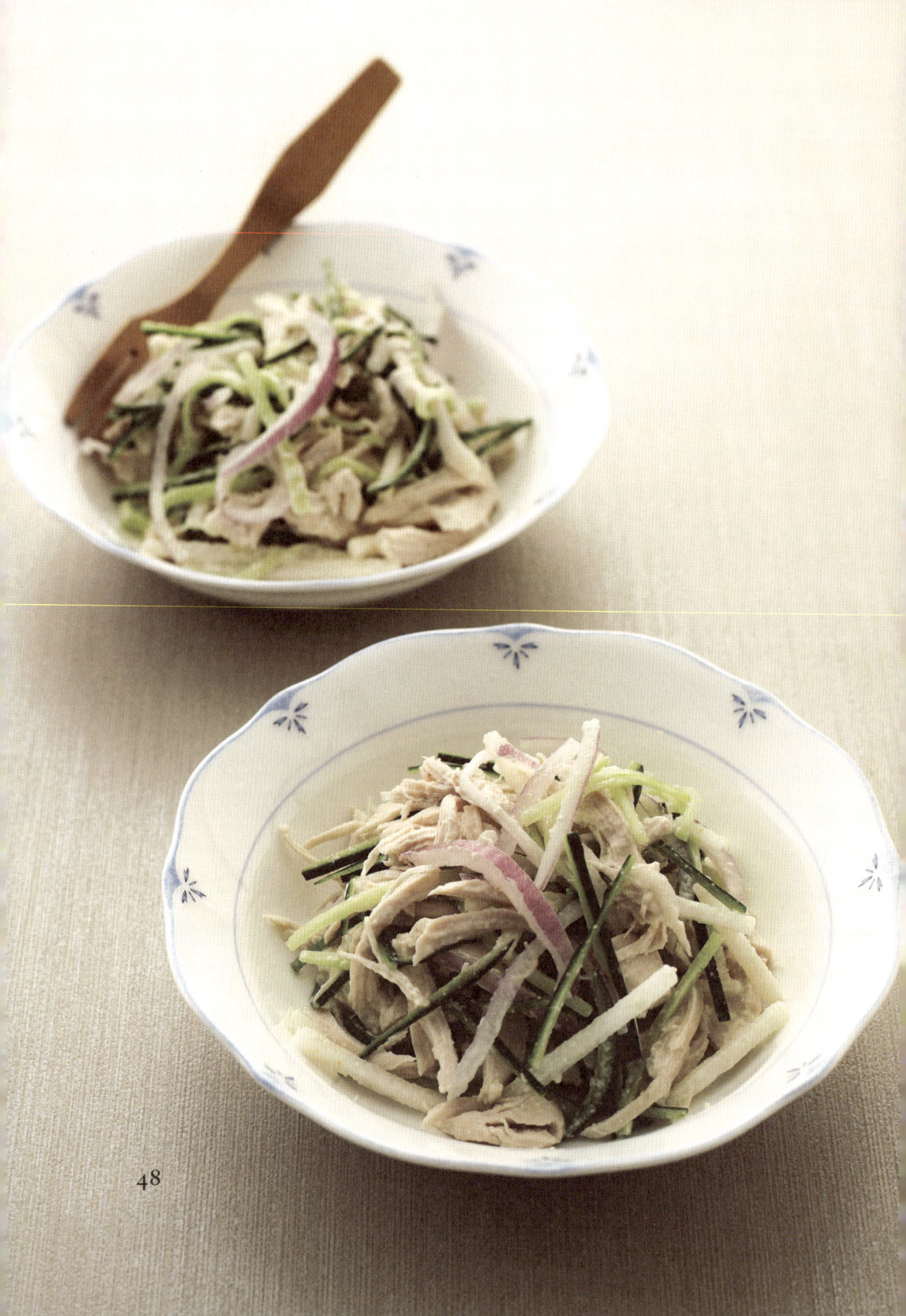

잣

닭가슴살 잣 소스 샐러드

재료 닭가슴살 300g(손바닥 반 정도 크기로 3개), 오이 1개,
배 1/2개, 적양파(또는 일반 양파) 1/4개, 소금 약간.
<u>잣 소스</u> 잣 1/2컵(75g), 닭육수 1컵, 설탕 1큰술, 소금 1/2작은술.

만드는 법
1. 냄비에 닭가슴살이 잠길 정도로 물을 붓고 소금을 넣어 삶는다. 닭가슴살이 익으면 건져내 차게 식힌 후 잘게 뜯어놓고, 국물은 고운 채에 걸러 따로 남겨놓는다.
2. 오이는 5cm 길이로 잘라 껍질을 돌려깎기 해서 채 썬다.
3. 배는 껍질을 벗겨 5cm 길이로 채 썬다.
4. 적양파는 가늘게 채 썰어 찬물에 담가 아린 맛을 없앤 후 건져놓는다.
5. 잣은 마른 팬에 기름을 두르지 않고 살짝 볶은 다음 곱게 다진다.
6. 잣가루에 닭육수를 부어 믹서로 간 다음 먹기 직전에 소금과 설탕으로 간을 하여 잣 소스를 만든다.
7. 큰 볼에 모든 재료를 담은 후 잣 소스를 붓고 고루 버무린다.

●

잣은 마른 팬에 볶은 후 곱게 다지면 기름기가 빠져서 눅눅하지 않고 고소하다. 잣가루를 낼 때는 종이나 키친타월을 깔고 칼로 누르지 않고 송송 다져야 기름이 배어나오지 않고 고운 가루를 만들 수 있다.

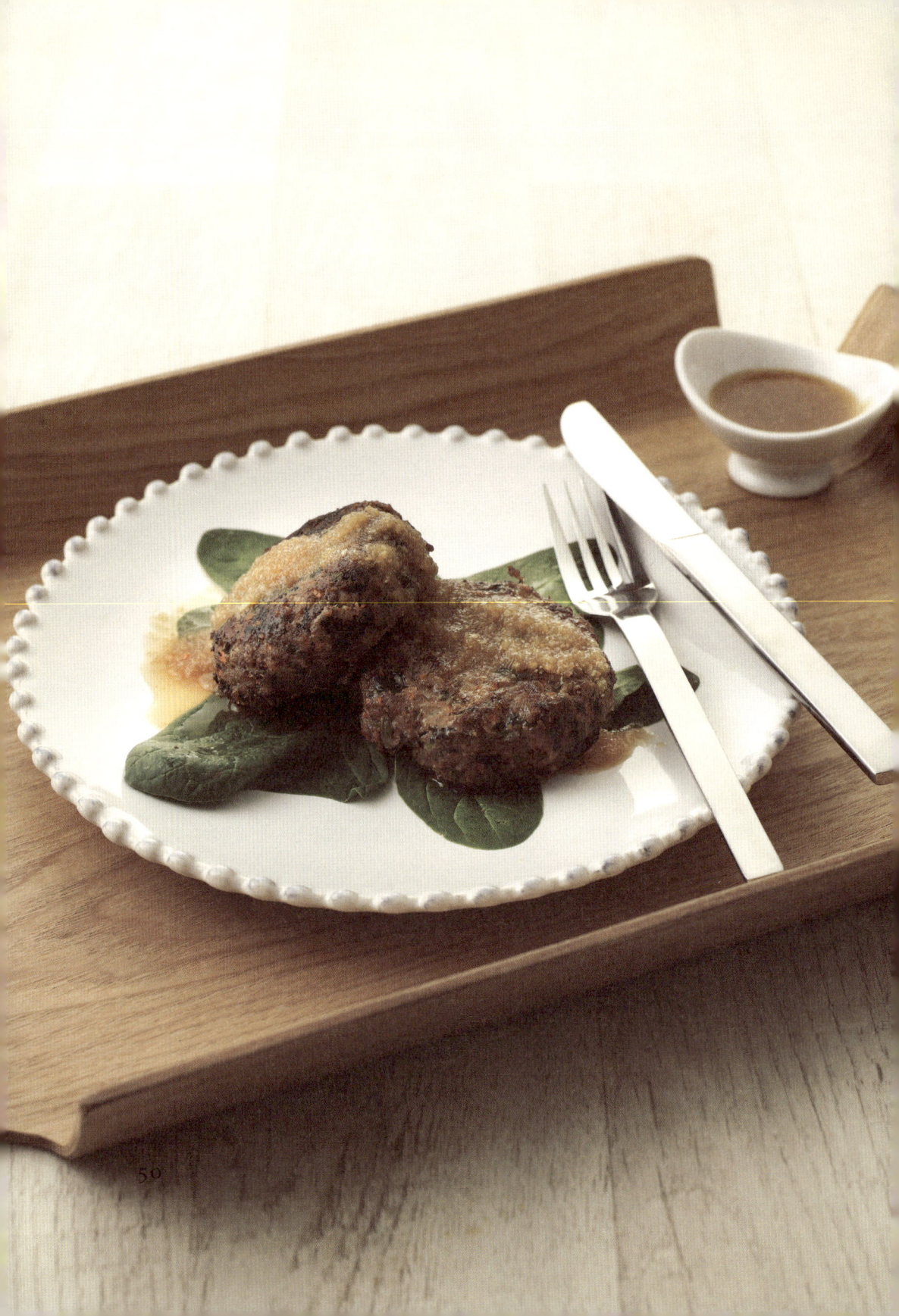

시금치

시금치 햄버거 스테이크

재료

시금치 1/2단(150g), 양파 1/2개, 당근 5cm 크기 1토막(80g),
다진 쇠고기 400g, 달걀 1개, 우유 2큰술, 빵가루 1/2컵, 소금 약간,
후춧가루 약간, 올리브유 약간.
간장 소스 간장 4큰술, 물 3큰술, 청주 2큰술, 설탕 2큰술,
양파즙 2큰술, 사과즙 1큰술, 다진 마늘 1큰술, 월계수 잎 1장.

만드는 법

1. 시금치는 끓는 물에 소금을 약간 넣고 데쳐서 물기를 꼭 짠 다음 송송 썬다.
2. 양파와 당근은 곱게 다진 후 팬에 올리브유를 두르고 볶은 뒤 차게 식힌다.
3. 달걀은 잘 풀어놓는다.
4. 큰 볼에 쇠고기, 시금치, 양파, 당근, 빵가루, 우유, 올리브유, 소금, 후춧가루를 넣고 끈기가 생길 때까지 치댄다. 잘 푼 달걀을 넣어가면서 농도를 맞춘다.
5. 끈기가 생기고 매끈해진 반죽을 타원형으로 도톰하게 모양을 잡는다.
6. 달군 팬에 올리브유를 두르고 갈색이 나게 굽는다.
7. 냄비에 간장 소스 재료를 모두 넣고 살짝 조린 후에 햄버거 스테이크 위에 뿌려준다.

별 헤는 밤

별 하나에 추억과

별 하나에 사랑과

별 하나에 쓸쓸함과

별 하나에 동경과

별 하나에 시와

별 하나에 어머니, 어머니

(…)

    24세의 청년 윤동주가 조국을 잃어버린 식민지의 암울한 현실 속에서 떠오르는 수많은 상념들로 별을 헤며 보냈을 고뇌의 밤이 느껴지는 시다. 젊은 시절, 한 번쯤은 괴테와 헤세, 니체, 칸트 같은 고전 작가와 철학자의 글과 이론에 심취해 보편적 도덕원칙과

공동선, 연대의식, 정의와 가치 있는 삶에 대한 걱정으로 고뇌에 빠져 밤을 새운 경험을 갖고 있으리라.

나 역시 세상에 대한 고뇌와 번민으로 밤을 새운 날들이 있었다. 1979년 겨울, 대학 졸업을 앞두고 어떤 길을 갈까 고민에 빠졌었다. 한국 전통음식을 전공해 한의사인 외삼촌처럼 음식으로 병을 고치는 사람이 되길 원하는 엄마와는 달리 난 더 넓은 세상으로 나가고 싶었고, 미국 유학을 준비했다. 그러나 남자 친구도 없는 나에게 절대로 혼자서는 보낼 수 없으니 결혼한 후 유학 가라는 부모님의 성화에 대한 반발로 취업을 해버렸다. 미국 전자회사의 한국지사에 파견된 본사 직원들과 그 회사에 반도체 칩을 납품하는 모 전자회사의 엔지니어와 생산라인 업무를 연결하는 기획 관리자(planning conductor) 공채에 응시했다. 유일한 비영어 전공자였던 나는 영어 면접에서 콩글리시(?)로 당당하게 말했다. '외국계 회사라고 영어 잘하는 것만 중요한 게 아니다. 난 영어는 부족해도 누구보다 부지런하고 열정이 있는데다 수학을 잘해서 모집 분야의 일을 하는 데 적격자라고 생각한다. 만약 입사 후, 일을 제대로 못하면 내가 스스로 그만두겠다'고 했다.

그게 통했는지 22 대 1의 경쟁을 뚫고 합격했다. 미국 본사에서 주문하는 양과 납품기일을 맞추느라 수십 개 조로 이루어진 생산라인은 3교대로 24시간 돌아갔다. 수천 명의 어린 여공들이 유니폼을 입고 햇빛도 안 들어오는 공간에서 마치 닭장처럼 다닥다닥 붙은 작업대에 앉아 웨이퍼를 자르고, 반도체 칩을 조립하는 일을 했다. 점심시간이면 벨소리에 맞춰 거의 뛰다시피 식당으로 이동하여 긴 줄을 서서 건더기도 얼마 없는 멀건 국물과 두세 가지 반찬이 전부인 '짬밥'을 허둥지둥 먹고 또다시 작업을 시작했다.

아침에 지각하면 벌을 서고, 조립시 사용하는 순금 본딩 실을 훔쳤을까봐 퇴근할 때는 가슴까지 수색(?)당하곤 했다. 아무 걱정 없이 부모님이 대주시는 돈으로 대학까지 다니다가 막내 동생뻘인 어린 소녀들이 열악한 환경에서 밤낮으로 고된 일을 하는 걸 보는 건 충격이었다. 더구나 그들의 피 같은 임금이 온전히 그들에게 쓰이지도 못한 채 대학에 다니는 오빠, 병석의 부모, 그리고 동생들의 생계를 위해 보내진다는 게 너무나 가슴이 아팠다. 말할 수 없는 죄의식에 사로잡혔다. 햇빛이 들어오는 밝은 창이 있는 사무실에 앉아 일하는 것도, 점심시간에 느긋하게 나가서 먹고 싶은 것을 먹고 들어오는 것도, 입고 싶은 옷을 마음대로 입을 수 있는 것도, 도둑질했을까봐 의심받으며 가방과 몸을 수색당하는 수모를 당하지 않는 것도, 낮시간에만 일하며 훨씬 많은 월급을 받는 것도, 그리고 '그냥' 나의 존재 자체가 괜히 미안하고 죄스럽게 느껴졌다.

어떻게 하면 좋을까. 어떻게 하면 어린 소녀들이 험한 일을 안 하고 공부해야 할 나이에 배움의 기회를 갖게 할 수 있을까. 주체할 수 없이 많은 돈을 갖고 있는 부자와 너무나 가난한 사람과의 경제적 간극을 어떻게 하면 메울 수 있을까. 생각에 생각이 꼬리를 물어 잠을 잘 수가 없었다.

그런데 막상 나이를 먹고 사회에서 중추적인 역할을 하는 자리에 있는 지금은 그런 순수하고 인간적인 고뇌 때문이 아닌 엉뚱한 생각에 빠져 불면의 밤을 보내고 있는 것 같다. 조국의 통일이나 고통받는 이웃의 어려운 삶, 사회정의 실현과 같은 진정한 가치가 있는 일이 아닌, 가까운 사람들에 대한 속 좁은 실망, 더 갖고 싶은 욕심, 치사한 분노와 좌절, 괜한 불안감으로 인한 스트레스로 자신을 볶아대며 불면의 날들을 보내고 있다. 무엇보다 잠을 못 이루는 대부분의 이유는 다른 사람들의 비판이나 평가에 신경을 곤두세우고 곱씹느라 마음을 쓰기 때문이다. 별것도 아닌 사소한 일에 속상해하며 잠까지 못 이루면서도 나 또한 깊이 생각하지 않고 다른 사람을 인색하게 평가하고 비판하기도 한다. 따지고 보면 결국 내가 던진 부메랑이 나에게 돌아와 나를 잠 못 자게 만드는 것이다. 불면의 고통을 겪어본 사람들은 안다. 그것이 얼마나 힘든지. 한 마리 두 마리 양을 세어보기도 하고, '하늘에 계신 우리 아버지……' 기도문을 외워보아도 말똥말똥 생각의 촉수가 곤두서면 대책이 없다.

　　　잠은 피로를 풀고 에너지를 재충전하는 매우 중요한 생리현상이다. 잠이 부족하면 집중력이 떨어지고 무력감과 두통 등을 느끼게 된다. 잠을 잘 자지 못하는 불면증이 오래 가면 면역력이 떨어지며 노화가 촉진된다는 연구 결과도 있다. 나이 들면 생기는 주름살처럼 때론 원하지 않아도 맞이해야 하는 불면의 밤이지만 모든 일에는 해결책이 있는 법. 우선 다른 사람을 잠 못 이루게 할 수 있는 날이 선 말이나 행동을 하지 않기. 그래서 그것이 나를 향해 돌아오지 않게 하기.

　　　따뜻한 우유를 한 컵 마시며 마음에 주문을 걸어본다. 쓸데없는 일에 집착하지 말자. 집착을 버리고 나면 상처도 줄어들고, 상처가 줄어들면 마음에 평화가 깃들게 된다. 마음의 자유를 얻게 된다. 자고 나면, 시간이 가면, 모든 건 지나간다.

잠을 못 이룰 때 도움이 되는 음식

상추의 밑줄기를 자르면 우윳빛 액체가 나오는데
여기에는 신경에 진정작용을 하는 락투카리움 성분이
들어 있다. 락투카리움 성분은 지나치게 스트레스를
받거나 우울할 때, 머리가 아플 때 진정효과가 있다.
마음이 우울할 때 신경세포는 세로토닌을 분비하는데
세로토닌이 충분히 분비될 수 있도록 하는 것이
칼슘이다. 칼슘은 신경의 흥분작용을 억제하여 마음을
안정시켜주므로 불면증 완화에 도움이 되고 숙면을
취할 수 있게 한다. 우유에 들어 있는 트립토판은
숙면에 도움이 되고 칼슘은 유당이 존재할 때 흡수율이
높아지므로 우유는 잠을 잘 오게 하는 데 좋은 음식이다.

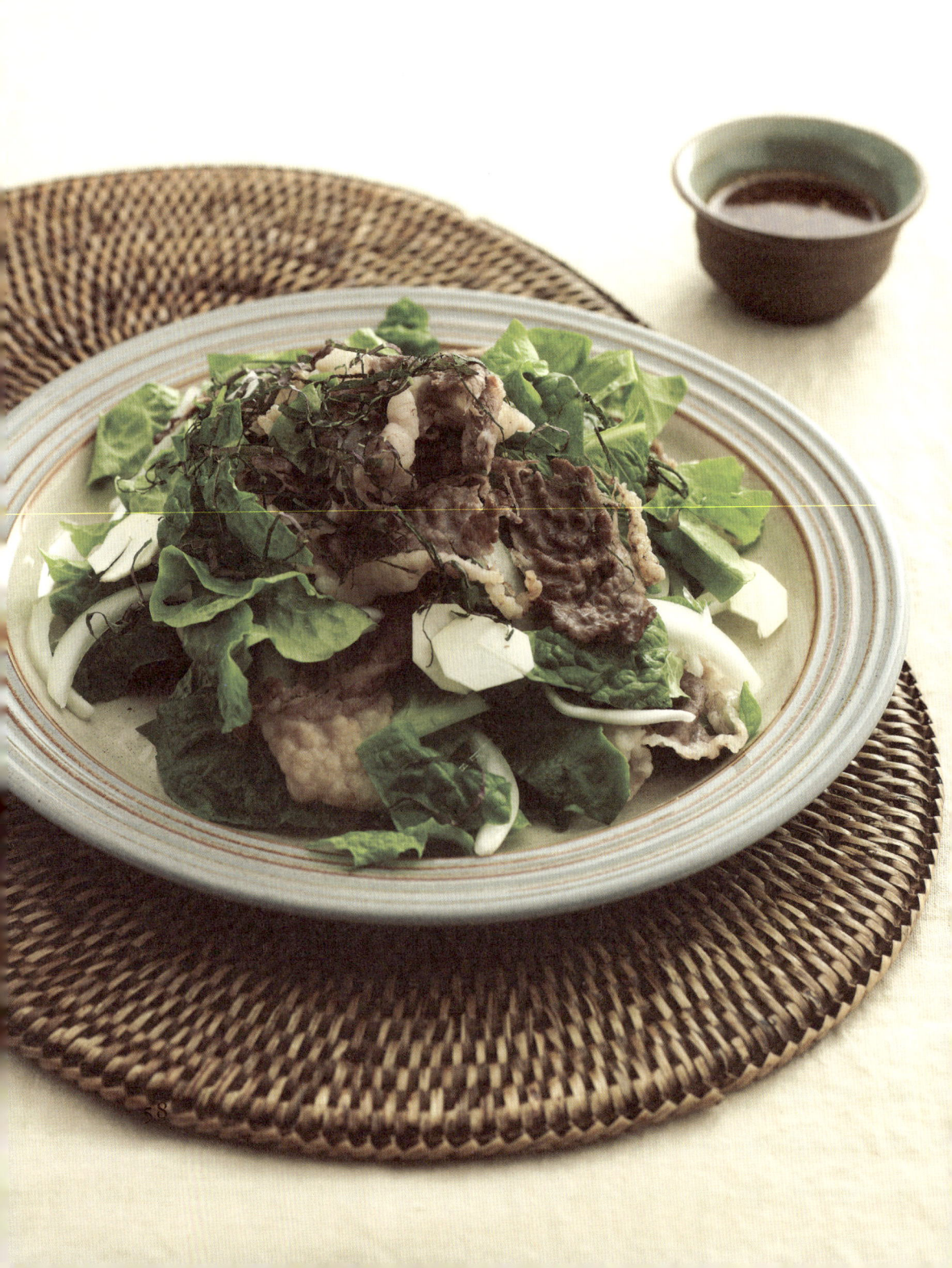

상추

상추차돌박이 샐러드

재료 상추 20장, 쇠고기(차돌박이) 100g, 깐 밤 5개, 양파 1/2개, 깻잎 2장.
<u>드레싱</u> 간장 2큰술, 설탕 1큰술, 참기름 1큰술, 고춧가루 1작은술,
깨소금 1/2작은술, 소금 약간.

만드는 법
1. 상추와 깻잎은 깨끗이 씻은 뒤 먹기 좋은 크기로 자른다.
2. 차돌박이를 센불에서 재빨리 구운 다음 기름을 뺀다.
3. 깐 밤은 납작하게 저며 썰고, 양파는 가늘게 채 썬다.
4. 그릇에 준비한 재료를 골고루 섞어 담은 후 드레싱을 고루 뿌린다.

● 깻잎을 채 썰어 얹어도 좋다.

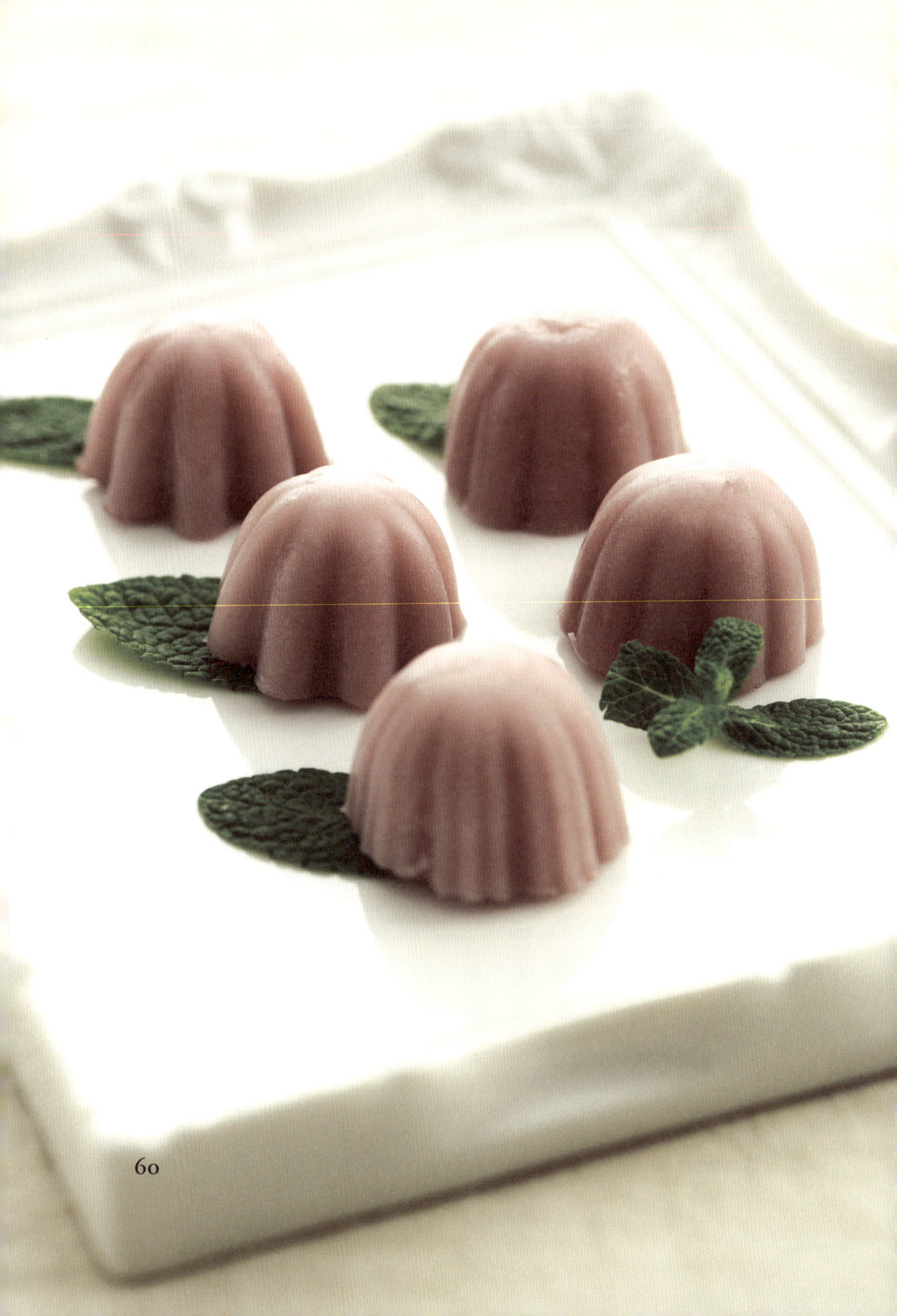

우유
복분자우유편

재료 복분자청(복분자가 없으면 대신 오미자를 써도 된다) 1컵, 우유 2컵, 녹말물 1컵(녹말가루 7큰술, 물 1컵), 꿀 2큰술, 소금 약간.

만드는 법
1. 냄비에 복분자청, 우유, 녹말물, 소금을 넣어 고루 섞은 뒤 약한 불에서 나무 주걱으로 저으면서 끓인다(국물 색이 말갛게 투명해지면 다 익은 것). 농도가 되직해지면 꿀을 넣고 잠시 더 끓인다.
2. 사각틀이나 도시락통에 물을 바르고 끓인 재료를 쏟아부어 식힌 뒤 굳으면 썬다.

- 녹말가루 대용으로 녹두전분이나 동부묵가루를 쓰면 색이 더 곱게 난다.
- 복분자청 만들기: 복분자를 깨끗이 씻은 뒤 물기를 제거한다. 소독한 유리병에 복분자와 설탕을 1:1 비율로 켜켜이 담아 10일간 재워둔다.

염소 30마리

숙명여대에는 학기 초마다 우등상 수여식이 있다. 어느 해 만점에 가까운 점수를 받은 학생에게 비결을 물었더니 의외의 답이 돌아왔다. "총장님 덕분이에요." "내가?" "예. 전에 제가 횡단보도 앞에서 신호를 기다리고 있을 때 총장님을 만나서 인사했더니 제 이름을 물으시고 함께 사진을 찍어주셨어요. 저와 팔짱을 꼭 끼고 포즈를 잡아주시면서 '수민아, 멋진 숙명인이 되어줄 거지? 약속!' 하셨어요. 너무 감동을 받아 그때부터 열심히 공부했어요."

가슴이 뭉클했다. 간혹 교정에서 학생들을 만나면 핸드폰으로 사진을 찍자고 한다. 그럴 때 난 이름을 묻고 어깨를 감싸거나 팔짱을 끼고 사진을 찍는다. 그러면서 그 아이의 이름을 불러주고 덕담을 해준다. 아주 짧은 시간에 힘도 들이지 않고 하는 작은 행동이 학생들에게는 큰 격려가 되고 동기 유발이 된다는 걸 실감하고 있다. 이처럼 사소하지만, 아주 소중한 것을 내게 가르쳐준 사람은 야흐야다. 야흐야는 2010년 압둘라예 와데(Abdoulaye Wade) 세네갈

전 대통령의 초청으로 세네갈을 방문했을 때 프랑스어 통역을 맡아주었던 생루이 대학의 대학원생이다. 어찌나 붙임성이 좋고 부지런한지 시키지 않아도 맡은 일 외에도 찾아서 일을 해줘서 숙명여대와 생루이 대학의 교류에도 많은 기여를 한 학생이다. 4명의 부인을 둔 아버지의 세번째 아내의 다섯번째 아들로 전체 17남매 중 13번째란다. 그 많은 자녀들 중 유일하게 대학 교육을 받았는데 염소를 잘 키운 덕분이라고 했다. 여자아이들은 닭을 기르고 남자아이들은 닭보다 행동반경이 넓은 염소를 돌보는데 자기는 다른 형제들보다 염소를 잘 돌봐서 30마리까지 늘리게 되어 대학에 갈 수 있었다고 한다.

똑같은 조건에서 똑같은 염소를 키우는데 더 잘 키우는 비결이 무엇인지 궁금했다. "염소들에게 이름을 지어주고 자주 이름을 불러줬어요"라고 했다. 아침에 일어나면 풀을 뜯으라고 집 밖으로 내보내는데 한 마리씩 이름을 불러주며 등을 쓰다듬어주고 저녁에 돌아올 때도 이름을 불러주며 맞이하고 볼 때마다 이름을 부르며 안아주었다고 했다. 그랬더니 다른 형제들이나 이웃들의 염소보다 아프지도 않고 풀도 더 잘 먹고 새끼도 잘 낳더란다. 그렇다. 이름을 부르는 것은 관심을 갖는 거다. 이름을 부르며 잘 다녀오라고, 잘 다녀왔냐고 관심을 보여줄 때 자동적으로 그 속에는 사랑이 담긴다.

정신이 번쩍 들었다. 눈을 씻고 봐도 구별이 어려운 염소 30마리의 이름을 외우고, 대답을 할 줄도 모르는 동물에게 아침저녁으로 이름을 불러주었다는데, 얼굴도 몸매도 개성도 확연히 다른 내 학생들의 이름을 외우려고 노력한 게 언제인가 깊이 반성했다. 처음 강단에 섰을 때의 초심을 잃어버린 거다. 처음 교수 발령을 받고는 좋은 선생이 되겠다고 다짐을 하고 이름을 외우기 위해 출석부에 한 명 한 명 특징을 적어놓았었다. '큰고모를 닮았음. 부분 염색함. 무테안경. 왼쪽 눈만 쌍꺼풀짐······' 집에까지 출석부를 가지고 가서 열심히 이름을 외웠다.

매번 지각을 하고 음료수를 두 캔씩 들고 들어와 연신 마셔대며 산만하게 수업 분위기를 흐려놓는 학생이 있었다. 중간 휴식 시간에 "지선아, 칠판 좀 지워줄래? 그리고 강의하는 나도 목마른 걸 참고 하는데 수업 듣는 네가 왜 계속 음료수를 마시니. 나눠 마시자"고 했다. 십 분 후 들어오니 지선이는 말끔히 칠판을 지워놓았고 교탁 위에 자기가 들고 온 음료수도 하나 올려놓았다. 수업을 마치고 나가며 "지선이는 지각만 안 하면 백점이다"라고 했다. 다음 시간부터 지각을 안 한 건 물론 칠판 지우기, 복사물 나눠주기 등 충실한 강의 조교 역할을 해주었다. 이름 한 번 불러주었을 뿐인데다 큰 대학생이 '착한' 학생으로 변화한다. 사랑의 힘이다. 그런데 한동안 그걸 잊고 있었던 것이다. 야흐야의 염소 이야기를 들은 후 학생들을 만날 때마다 이름을 묻고, 부르고, 외웠다. 고맙게도 이름을 불러주니 모두가 꽃이 된다.

감정 표현을 잘하게 해주는 음식

기억은 감정의 영향을 많이 받는다. 그러므로 좋은 기억력을 유지하려면 즐거운 마음을 갖고 감정을 안정시키는 것이 중요하다. 또한 감성 표현에 솔직한 것이 기억력 강화에 도움이 된다. 긍정적인 사고는 신경세포 사이의 회로를 활짝 열어주고 새로운 회로를 형성하기도 한다. 달걀에 풍부한 레시틴은 뇌세포를 활성화하는 작용을 한다. 또한 달걀에는 뇌의 학습이나 기억에 필요한 신경전달물질 아세틸콜린의 원료인 콜린이 풍부하다. 콜린은 기억력, 집중력, 학습력을 높여준다. 포도의 당질인 과당과 포도당은 쉽게 소화, 흡수되어 피로를 빨리 회복시켜준다. 포도의 붉은 색소는 강력한 항산화물질로 혈액순환과 활력증진 효과가 있다.

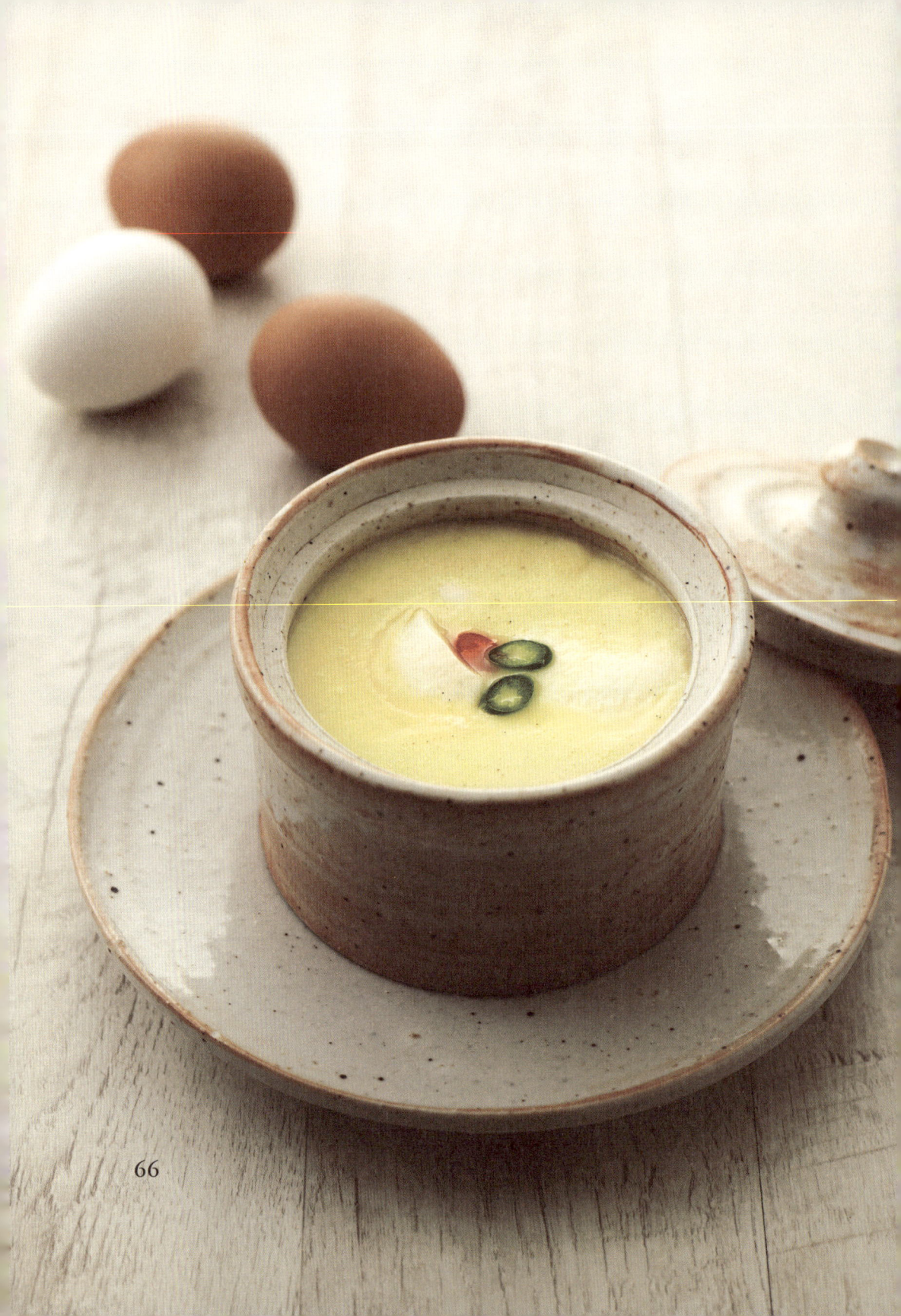

달걀
연두부달걀찜

재료 연두부 1모(200g), 달걀 2개, 실파 2뿌리, 다시마물(다시마 5×10cm 크기 1장에 물 2컵 넣어 끓인 것) 1/2컵, 청주 1작은술, 소금 1/3작은술.

만드는 법
1. 달걀에 다시마물과 소금, 청주를 넣고 잘 저은 뒤 체에 내린다.
2. 찜 그릇에 연두부를 담고 체에 내린 달걀물을 붓는다.
3. 김이 오른 찜통에 2를 넣고 15분간 찐 후에 송송 썬 파를 얹어 낸다. 고추를 얹어 내도 좋다.

●

다시마물: 다시마의 겉면은 젖은 행주로 닦아 냄비에 물을 붓고 다시마를 살짝 끓여서 준비한다. 다시마는 오래 끓이면 떫은맛이 나므로 물이 한소끔 끓어오르면 불을 끄고 다시마를 건져낸다. 다시마물에 청주를 1큰술 정도 넣어주면 비린내를 없앨 수 있다.

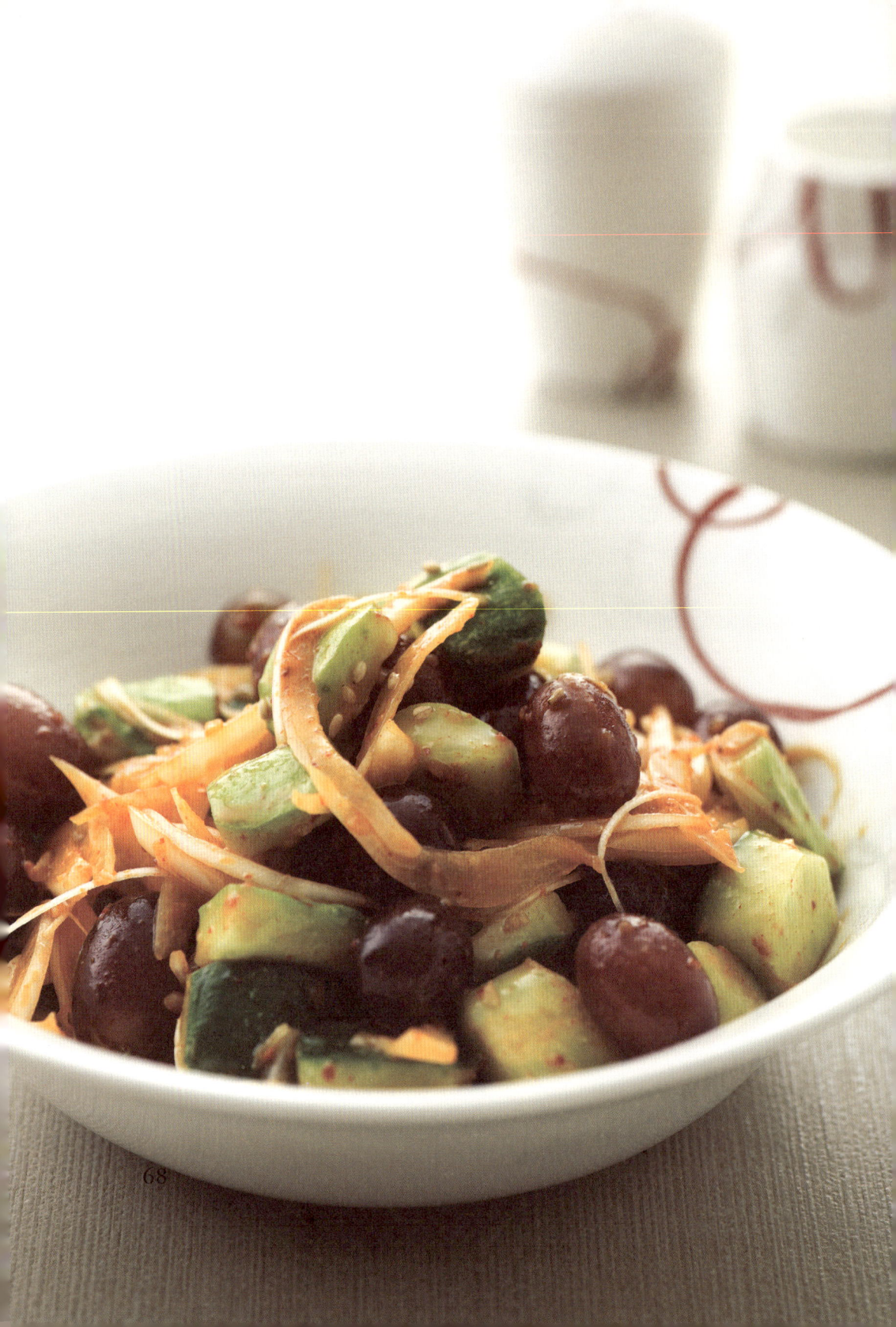

포도

포도알오이무침

재료

오이 1개, 포도알 작은 것 20개(100g), 양파 1/2개,
대파 1/2대, 통깨 약간.
<u>무침 양념</u> 고추장 1큰술, 고춧가루 1작은술, 다진 마늘 1작은술,
설탕 1작은술, 올리고당 1작은술, 참기름 1작은술.

만드는 법

1. 오이는 길이로 4등분해서 2cm 크기로 썬다.
2. 포도는 깨끗이 씻어 물기를 제거한 후에 알알이 뜯는다.
3. 양파는 길이대로 채 썰고, 대파는 흰 부분을 골라 채 썬다.
4. 큰 볼에 준비한 채소와 무침 양념을 넣고 살살 버무린다.
5. 마지막으로 포도알과 통깨를 넣어 한 번 더 버무려 그릇에 담아 낸다.

울면 두 번 지는 거야

내 뺨에는 조그만 상처가 있다. 어릴 적 앞집 친구 옥희가 할퀸 상처다. 동갑내기였지만 그 아이는 나보다 키도 몸집도 커서 언제나 언니 노릇을 했다. 소꿉놀이를 해도 항상 옥희는 엄마나 공주를, 난 딸이나 하녀 같은 역할을 했다. 불만이 있어도 덩치 큰 옥희가 무서워 그냥 콩쥐나 심청이 같은 비련한(?) 역할을 도맡아 했다. 그 아이가 봉숭아꽃 맨드라미꽃을 으깨어 연지 곤지를 바를 동안 난 그 아이 집 뒷마당을 쓸기도 하고 콩 껍질을 까놓기도 했다. 다섯 남매를 키우시면서 부모님은 매를 드신 적이 없었고 딸 많은 집에서 컸기에 나는 말로만 싸울 줄 알았지 한번도 몸싸움을 해본 경험이 없었다. 반면에 거친 남자 형제들 속에서 맞으며 생존의 법칙을 터득한 옥희는 걸핏하면 친구들 머리채를 잡는 싸움꾼이었다.

어느 날 공주 단장을 하던 옥희가 내가 아끼던 머리띠를 빼앗았다. 내놓으라고 머리띠를 잡는 나에게 달려들어 내 뺨을 할퀴었다. 서러워서 엉엉 울며 집으로 돌아온 내게 빨간약을 발라주며 아버지가 말씀하셨다. "울지 마라. 울면 두 번 지는 거야." 어렸지만 두 번 지기는 싫다는 생각이 들어 뚝 그쳤다.

그후 난 옥희보다 키도 크고 체격도 커져서 꼭 그 아이에게 이겨야 되겠다고 결심하고 매일 줄넘기도 백 번씩 하고 밥도 많이 먹었다. 옥희 덕분에 키도, 체격도 웬만한 남자보다 더 크게 되었지만, 손자를 둘이나 둔 할머니가 된 친구 옥희는 자긴 그런 적이 없다고 딱 잡아뗐다. 엄마와 아버지가 누구와 다투시는 걸, 우시는 걸 본 적이 없었기에 난 어른이 되면 누구와 다툴 일도, 울 일도 없으리라 생각했다. 그런데 막상 어른이 되고 나니 울고 싶은 때가 참 많다.

아픈 아이를 유아원 종일반에 맡기고 출근할 때, 스케이트 수업 같은 현장학습에 다른 엄마들처럼 따라가지 못할 때, 아이 친구들을 초대해서 생일잔치를 열어주지 못할 때 등등 아이들 생각만 하면 그냥 눈물이 났다. 울보 엄마와는 반대로 아이들은 어려서부터 두 자매가 의지하면서 스스로 살아가는 법을 터득하며 씩씩하게 잘 자라주었다.

큰아이가 고등학교에, 작은아이가 중학교에 다닐 때다. 심한 감기로 아팠던 작은아이가 언니 교실에 찾아가 조퇴를 해도 되겠는지 물었다. 큰아이는 담임선생님께 말씀드리고 조퇴를 하고 병원에 들르라고 했다. 병원비가 없던 작은아이가 언니보고 돈을 달라 하니 자기도 엄마가 바빠서 용돈을 못 탔으니 내일 드린다고 말하라 일렀다. 병원에 간 작은아이가 진료를 받은 후, 병원비는 내일 가져다 드린다고 하고 간호사에게 약값까지 빌렸다.

  다음날 병원에 가니 간호사가 아주 애처로운 눈으로 쳐다보며 "어머니가 바쁘신가 보구나" 하니 아이가 "예, 일 나가셨어요" 했다 한다. 또 "아빠는?"(당시 아이들 아빠 직장이 부산에 있어, 두 아이가 내 직장 의료보험에 피부양자로 올라 있었기에 의료보험증만 보면 편모슬하의 아이들로 보였다) 하고 물으니 "가끔 오셔요"라고 답해 "엄마가 혼자서 너희들을 키우느라 힘드실 텐데 말씀 잘 듣거라"는 얘길 들으며 동정을 받은 적이 있다. 지금은 크게 웃을 일이지만 당시는 혼자 병원에 다니는 아이가 가여워서 울었다.

  어릴 때 억울함을 호소하면 위로해주셨던 부모님은 쪼그만 할머니 할아버지가 되어버려 이제는 차마 당신들 앞에선 힘든 얘길 할 수도 없게 되었다. 그러나 아무리 늙어도 부모에게는 자식의 아픔을 헤아리는 촉수가 있나보다. 안부전화를 드리거나 휴일에 찾아뵈면 바쁜데 전화 안 해도 된다, 무소식이 희소식이니 찾아올 시간에 집에서 푹 쉬라고 말씀하시던 아버지가 전화를 주셨다. "아버지 어쩐 일이세요" 묻는 내게 "진실은 시간이 걸리더라도 언젠가는 밝혀진다. 담담하게 대처하거라. 그리고 힘들어도 울지 마라. 울면 두 번 지는 거다"라고 하셨다. 속으로 말했다. '예, 아버지. 옥희 때문에 키도 체격도 훌쩍 컸잖아요. 이번엔 맘이 훌쩍 클 거 같아요'라고.

마음을 평온하게 해주는 음식

돼지고기에는 다른 육류에 비해 특히 비타민 B군이
많이 들어 있어 마음을 평온하게 해주는 데 도움이
된다. 또한 인과 체내 흡수율이 높은 철분이 풍부하다.
인은 세포막과 유전을 담당하는 영양소로 부족해지면
신진대사 기능이 떨어져 나른해진다. 귀리에는
필수아미노산과 비타민 B군, 칼슘, 철분이 풍부하게 들어
있어 신경과민과 주의력 결핍 등의 증상을 막고 마음을
편안하게 해주는 데 효과가 있다.

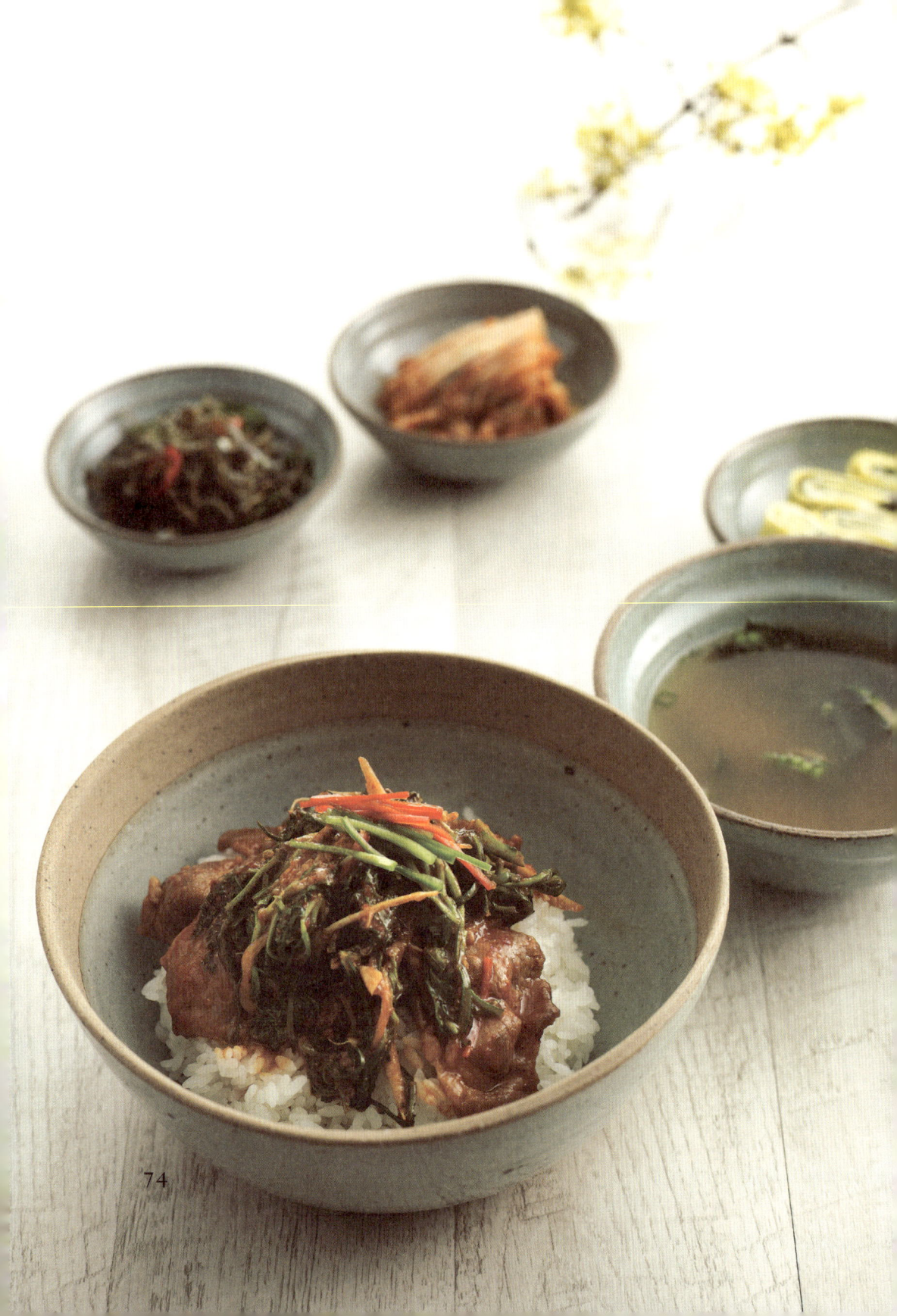

돼지고기

냉이돼지고기덮밥

재료

냉이 120g(3움큼 정도), 돼지고기 목살 200g, 양파 1/2개,
붉은 고추 1개, 풋고추 1개, 밥 3공기, 녹말물 2큰술, 통깨 약간.
돼지고기 밑간 청주 1큰술, 생강즙 1작은술, 소금 약간, 후춧가루 약간.
덮밥 양념 다시마물 1컵 반(다시마 5×10cm 1장에 물 2컵 넣고 끓여
식힌 것), 고추장 3큰술, 고춧가루 1큰술, 간장 1큰술, 설탕 1큰술,
올리고당 1큰술, 다진 파 1큰술, 참기름 1큰술, 다진 마늘 1/2큰술,
깨소금 1작은술, 후춧가루 약간.
녹말물 녹말가루 1큰술 반, 물 2큰술.

만드는 법

1. 냉이는 깨끗이 다듬어 씻은 후에 5cm 길이로 자른다.
2. 돼지고기는 한입 크기로 썰어 분량의 양념으로 밑간한다.
3. 양파는 5cm 길이로 채 썰고, 고추는 3cm 길이로 곱게 채 썬다.
4. 달군 프라이팬에 식용유를 누르고 돼지고기를 볶다가 분량의 덮밥 양념을 넣고 끓인다.
5. 국물이 끓어오르면 양파와 고추를 넣고 끓인 뒤 녹말물로 농도를 맞춘다.
6. 냉이를 넣고 숨이 죽으면 불을 끈다. 밥 위에 덮밥 소스를 올리고 통깨를 고루 뿌려 낸다.

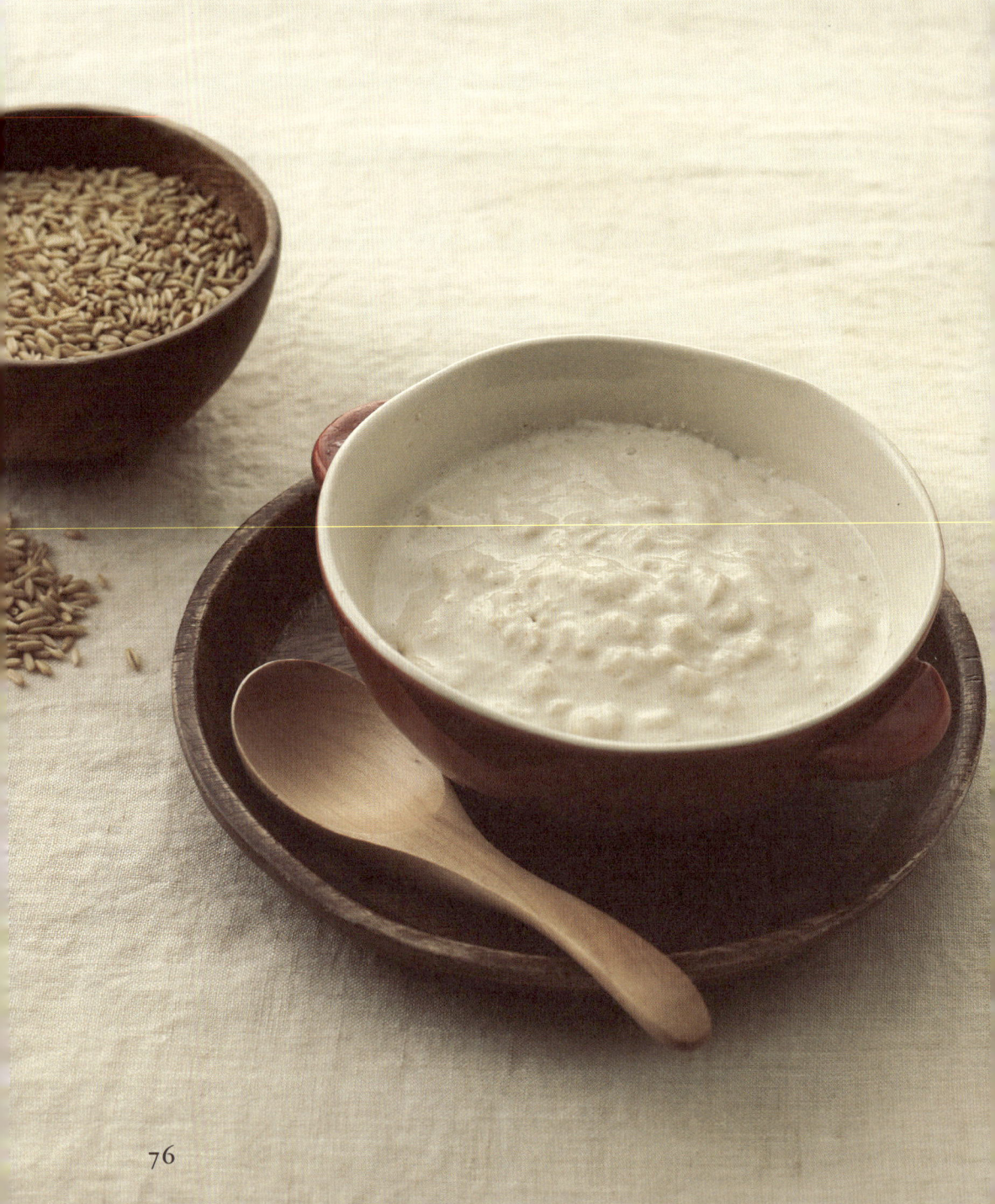

귀리
귀리죽

재료   귀리 2컵, 우유 3컵, 물 3컵, 소금 약간.

만드는 법
1. 귀리를 물에 1시간 동안 불린다.
2. 불린 귀리를 믹서에 넣고 분량의 물을 부어 곱게 간다.
3. 두꺼운 냄비에 귀리 간 것을 넣고 우유를 조금씩 부어주면서 약한 불에서 죽을 쑨다. 소금을 곁들여 낸다.

● 나무주걱으로 계속 저어주면서 끓여야 눌어붙지 않는다.

안내견 미담이

2010년 8월, 후기 학위수여식에서 안내견 미담이가 명예학사학위를 받았다. 시각장애를 가진 김경민 학생이 문과대학을 수석졸업하게 되어 주인과 함께 단상에 올랐다. 상장을 수여받는 동안 의젓하게 서 있다가 사진을 찍는 기자들에게도 제법 폼을 잡고 서주어서 식장의 하객들을 웃게 했다. 경민이는 "미담이가 없었더라면 학교에 다니는 게 어려웠을 거 같아요. 저처럼 장애를 가진 사람들이 더 많이 도움을 받을 수 있으면 좋겠습니다"라고 했다.

교내에서 인기가 많았던 미담이와 관련된 여러 에피소드는 종종 화제가 되곤 했다. 수업시간에 미담이가 코를 골고 자는 바람에 고개를 숙이고 필기를 하던 학생이 엉뚱한 오해를 받아 교수님께 꾸중을 듣기도 했다고 한다. 그렇게 자다가도 수업이 끝날 때를 용케 알고 일어나 주인의 가방이며 소지품 챙기는 것을 돕는단다. 미담이에게 관심을 갖게 된 것을 계기로 교내에서 시각장애인 체험 행사를 열었다. 점역(點譯) 봉사단과 봉사 동아리 학생들이 눈을 가리고 삼성안내견학교 안내견들의 안내를 받으며 캠퍼스를 다녀보았다. 학생회관에서 명신관 강의실까지 웃고 떠들며 설렁설렁 가도 채 십 분도 걸리지 않던 길이 진땀을 흘리며 집중하고 걸어도 삼십 분 이상 걸렸다. 행사가 끝난 뒤 학생들은 '공기가 있다는 것을 느끼지 못하고 숨 쉬고 사는 것처럼 보이는 것을 당연하게 생각했었다. 그런데 볼 수 있다는 것이 얼마나 감사한 일인지 비로소 깨달았다'고 이구동성 소감을 말했다.

중학교 교사가 된 경민이는 말한다. "내가 시력을 잃지 않았다면 하늘을 볼 수 있다는 일이 그렇게 행복한지 몰랐을 것이다"라고. 시각장애를 딛고 미국 백악관 국가장애위원회 정책 차관보를 지낸 고(故) 강영우 박사는 "시각장애로 할 수 없는 것도 많지만, 그것 때문에 이룬 일도 많다. 시각장애 때문에 오히려 한 가지에 집중할 수 있는 능력을 갖게 되었다. 모든 것을 긍정적으로 해석하면 끈기가 생긴다. 장애는 불편할 수는 있어도 불완전함은 아니다. 당신을 지배하는 생각의 장애, 마음의 장애를 뛰어넘으라"고 했다. 그를 '장애를 축복으로 만든 사람'이라고 칭하는 이유를 알 수 있게 하는 말이다. 볼 수 있는 것, 들을 수 있는 것, 말할 수 있는 것, 두 발로 걸을 수 있는 것…… 너무나 당연하게 생각하고 받아들여서 한 번도 감사하지 않았던 것들, 그리고 가족, 친구, 직장 동료…… 고마워하기보다는 내게 더 잘해주기만을 끊임없이 갈망했던 것이 부끄러움으로 다가왔다. 파랑새는 내 안에 이미 와 있는데 먼 하늘만 쳐다보고 찾으러 다니다니. 구상 시인의 「꽃자리」가 생각난다. '앉은 자리가 꽃자리니라. / 네가 시방 가시방석처럼 여기는 / 너의 앉은 그 자리가 / 바로 꽃자리니라.'

마음의 힘을 길러주는 음식

여러 가지 걱정거리로 스트레스를 받게 되면 마음이
힘을 잃고 불안을 느끼게 된다. 마음에 힘을 주는 데
도움이 되는 음식을 먹으면 이러한 불안한 마음을
많이 달랠 수 있다. 비타민 B_6는 여러 신경전달물질의
생산에 관여하는 보조인자로서 세라토닌, 멜라토닌
등의 신경전달물질들의 생산에 관여해 마음을 편안하게
해주는 데 도움이 되며, 단백질 흡수가 잘 되게 한다.
오리고기, 두부 등 단백질 함량이 높은 식품은 비타민
B_6의 함량도 높은 편이다.

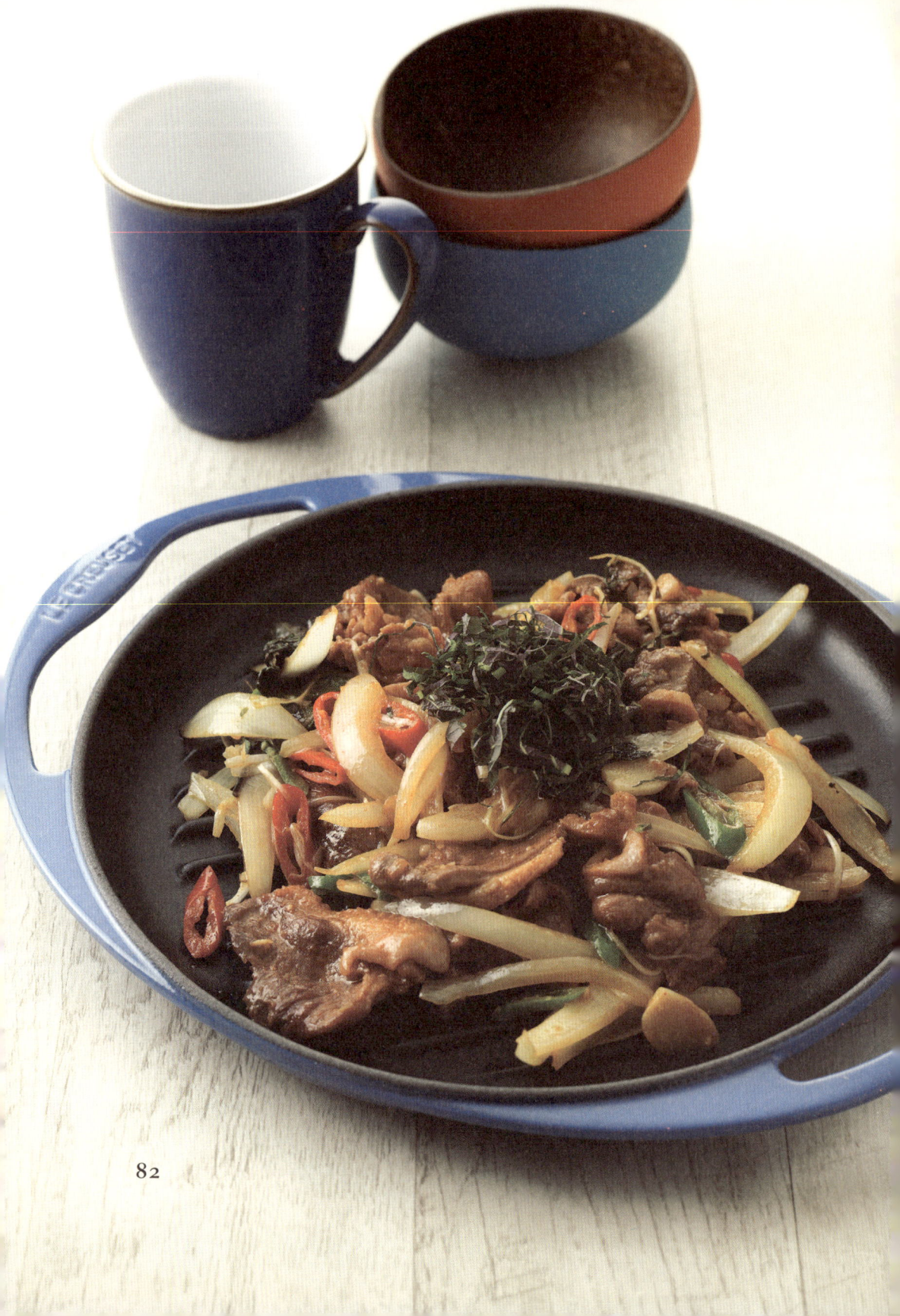

오리

오리고기불고기

재료 오리고기(로스용) 300g, 양파 1/2개, 대파 1대(40g), 풋고추 1개, 붉은 고추 1개, 마늘 2쪽, 깻잎 6장.
<u>불고기 양념</u> 간장 2큰술, 고추장 1큰술 반, 다진 양파 1큰술, 청주 1큰술, 다진 마늘 1큰술, 설탕 1큰술, 올리고당 1큰술, 카레 가루 2작은술, 참기름 1/2큰술, 생강즙 1작은술, 후춧가루 약간.

만드는 법
1. 양파는 굵게 채 썰고, 대파는 5cm 길이로 잘라 반으로 가른 뒤 채 썬다.
2. 깻잎은 반으로 갈라 1cm 두께로 채 썬다.
3. 마늘은 납작하게 편으로 저며 썰고, 고추는 어슷하게 썬다.
4. 오리고기에 불고기 양념을 넣고 버무려 30분간 재어둔다.
5. 달군 프라이팬에 기름을 두르고 오리고기를 넣어 볶다가 익으면 채소를 넣고 볶는다.
6. 볶은 고기를 그릇에 담고 깻잎 채를 올린다.

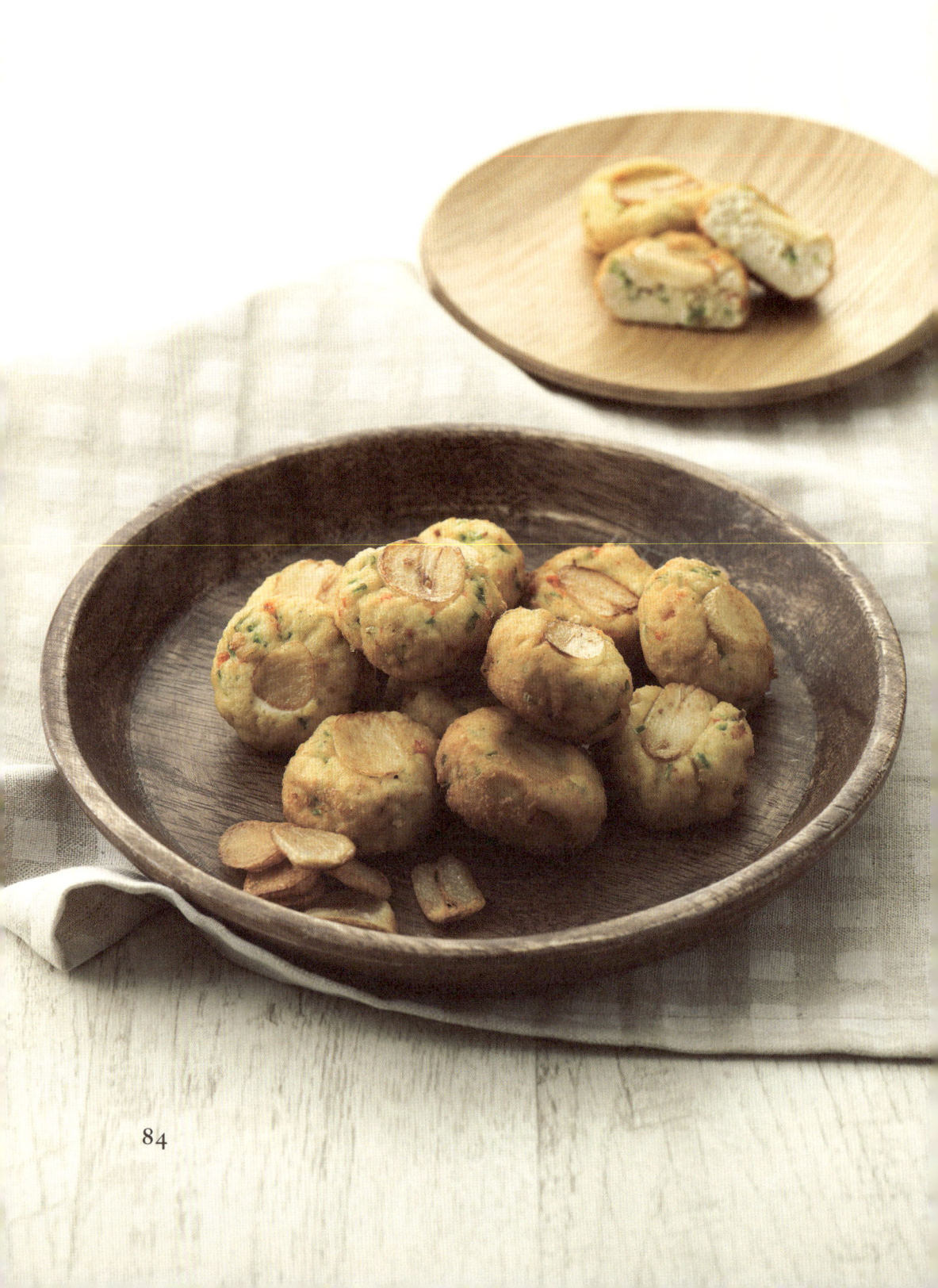

마늘
마늘두부튀김

재료 마늘 4쪽, 두부 1모(400g), 청피망 1/4개, 빨간 피망 1/4개,
달걀 1개(흰자만), 소금 약간, 후춧가루 약간, 식용유 적당량.

만드는 법
1. 마늘은 도톰하게 편으로 썰고, 피망은 잘게 다진다.
2. 두부는 칼등으로 으깨어 면포에 싸서 물기를 꼭 짠다.
3. 큰 볼에 두부, 피망, 달걀 흰자를 담아 소금과 후춧가루로 간을 하여 반죽한다.
4. 반죽을 한입 크기로 동그랗게 모양을 빚어 가운데에 마늘 편을 박는다. 160°C 식용유에 노릇하게 튀겨 낸다.

음식을 나누는 마음

"밥 좀 주세여~, 네혜~" 아침 밥상을 물리고 나면 용케도 알고 낡은 깡통을 든 거지들이 밥 동냥을 왔다. 〈개그콘시드〉에 나오는 남녀 거지의 모습과 똑같은 꼬질꼬질한 모습이 무섭기도 해서 대문을 안 열어줄라치면 엄마는 어서 문을 열라 하시곤 부엌에서 따로 덜어놓았던 밥과 반찬을 가져다주셨다. 고깃국을 끓였을 때는 아예 집 마당에서 먹고 가게 했다. 내가 올라가 놀거나 낮잠을 자기도 하는 평상에 거지가 앉아 밥을 먹는 게 싫다고 투덜거리는 내게 엄마는 이 세상에서 음식을 나누는 보시(普施)가 가장 큰 보시라고 하셨다. 아버지 생신이나 집안 행사가 있을 때는 전이며 떡을 산같이 장만해서 손님들과 일하러 온 사람들 그리고 온 동네에 다 돌렸다. 이웃들은 우리가 이사갈 때, 우리 네 자매가 시집갈 때, 아버지가 편찮으셨을 때, 이삿짐을 날라주고 청소를 해주고 밤새워 이바지 음식을 만들어주고 병원에 반찬을 해다주었다. 무늬만 딸인 나 대신 이웃 아주머니들의 딸들이 엄마도 함께 모시고 절에도 가고 마트도 간다. 고마워하고 미안해하는 내게 "우리가 너희 엄마한테 얻어먹은 걸 갚으려면 아직도 멀었다"고 말한다.

단돈 100달러를 들고 미국에 가서 사업을 시작해 연간 매출이 조 단위가 넘는 탄탄한 기업으로 만든 L 회장님은 어머니 덕에 복을 받아 성공한 거라고 말씀하신다. 어머니는 밥을 먹다가 거지가 밥 동냥을 오면 얼른 당신 밥을 내어주셨다고 한다. 그것도 거지가 들고 있던 깡통을 수돗가에 앉아 수세미로 박박 씻은 뒤에 담아주셨단다. 그리고 당신은 부엌에 풀을 쑤려고 두었던 쉰밥을 물에 씻어 드셨다고 했다. 그런 어머니를 보고 아버지는 배가 부르다며 드시던 밥숟가락을 놓으셨단다. 물론 나머지 밥을 아내에게 주려는 마음이었다. 그런 어머니 밑에서 자란 회장님도 밥을 잘 사신다. 속이 상해 있거나 힘들 때 위로가 가득 담긴 밥을 얻어먹으며 사업을 하면서 겪은 고생담과 극복의 스토리를 듣고 있노라면 언제 그랬냐는 듯이 힘이 나고 행복해진다. 회장님이 더 늙으셔서 편찮으시거나 식욕이라도 잃으신다면 맛있는 음식을 만들어 찾아뵙겠다고 마음을 먹게 되었다.

식구(食口), 가족의 다른 이름이다. 음식을 나누는 게 가족이다. 모든 동물은 '먹이'를 두고 다툰다. 생명을 이어가게 하는 '먹을거리'를 나누는 일은 인간만이 할 수 있는 숭고한 일이다. 먹는 일은 단순히 배를 채우는 일이 아니라 '정(情)'을 나누는 것이다. '마음'을 주고받는 것이다.

신혼초에 프랑스 남부 지방을 여행한 적이 있다. 고흐의 화폭을 펼쳐놓은 듯 끝없이 이어지는 해바라기 밭과 지평선의 아름다움에 취해 달리고 또 달렸다. 그러다 어느새 어둠이 짙게 내리고 경계 없이 이어지는 구릉과 해바라기 밭 속에서 그만 길을 잃고 말았다. 배는 엄청 고픈데 식당은커녕 불 밝힌 민가조차 눈에 띄지 않았다. 덜컥 겁이 났다. 겨우 창고 같은 농가를 발견했다. 하회탈처럼 주름 속에 눈이 겨우 보이는 할아버지가 나왔다. 영어와 독어를 번갈아 써가며 설명을 해도 할아버지는 알아들을 수 없는 불어로 답하셨다. 나중에는 나도 그냥 우리말로 말했다. 집중해서 눈과 마음을 열고 말하고 들으니 한국어와 불어로 나누는 대화가 통했다. "할아버지, 기차역으로 가는 길을 알려주세요. 무지 배가 고픈데 가까운 식당 가는 길도요." "갸흐(gare, 역)? #$%!#&！@＃＠%" "역에 나가야 식당이 있다구요? 알았습니다. 고맙습니다, 할아버지." 인사를 하고 차에 오르는 우리에게 할아버지는 잠깐만 기다리라고 하더니 뭔가를 들고 나왔다. 할아버지 손처럼 뭉툭하고 쪼그라진 찐 감자 세 개를 내민다. "$%$^%&#&@" 배고픈데 어서 요기를 하란다. 가슴속에서 뜨거운 게 울컥하고 올라왔다. 이 세상에 태어나 그렇게 맛있는 감자는 먹어본 적이 없다. 지금도 감자를 먹을 때면 이름도 모르는 프랑스 시골 농부가 생각난다. 감자 세 알이 내 마음에 가슴 짠한 고마움과 그리움으로 항상 자리해 있다. 내게 음식을 나누어준 사람은, 따뜻한 정을 준 사람은, 세월이 가도 잊히지 않고 언제나 그리움으로 남는다. 나도 그런 사람이고 싶다.

정을 느끼게 해주는 음식

남에게 베풀기 좋아하고 마음이 따뜻한 사람들의 공통점은 건강하고 활력이 있다는 것이다. 조기(助氣)는 이름에서 알 수 있듯 허해진 몸의 원기를 돋우는 음식으로, 양질의 단백질이 풍부하고 지방이 적으며, 탄수화물의 대사를 돕는 비타민 B_1, B_2 등이 많아 기력을 회복하는 데 좋다. 두릅은 단백질과 칼슘, 식이섬유소, 비타민 C가 풍부하여 몸에 활력을 공급해주고 피로를 풀어주는 데 도움이 된다. 두릅나무 껍질은 한방에서 약재로도 쓰이며 활력 공급제로도 알려져 있다.

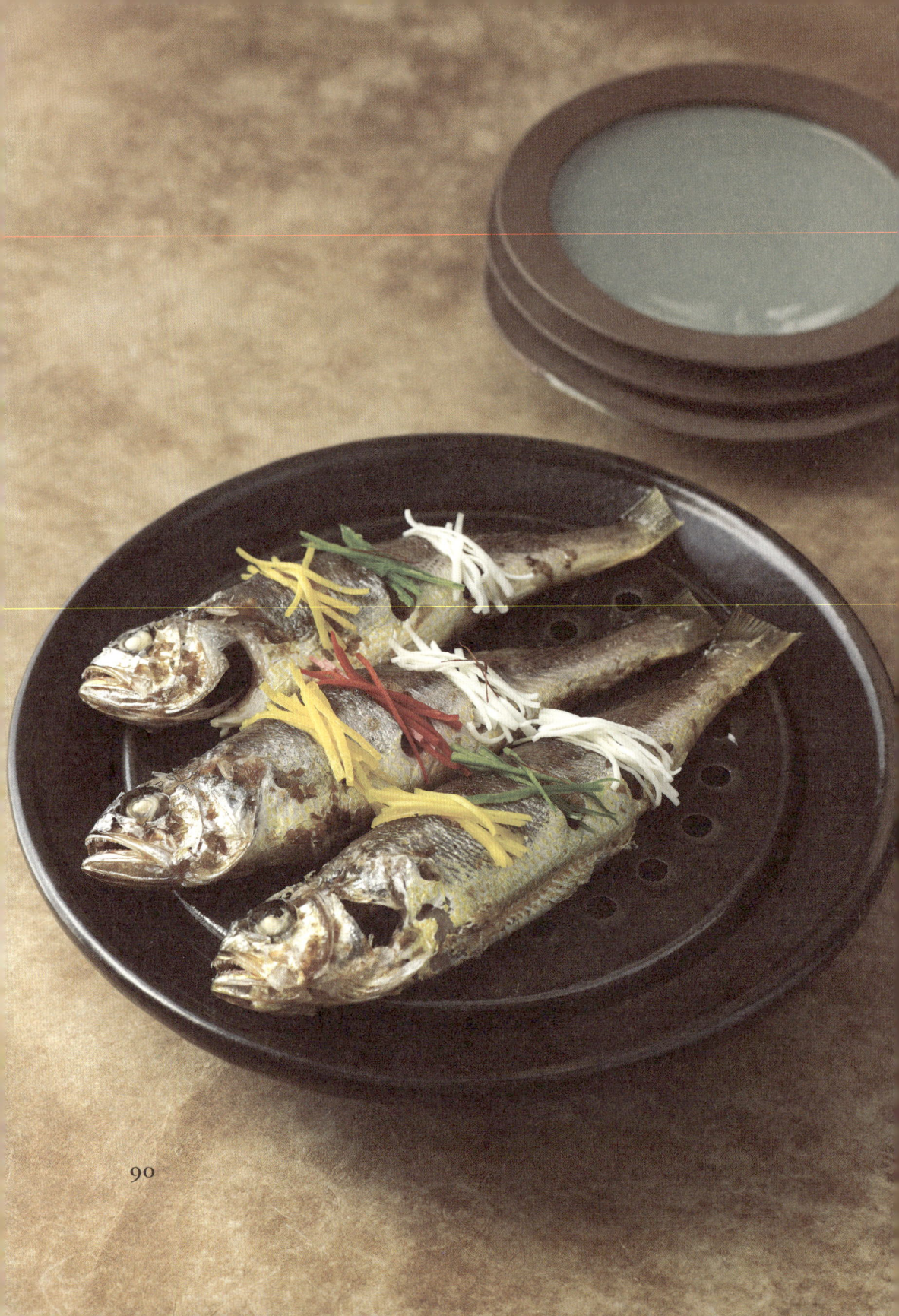

조기

조기찜

재료

조기 작은 것 4마리(450g), 달걀 1개, 풋고추 1/2개,
붉은 고추 1/4개, 실고추 약간.
밑간 청주 2큰술, 생강즙 1/2작은술.
양념장 간장 4큰술, 맛술 2큰술, 굴소스 1큰술, 다진 파 1큰술,
물엿 1큰술, 참기름 1큰술, 다진 마늘 1/2큰술, 생강즙 1작은술,
후춧가루 약간.

만드는 법

1. 조기는 싱싱한 것으로 골라 비늘을 긁고 입을 열어서 내장을 빼내고 깨끗이 씻는다. 앞뒤 양면에 2cm 간격으로 세 군데 칼집을 넣은 후 청주와 생강즙을 골고루 발라 30분간 재어둔다.
2. 김이 오른 찜통에 조기를 넣고 15분간 찐다.
3. 조기가 어느 정도 익으면 양념장을 골고루 바르고 다시 찜기에 넣어 5분 정도 찐다.
4. 달걀은 황백지단을 부쳐서 곱게 채 썬다.
5. 풋고추와 붉은 고추도 황백지단 길이에 맞춰 곱게 채 썬다.
6. 조기를 그릇에 담고 황백지단, 풋고추, 붉은 고추, 실고추를 고명으로 장식한다.

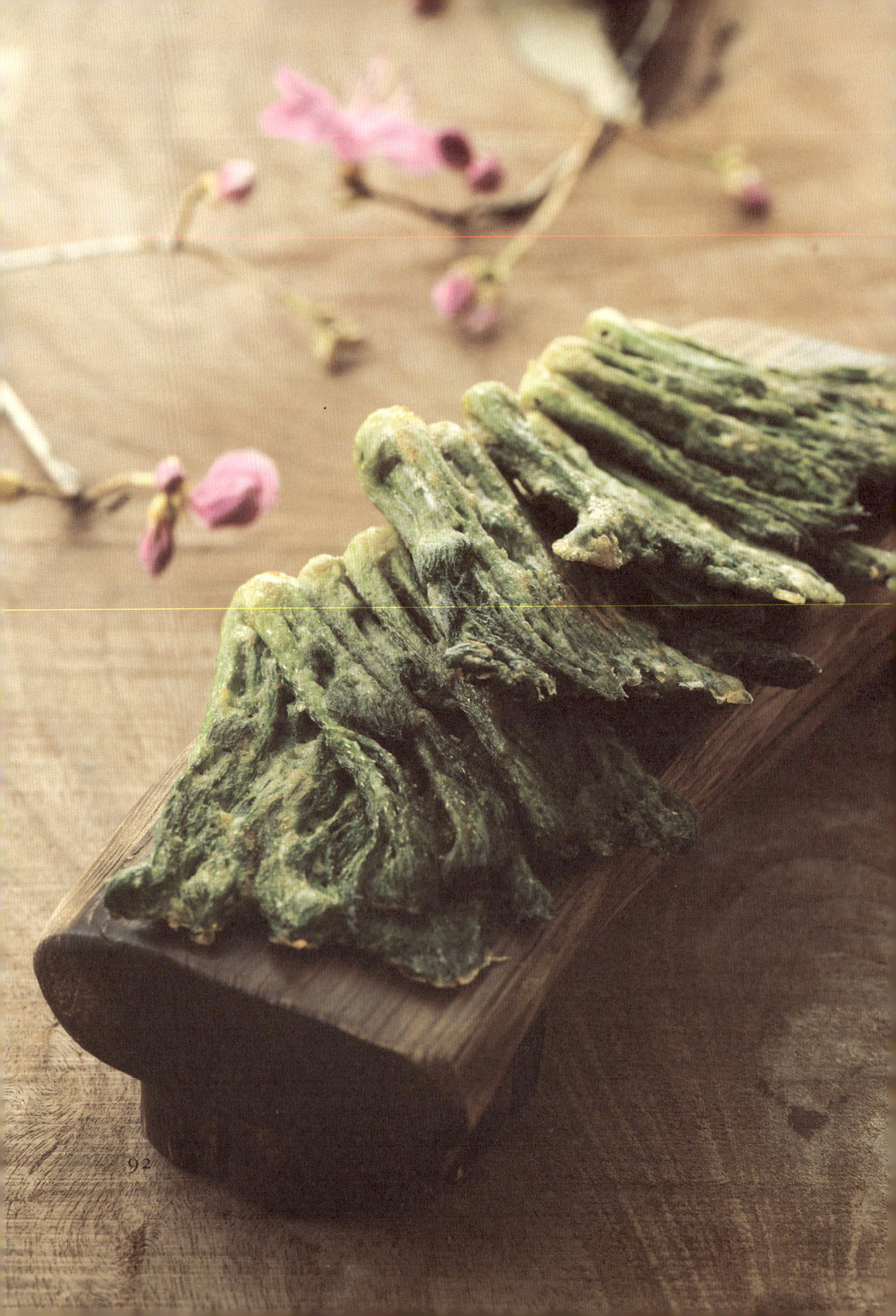

<u>두릅</u>
두릅산적

재료 두릅 20개(100g), 밀가루 1큰술, 달걀 1개, 소금 1/2작은술, 식용유 약간.
<u>양념장</u> 된장 1큰술, 참기름 1/2큰술, 생강즙 약간.

만드는 법
1. 두릅은 길이가 짧고 통통한 것으로 준비해 밑동을 자른다. 두릅이 굵으면 반으로 잘라 끓는 물에 소금을 넣고 살짝 데친다.
2. 데친 두릅에 양념장을 넣어 고루 무친다.
3. 두릅을 꼬치에 서너 개씩 꿴 다음 양면에 밀가루를 묻히고 달걀물에 적셔 팬에 식용유를 두르고 앞뒤로 노릇하게 지진다.

● 두릅은 살짝 데쳐서 초고추장에 찍어 먹는데, 데쳐서 먹고 남은 두릅은 된장 양념장에 무쳐 구우면 부드럽고 구수한 맛이 별미다. 두릅을 구울 때 쇠고기나 풋마늘대 등을 함께 꼬치에 꿰어 구워도 좋다.

광식이 아버지

광식이는 이웃 동네에 살던 친구의 이름이다. 그런데 그 아이 아버지는 어릴 때 내가 가장 미워했던 사람이다. 이유는 나를 부끄럽게 만들었기 때문이다. 초등학교 4학년 때, 아버지가 사업을 벌였다가 쫄딱 망했다. 온 집안 식구가 극구 말리는 일을 했기에 아무도 도와주지 말라는 할아버지와 큰아버지의 엄명이 떨어져 친척들의 도움을 받지 못하자 아버지는 이웃들에게 돈을 빌려주고 이자를 받아 생활하던 광식이 아버지에게 돈을 빌렸다.

광식이 아버지는 하루라도 이자가 밀리면 다음날 아침에 우리집 대문 앞에 와서 "영실아~" 내 이름을 불렀다. 초인종도 없던 시절이라 대문 앞에서 문 열라고 소리를 질러야 하는데 유독 목소리가 큰 광식이 아버지가 내 이름을 우렁차게 부르면 온 동네 개들이 다들 놀래서 짖을 정도였다. 운동화도 귀하던 시절, 초등학교에 입학하기 전부터 가죽 부츠를 신고 피아노며 스케이트 레슨을 받았을 정도로 풍족한 환경에서 자랐던 내가 빚쟁이로부터 이름이

불린다는 것은 정말 부끄럽고 속상한 일이었다.

고민하다가 광식이네 집으로 찾아갔다. 용기를 내어 아저씨 오시는 시간에 대문을 열어놓을 테니 내 이름을 부르지 말아달라고 부탁했다. 아저씨는 웃으시며 그래 밥이나 먹고 가거라며 한사코 그냥 가려는 날 붙잡아 밥상 앞에 앉혔다. 광식이 아버지는 새치름하게 앉아 젓가락으로 밥알을 세고 있던 내게 숟가락 위에 반찬을 얹어주고 김을 싸주셨다. 밥을 다 먹고 나자 아저씨는 밥알과 김 부스러기가 붙어 있는 내 밥그릇에 물을 부어 깨끗이 씻어 드시면서 말씀하셨다. "밥알 한 알에 농부의 손길이 몇 번이나 가는 줄 아나. 여든여덟 번의 손이 가야 밥 한 알이 되는 거다. 그러니 쌀 한 톨도 허투루 먹으면 안 되느니라."

아저씨의 이야기는 이어졌다. 함경남도 흥남이 고향인 아저씨는 한국전쟁 당시 연로한 시어머니를 모시고 있던 어머니가 나중에 따라 내려갈 테니 먼저 남쪽으로 내려가라고 해서 혼자 고향을 떠나셨다고 했다. 집을 떠날 때 어머니가 끼고 계시던 금반지를 이로 깨물어 납작하게 만들어 아저씨의 팬티 고무줄을 넣는 구멍에 끼워주시며 "배곯아서 죽게 생겼을 때 팔아서 쓰라"고 주셨다고 한다. 금반지 하나가 일가친척 한 명도 없이 혈혈단신으로 월남한 아저씨의 전 재산이었다. 전쟁고아들과 함께 미군 부대에서 버려진 짬밥을 주워 먹기도 했고 까치 담배 장사, 신문 배달, 공사장 인부 등 안 해본 일이 없다고 하셨다. 그러다 시장통에서 자전거 배달 일을 하면서 한 평짜리 자투리 구석에 가게를 열게 되고 차츰 돈을 모으게 되었다고 한다. 통일이 되어 북에 있는 가족을 만나면 주려고 안 먹고 안 쓰고 돈을 모았는데 어머니도 돌아가셨을 테고 다 소용없게 된 거 같다고 말씀하실 때 피도 눈물도 없을 거 같은 아저씨의 눈에 어리는 슬픔이 읽혀 마음이 짠했다. 아저씨의 얘기를 듣고 나니 그동안 아저씨에 대해 사람들이 말하던 좋지 못한 평이 참 잘못되었다는 생각이 들었다. 사람들이 아저씨를 자린고비라고 흉볼 때 속으로 통쾌하게 생각했던 것을 반성했다. 밥 한 끼를 함께 먹었을 뿐인데 미움도 오해도 모두 사라졌다. 그후 아저씨는 우리집에 찾아와 내 이름을 크게 부르지 않았다. 길에서 만나 멋쩍게 웃으며 "왜 우리집에 안 오세요" 묻는 내게 "아이가 싫다 하는 일을 어른이 할 수 있나"라고 하셨다. 음식을 나누는 일은 많은 것을 이해하고 공유하게 하는 힘을 가진다. 더 늦기 전에 마음에 앙금이 남아 있는 사람에게, 마음의 빚을 지고 있는 이들에게 "식사 한번 하시죠" 제안을 해야겠다.

마음을 따뜻하게 해주는 음식

우리 몸에 에너지가 충만하면 마음에 여유가 생기고 너그러워진다. 식품이 가지고 있는 특정한 성분들은 기운(氣運)으로 표현되는 삶의 에너지를 높이는 재료가 된다. 인삼에 버금가는 약효를 가진 것으로 알려진 더덕의 쓴맛을 내는 성분은 사포닌으로 기운을 올려주는 강장식품이다. 또한 『본초강목(本草綱目)』에서는 애호박을 '보중익기(補中益氣)'라 했다. 속을 보호하고 기를 높인다는 뜻이다.

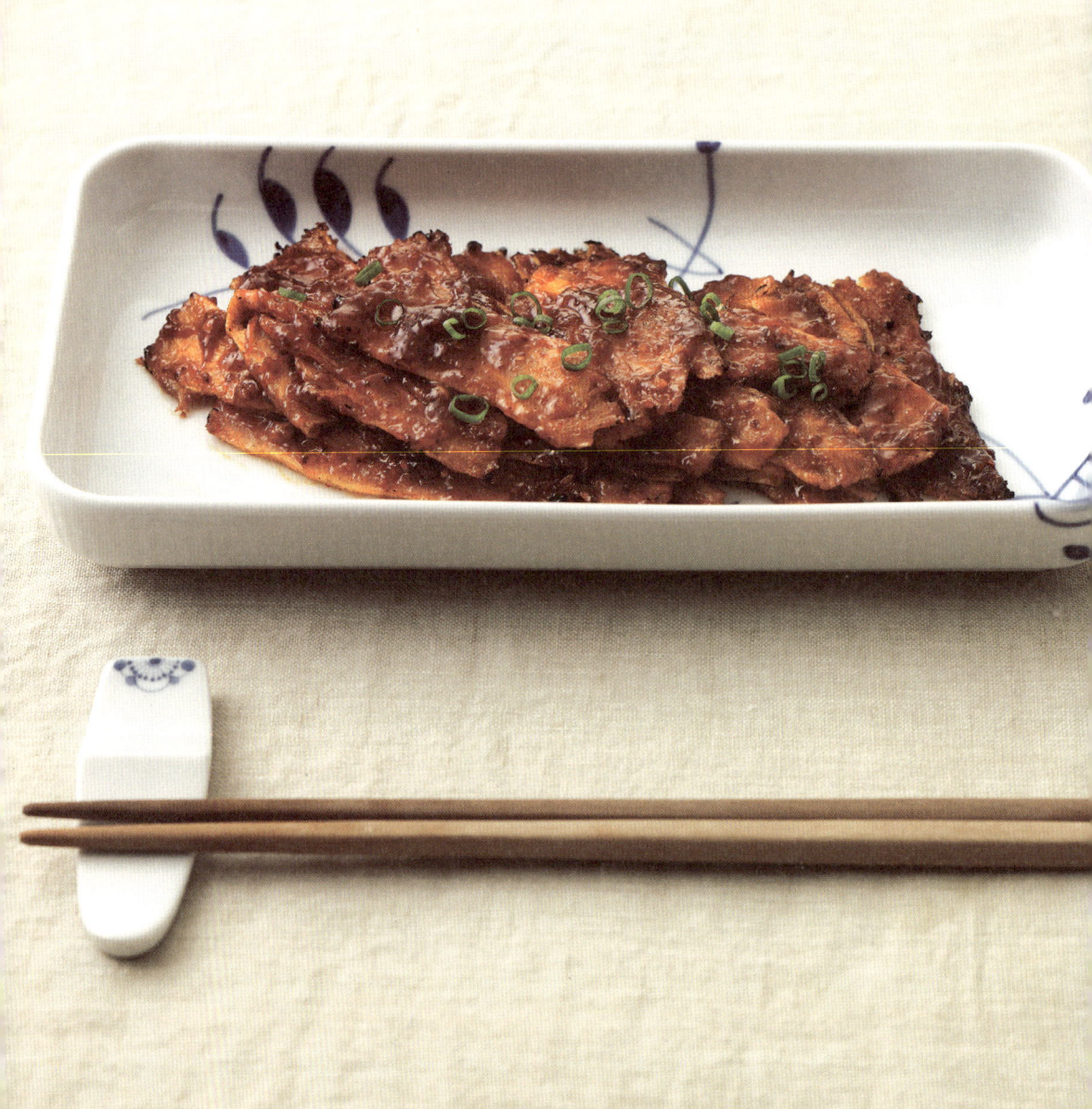

더덕
더덕구이

재료 더덕 15개(450g), 쪽파 2개.
<u>기름장</u> 간장 1큰술, 참기름 2큰술.
<u>구이 양념</u> 고추장 1큰술, 다진 파 1큰술, 다진 마늘 1큰술,
고운 고춧가루 1/2큰술, 설탕 1/2큰술, 물엿 1/2큰술, 참기름 1작은술,
깨소금 약간.

만드는 법
1. 더덕은 불에 살짝 그슬려 껍질을 벗긴다. 물에 담가 쓴맛을 뺀 다음 칼등이나 방망이로 자근자근 두들겨 편다.
2. 쪽파는 송송 채 썬다.
3. 더덕에 기름장을 발라 달군 석쇠(또는 팬)에 올려 살짝 굽는다.
4. 분량의 재료를 섞어 구이 양념을 만든다.
5. 애벌구이 한 더덕에 구이 양념을 골고루 바른 뒤 약한 불에서 타지 않게 굽는다.
6. 구운 더덕을 먹기 좋은 크기로 썰어 접시에 담고 채 썬 쪽파를 올린다. 쪽파 대신 깻잎을 올려도 좋다.

●

더덕 껍질에 열을 살짝 가하면 끈적이는 점액이 손에 붙지 않고 껍질이 잘 벗겨진다.

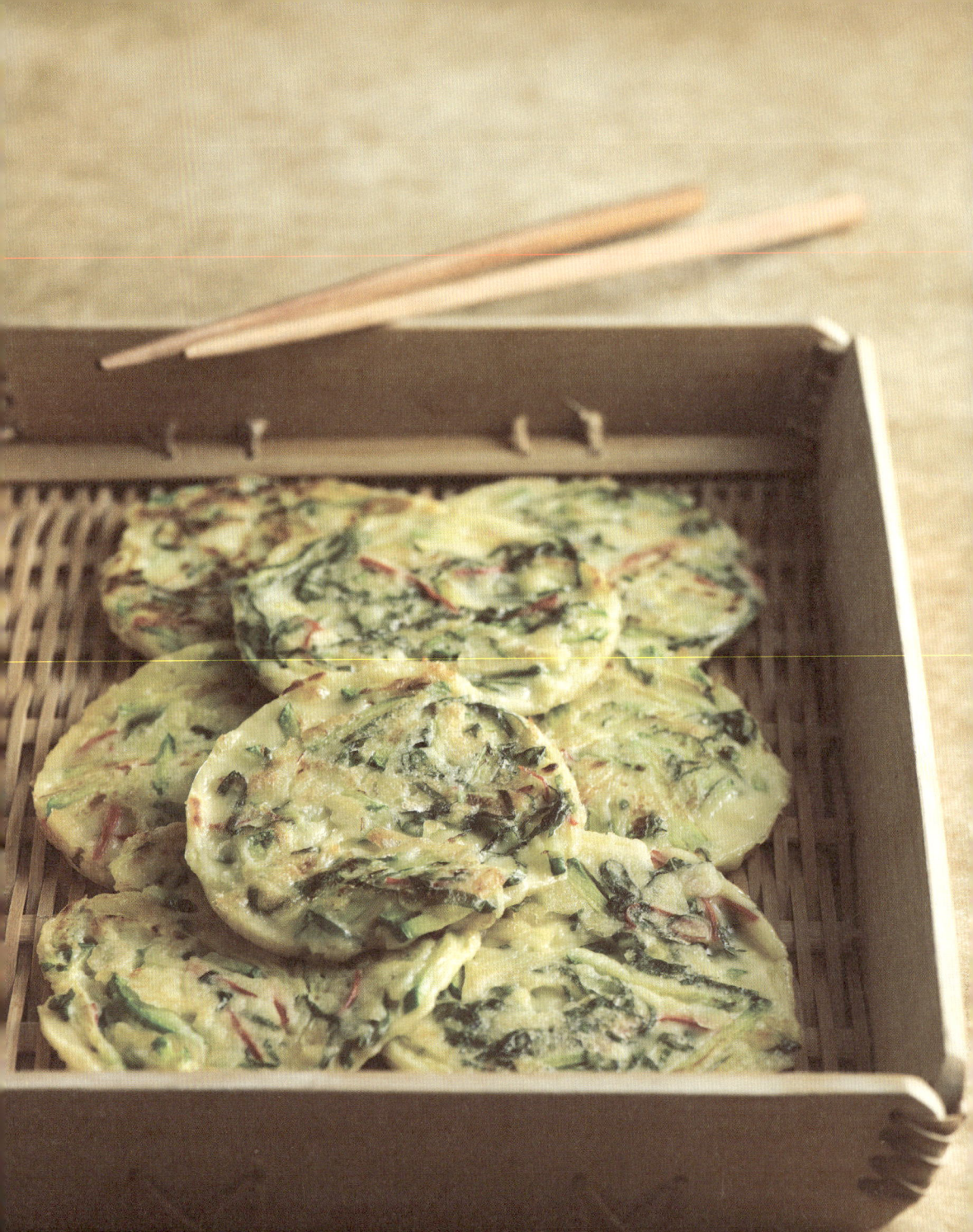

애호박

애호박밀전병

재료   애호박 1/3개, 깻잎 5장, 붉은 고추 1개, 밀가루 1컵, 물 1컵, 달걀 1개, 소금 1/2큰술, 식용유 약간.

만드는 법
1. 애호박은 0.3cm 두께로 채 썰어 소금을 살짝 뿌려 절인 후 물기가 배어나오면 면포나 키친타월로 싸서 물기를 꼭 짠다.
2. 깻잎은 가늘게 채 썰고, 붉은 고추는 반으로 갈라 씨를 털어내고 3cm 길이로 채 썬다.
3. 큰 볼에 밀가루, 달걀, 물을 넣어 덩어리지지 않게 잘 섞는다.
4. 밀가루 반죽에 손질한 애호박, 깻잎, 고추를 넣고 고루 섞는다.
5. 달군 프라이팬에 식용유를 두르고 반죽을 한 국자씩 얇게 떠넣어 노릇하게 지진다.

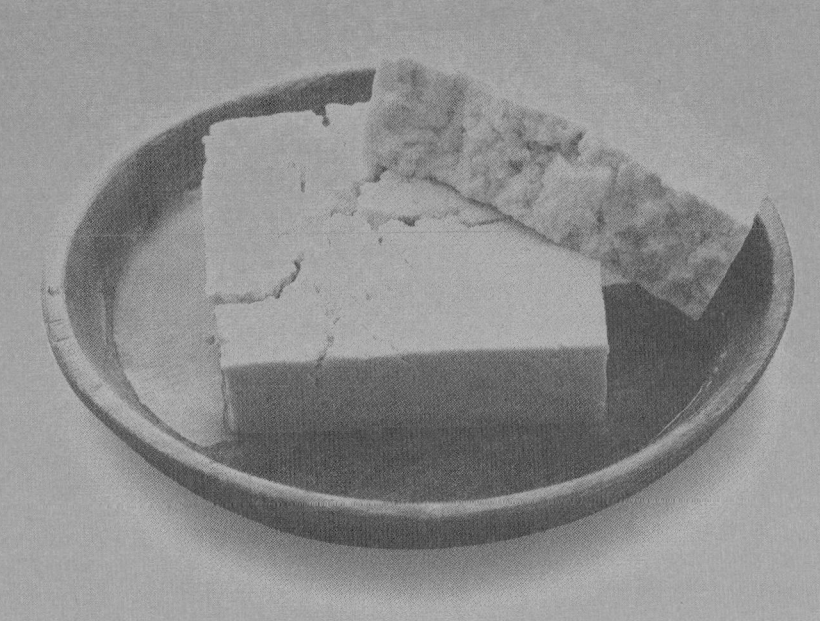

'천연의 안정제' 칼슘이 풍부한 음식
뱅어포떡튀김
잔멸치주먹밥

마음을 강하게 해주는 음식
고등어우거지찌개
닭고기호두볶음

견디는 힘을 주는 음식
닭고기완자조림
옥수수콩국수

'마음의 감기'를 치유하는 음식
양배추깻잎절임
삼치생강양념구이

간을 보호해주는 음식
쑥비지밥
바지락죽

끈기를 갖게 하는 음식
레몬차
오미자화채

식욕을 돋우는 음식
고추소박이
생강란

마음을 다스리게 해주는 음식
배추메밀전
연두부 바나나 셰이크

마음을 가라앉혀주는 음식
과강회
톳두부무침

마음을 위로해주는 음식
녹차부꾸미
고추장떡

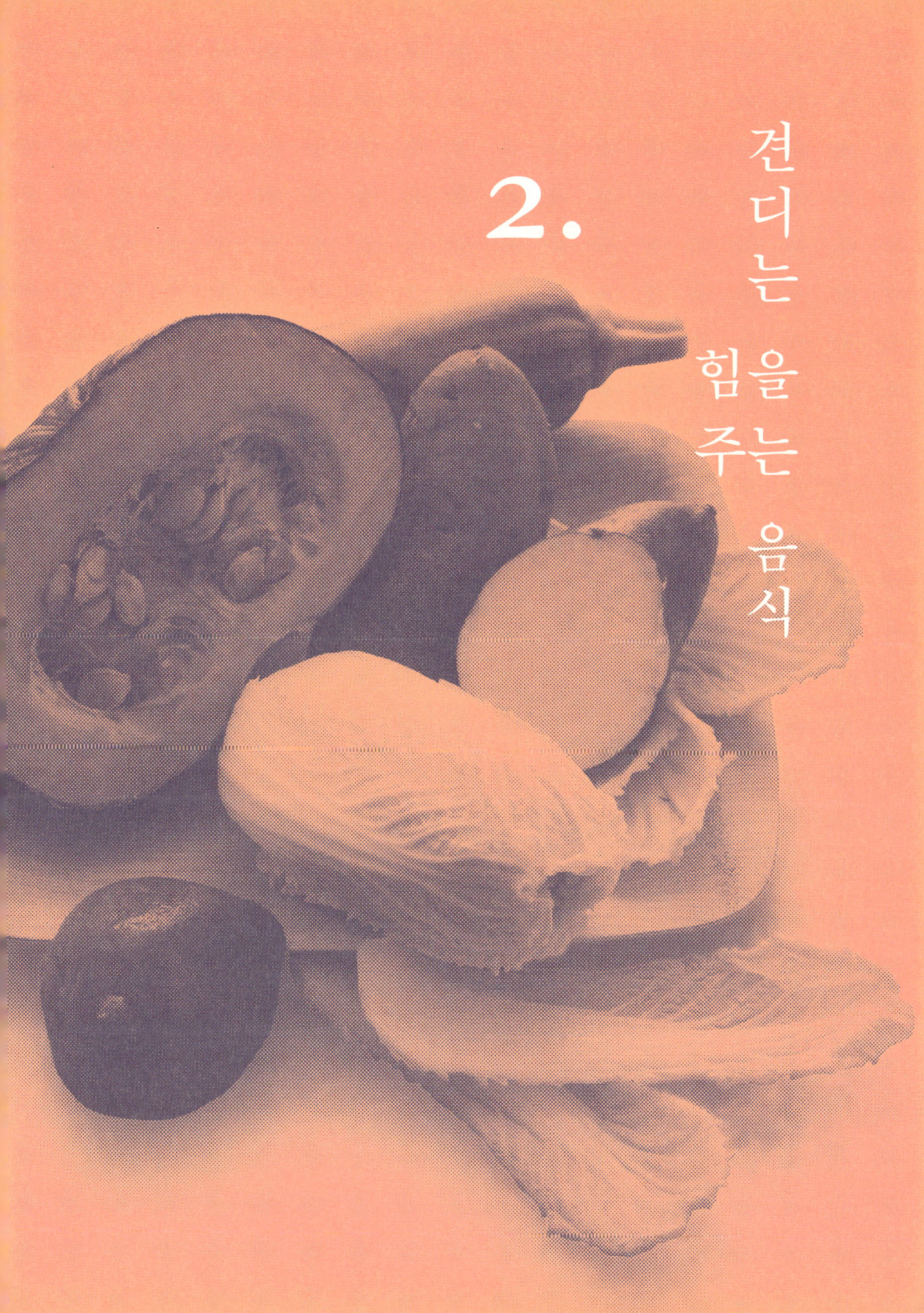

2. 견디는 힘을 주는 음식

나의 부엌을
소중한 추억을 만드는 장소로
만들고 싶습니다.

그 안에서
몸과 마음이 커가고,
사랑으로 위로받을 수 있으면
참 좋겠습니다.

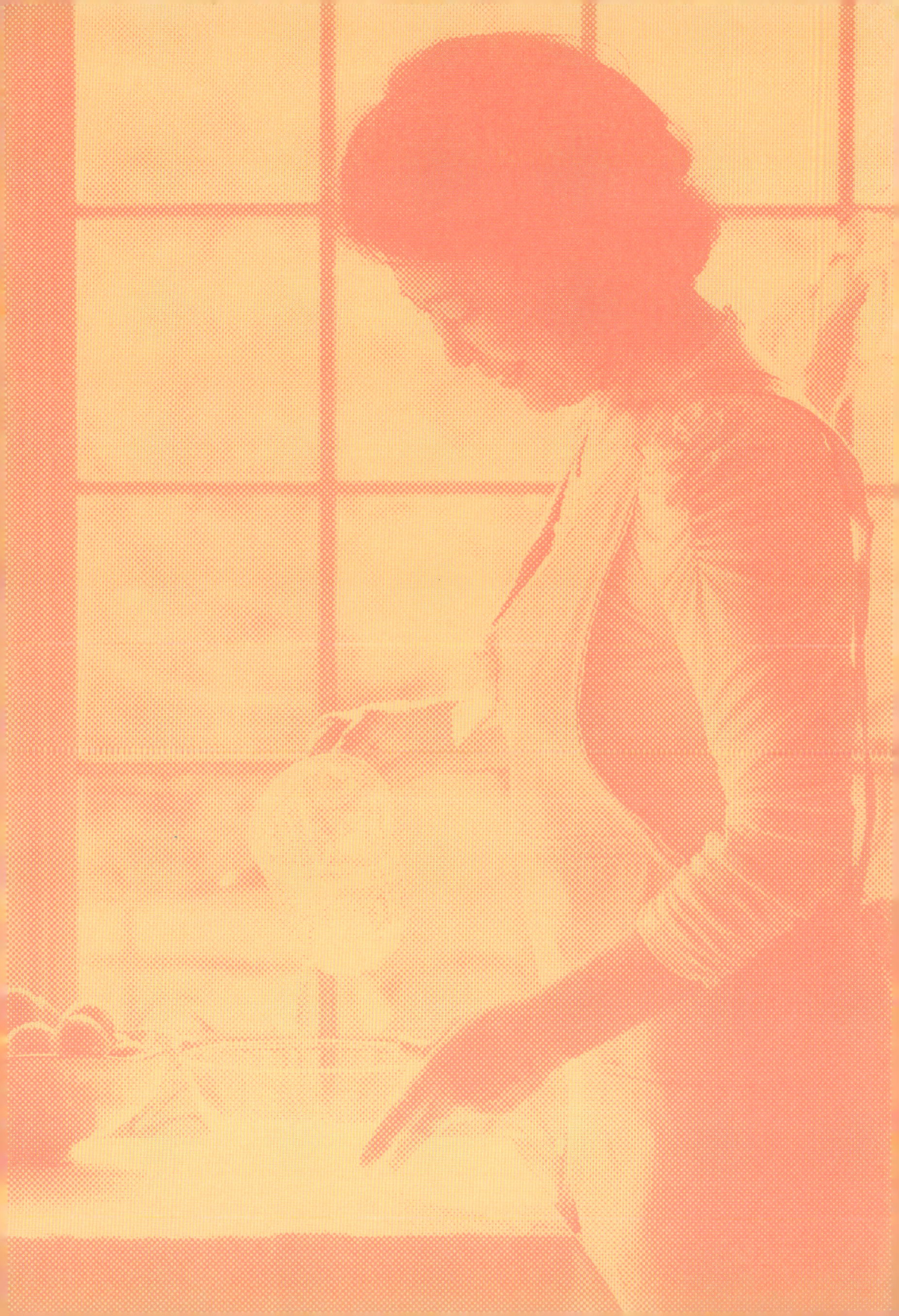

'못살겠다'는 한국인 아내의 말

독일로 유학 갔다가 독일인과 결혼한 친구가 있다. 박사후과정을 밟으러 독일에 갔을 때 반가운 재회를 했다. 가끔씩 친구들이 모여 바비큐 파티를 할 때면 독일인 남편들은 아내를 가만히 앉아 있게 하고 불을 피우고 고기를 굽고 서빙을 했다. 반면 한국인 남편들은 여자들과 같이 앉아 이야기하며 음식이 다 되기만 기다렸다. 외투를 받아주고, 의자를 빼주고, 다정히 포옹을 하고, 큰 눈으로 지그시 바라보며 끊임없이 "사랑해, 허니"를 말하는 그들과 웃지 않으면 화가 난 것처럼 생긴 얼굴로 "물 좀 갖다 줘" 하는 한국인 남편들은 극한 대조를 이뤘다. 한마디로 부러웠고 그 집에 다녀온 날은 괜히 화가 났다. 한 번만이라도 비앙카 아빠처럼 다정하게 해보라는 내게 돌아온 답은 "사내자슥이 그기 뭐꼬"였다.

    귀국을 앞두고 논문 준비로 바빠 한동안 못 만나다가 아이가 타던 자전거를 주려고 친구 집에 들렀다. 왠지 집안이 휑하고 분위기가 이상했다. "애 아빠가 집을 나갔어. 이혼 절차를 밟기 원해."

놀라서 이유를 물었다. 사소한 다툼을 했는데 평소와 달리 아주 진지하게 "당신이 원하는 대로 이혼을 해주겠다"더란다. "난 이혼을 원하지 않는다"고 하니 "싸울 때마다 당신은 항상 못살겠다, 못살겠다는 말을 했다. 이젠 더이상 참기 어렵다. 당신 부탁을 들어주겠다"고 했다는 것이다. 자기는 정말 헤어질 마음이 있어서 그런 게 아니라 당시에 화가 나서 한 말인데 이 사람은 그걸 아주 심각하게 받아들이고 오랫동안 고민을 한 거 같다고 했다. 나도 다툴 때면 못살겠다는 말을 심심치 않게 해오던 터이기에 큰 충격을 받았다.

'못살겠다'는 말 속에는 '나한테 좀더 잘해줘'라는 뜻이 들어 있는 것이지 진짜로 안 살겠다는 뜻은 아닌데. O형에 성격이 급한 대신 뒤끝 없는 나와 반대로 남편은 A형에 침착하고 차분하지만 약간 뒤끝이 있는 성격이다. 신혼초에 다툴 때면 그 자리에서 결판(?)을 내길 원하는 나와 달리 남편은 흥분을 가라앉히고 나서 이야기하자며 자리를 떴다. 그 덕에 분명 그가 잘못한 걸로 시작되었던 싸움도 백전백패 나의 사과로 끝났다. 억울했다. 그래서 다툼이 끝나자마자 싸움의 원인과 그가 한 말, 내가 한 말을 종이에 적어놓았다.

나: 수요일 저녁에 과 회식 있으니 당신이 퇴근할 때 아이들 데리고 와달라 했는데 어떻게 그걸 잊어요. 겨우 한 달에 한두 번 하는 일을

잊으면 어떡해요. 매일 하는 나도 있는데.

남편: 깜빡할 수도 있지. 마 됐다. 그만하자.

나: 뭘 그만해요. 시작도 안 했는데.

남편: 뭘 시작하노. 아이들 찾아왔으면 됐지. 배고프다 밥 묵자.

나: 이제부터 정확히 나눠서 해요. 내가 월, 수, 금요일 아이들 데려다주고 데려올 테니 당신은 화, 목, 토요일 해요.

남편: 부부는 그렇게 정확히 계산하며 사는 게 아니다.

나: 잘되었네, 그럼 당신이 다 하면 되겠네요.

남편: 어쩌다 실수한 거 가지고 그렇게 다그치는 거 아니다. 그럼 나중에 당신이 실수할 때 할말 없어진다.

나중에 남편이 얘기 좀 하자고 할 때 정신 바짝 차리고 따질 증거를 만들어놓은 것이다. 어느 날 남편이 우연히 싸움 기록을 발견하곤 크게 웃으며 "어디에 쓰려고 속기록을 만들어놓았나. 에고 이런 철없는 여자와 싸우는 내가 나쁘지" 한다. 못살겠다는 말에 안 살겠다는 '다정한 남자'보다 철없는 여자와 안 싸운다는 '무뚝뚝한 남자'가 고마웠다.

'천연의 안정제' 칼슘이 풍부한 음식

칼슘은 혈액의 산성화를 막고 신경전달을 원활히 해서
불안한 마음을 가라앉히고 화가 나고 초조할 때 신경을
안정시키는 데 도움이 되는 영양소다. 또한 신경 흥분을
억제하는 천연의 안정제 역할을 하며 자율신경 능력을
조절하는 역할도 한다. 잠을 쉽게 이루지 못하거나
우울증이 있는 사람 중에는 특히 칼슘이 부족한 경우가
많은데 이때 멸치나 뱅어포 등 칼슘이 풍부한 식품을
섭취하면 신경과민 증상이 완화된다.

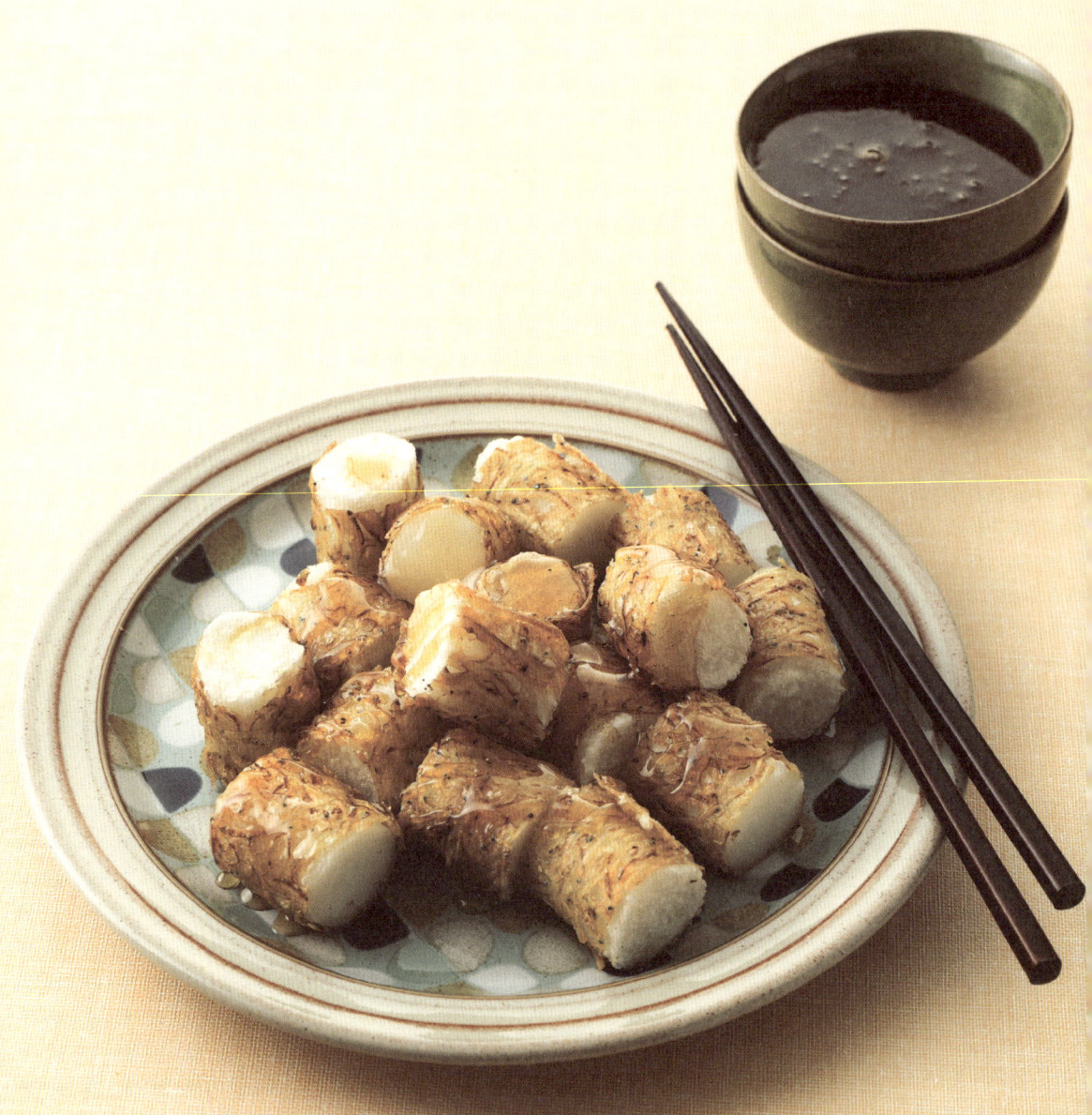

뱅어포

뱅어포떡튀김

재료 가래떡 2줄(200g), 뱅어포 4장(30g), 밥 1큰술, 식용유 3컵.
강정 소스 설탕 1컵 반, 물 1컵, 간장 3큰술, 참기름 1작은술.

만드는 법
1. 가래떡은 3cm 길이로 썬다.
2. 뱅어포를 가로 10cm, 세로 3cm 길이로 잘라 떡을 돌돌 만 다음 끝부분에 밥을 발라 풀처럼 붙인다.
3. 뱅어포말이를 160℃ 식용유에서 노릇하게 튀겨낸다.
4. 강정 소스는 냄비에 설탕과 물을 넣고 끓이다가 소스가 끓어오르면 간장과 참기름을 넣고 되직하게 만든다.
5. 접시에 튀겨놓은 뱅어포말이를 놓고 위에 강정 소스를 고루 뿌려준다.

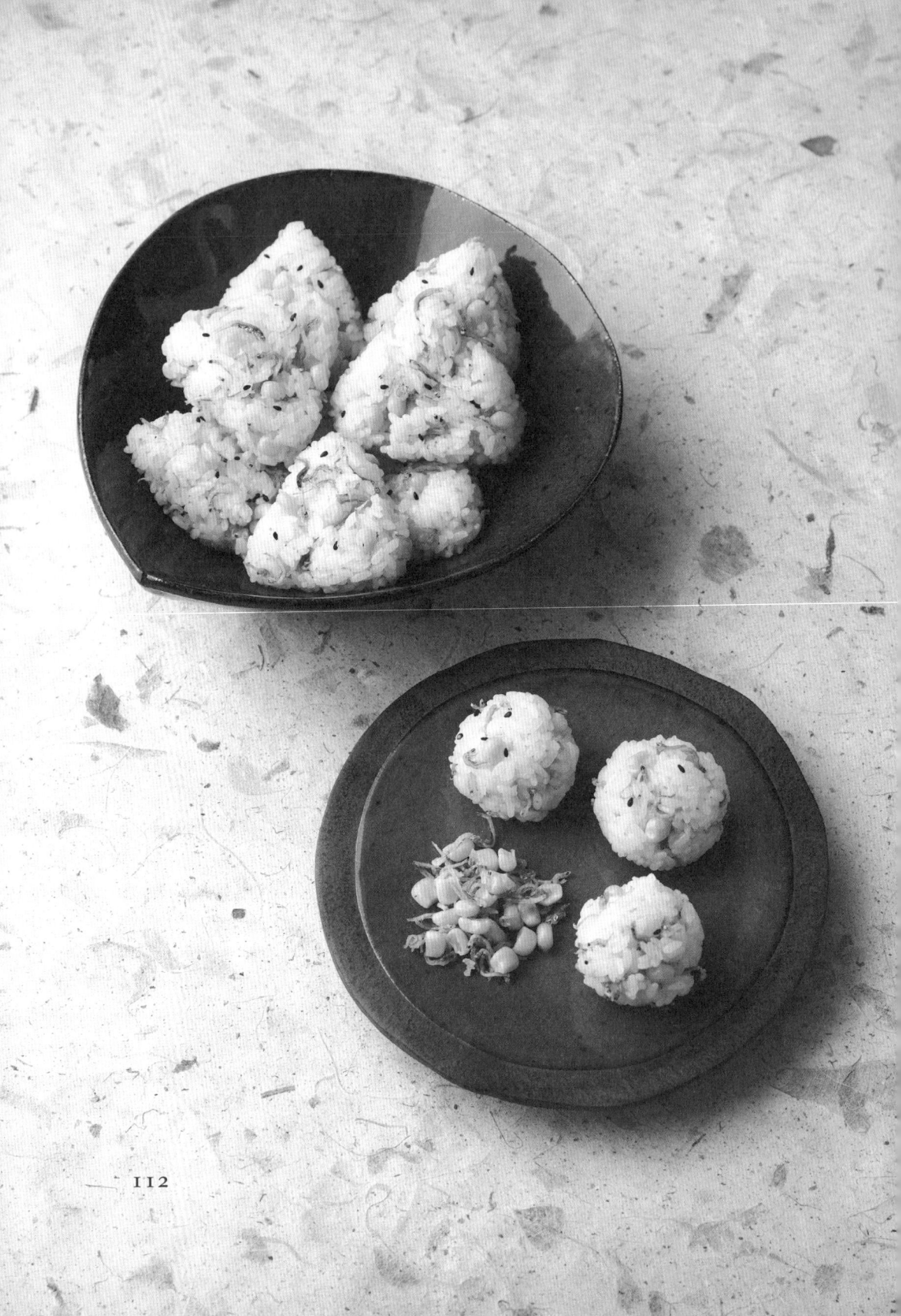

멸치

잔멸치주먹밥

재료 옥수수(알갱이) 6큰술, 잔멸치 1/2컵(25g), 밥 3공기.
멸치볶음 양념 식용유 1큰술, 설탕 1작은술, 깨소금 1/2작은술.

만드는 법
1. 옥수수는 삶아서 알알이 뜯어놓는다.
2. 기름 두른 팬에 잔멸치를 살짝 볶다가 설탕과 깨소금을 넣고 버무린다.
3. 따뜻한 밥에 옥수수와 잔멸치를 고루 섞어 동그랗게 또는 삼각형 모양으로 빚어준다.

●
옥수수 캔을 써도 좋다.

가슴 아프게

중학교 때 가을소풍에서 '당신과 나 사이에 저 바다가 없었다면~'으로 시작하는 가수 남진의 노래 〈가슴 아프게〉를 불렀던 기억이 난다. 지금 같은 아이돌 가수는 개념조차 없던 시절이라 언니나 오빠가 있는 아이들이 적어온 팝송 가사를 베껴가며 외국 가수들의 노래를 부르기도 했지만 대부분은 어른들이 즐겨 듣는 트로트 유행가를 따라 불렀다. 이미자, 배호, 문주란, 최희준 등 고전파(?) 가수들 속에서 당대의 꽃미남 남진의 등장은 여학생들의 혼을 빼놓기에 충분했다. "가슴 아프~~게 가슴 아프~~게 갈매기이~~이도 목 메여 운다~" 열창을 하고 내려오는 내게 담임선생님이 물으셨다. "네가 가슴이 아픈 게 뭔지 알아?"

그때의 선생님 나이를 훌쩍 넘긴 지금에야 가슴이 아프다는 게 어떤 건지 비로소 알게 되었다. 사랑, 갈등, 다툼, 이별, 죽음 등 살면서 겪는 어려움 중 가장 가슴을 아프게 하는 것은 가까운 사람의 죽음이다. 세월이 흐르면서 친척, 친구나 동료의 부모님이 돌아가시는 일이 잦다. 일곱 아들들 밥이며 빨래를 하느라 항상 부엌에서 큰 솥과 빨래통에 빠져 지내시던 큰고모. 종갓집 맏며느리로 일 년의 반은 크고 작은 제사 음식을 만들며 사셨던 이모. 함께 숙제를 하러 가거나 놀러 가면 꼭 밥을 먹여 보내시고, 콩장이며 내가 맛있게 먹는 반찬을 반찬통에 넣어 들려 보내시던 친구 주영이네 어머니. 나 같은 며느리를 두고 싶다며 내 취향이 아닌 오빠보고 항상 집에 데려다주라 하셨던 석금이네 어머니. 파마약이 남았다고 내게 파마를 해주신다며 내 머리를 완전히 볶아놓으셨던 진숙이네 어머니. 모두 다 돌아가셨다. 같은 슬픔이지만 그래도 천수를 다하셔서 때가 되어 돌아가시면 조금은 견뎌내기가 낫다. 하지만 전혀 예상치 못했던 이의 돌연사는 받아들이기가 쉽지 않다.

    얼마 전에는 가깝게 지내던 K 교수가 돌연사해 큰 슬픔을 주었다. 동갑에 함께 처장직을 맡으며 크고 작은 일에 항상 힘이 되어주었던 사람이기에 무척이나 슬펐다. 어디가 아파서 투병 생활을 하다가 마음의 준비라도 하게 한 다음 갔더라도 차라리 덜 슬플 텐데, 다음주에 같이 점심 먹기로 약속을 해놓고는 그냥 아무 말도 없이 가버렸다. 빈소에 놓인 그의 영정 앞에서 얼마나 울었는지 모른다. 그러고도 한동안 그의 죽음이 실감나지 않아 핸드폰에 저장된 그의 전화번호를 지우지 못했다.

"우리나라 국기는?" "태극기" "미국 국기는?" "성조기" "일본 국기는?" "……" " 호호, 자판기"와 같이 평소 실없는 농담을 자주 하던 사람이라 어디신가 "놀랐지?" 하며 나타날 것만 같았다. 슬프면 가슴이 아프다. 왜 슬프면 가슴이 아플까.

  스트레스에 신체가 대응하기 위해 마지막으로 작동하는 방어체계는 교감신경계인데 스트레스가 교감신경계를 자극해서 흥분하게 되면 아드레날린과 노르아드레날린의 작용으로 혈압과 맥박이 올라가게 된다. 이렇게 올라간 혈압은 가슴(심장)을 아프게 한다. 심장은 수축과 이완을 반복하면서 혈액을 온몸에 보내준다. 우리 몸은 혈액을 통해 산소와 영양소를 공급받기 때문에 심장 기능이 약해지면 에너지 대사 이상이 생기며 각종 질병에 걸리게 된다. 심장병으로 인해 우리나라는 '중년의 돌연사 왕국'이라는 달갑지 않은 타이틀을 갖고 있다. 다른 병도 마찬가지이지만 심장병도 평소에 관리를 잘 해두면 예방할 수 있다. 마음의 병으로 가슴이 아프게 되는 심장병은 무엇보다 마음을 잘 다스리는 일이 중요하다. 옛사람들처럼 나를 떠난 임 대신 그 사이에 가로놓인 바다를 원망하며, 마음의 너그러움과 참을성을 기르는 것이 필요할 것 같다.

마음을 강하게 해주는 음식

심장질환의 대부분은 혈액의 이동이 원활하지 못할 때 생긴다. 심장 기능이 약해지면 혈액 중에 수분의 양이 증가해 부종이 나타나는 등 심근대사 장애가 일어나게 된다. 심장 기능 회복을 위해서는 양질의 단백질을 섭취해야 한다. 고등어, 꽁치, 참치 같은 등푸른생선은 양질의 단백질과 혈액 속의 혈전을 없애 혈관을 확장시켜주는 오메가-3 지방산이 풍부하여 심장을 튼튼하게 만들어준다. 또한 고등어에 들어 있는 셀레늄은 관상동맥질환 예방효과가 있고 심장의 통증을 완화시켜주고 심장 발작을 방지한다. 호두에도 오메가-3 지방산이 풍부하게 들어 있다. 미국 임상영양학회지 등에 실린 논문에서도 하루 호두 8개 정도를 먹으면 심장을 튼튼하게 하는 데 도움이 된다고 한다.

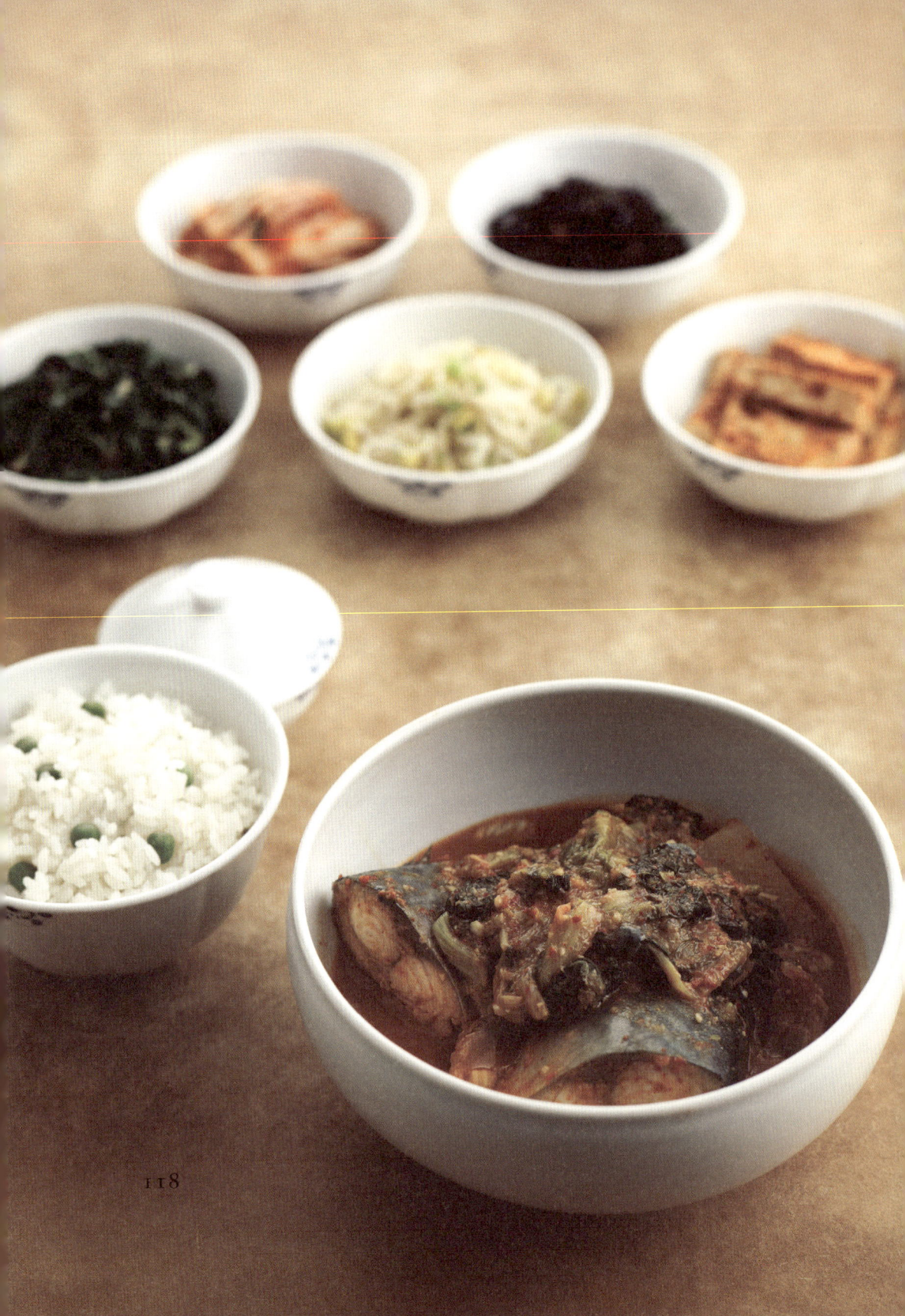

고등어
고등어우거지찌개

재료 고등어 1마리(500g), 우거지(삶은 것) 100g, 무 5cm 크기 1토막(30g), 양파 1/4개, 대파 1/2대, 풋고추 1/2개, 붉은 고추 1/2개.
찌개 국물 쌀뜨물 2컵, 된장 2큰술.
양념장 고춧가루 1큰술 반, 국간장 1큰술, 다진 파 1큰술, 청주 1큰술, 다진 마늘 1/2큰술, 생강즙 1작은술.

만드는 법
1. 고등어는 깨끗이 씻어 내장을 제거한 다음 3~4토막을 낸다.
2. 우거지는 먹기 좋은 크기로 썬다.
3. 무는 나박나박 썰고, 양파는 굵게 채 썬다.
4. 고추와 대파는 어슷썬다.
5. 냄비에 쌀뜨물을 붓고 된장을 체에 걸러 푼 다음 우거지와 무를 넣고 끓인다.
6. 국물이 한소끔 끓으면 뚜껑을 열고 고등어와 양파, 대파, 고추를 넣고, 간이 배도록 양념장을 끼얹어가면서 약한 불에서 더 끓인다.

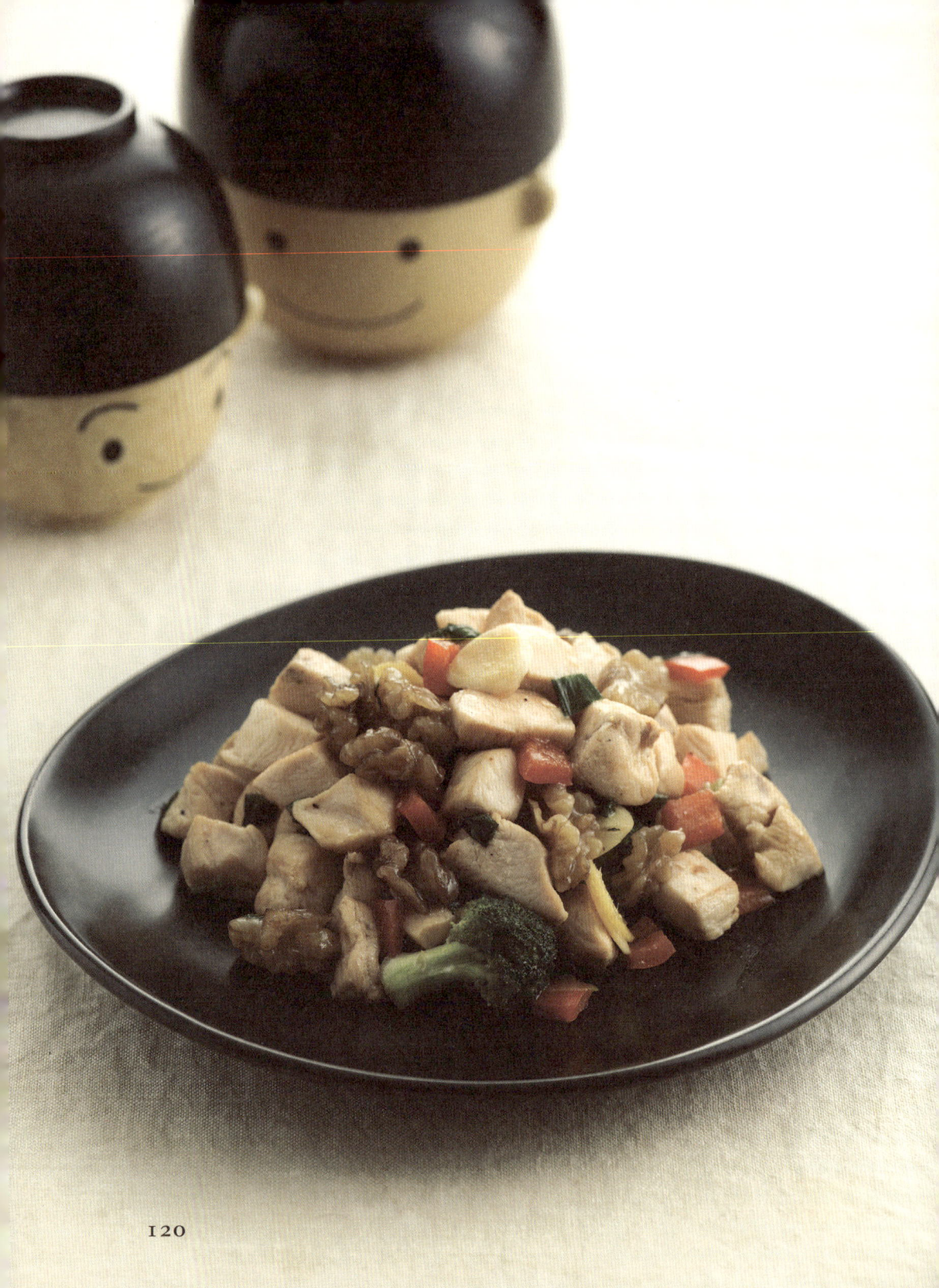

호두
닭고기호두볶음

재료 닭가슴살 400g, 호두 1/2컵, 브로콜리 작은 것 1/3송이, 대파 1대, 피망 1/2개, 생강(마늘 크기로) 1톨, 마늘 1쪽, 소금 1작은술, 식용유 적당량.
닭고기 양념 청주 3큰술, 생강즙 1작은술, 소금 약간, 후춧가루 약간.
볶음 양념 간장 1큰술, 닭육수 1큰술, 맛술 1큰술, 설탕 1작은술, 녹말 1작은술, 식초 1작은술, 참기름 1작은술.

만드는 법
1. 닭가슴살은 한입 크기로 썰어 닭고기 양념을 넣고 잘 버무려 20분 정도 재어둔다.
2. 호두는 타지 않게 튀기거나 볶는다.
3. 브로콜리는 작은 송이로 떼어 끓는 물에 소금을 약간 넣고 데친 후, 체에 건져 물기를 뺀다.
4. 피망과 대파는 1cm 크기로 썰고, 생강과 마늘은 얇게 저며 썰어놓는다.
5. 식용유를 넉넉히 두르고 닭가슴살을 노릇하게 튀겨낸다.
6. 달군 팬에 식용유를 두르고 생강과 마늘을 볶다가 향이 나면 피망, 브로콜리, 튀긴 닭가슴살, 호두와 볶음 양념을 넣고 볶는다. 마지막으로 대파를 넣어 살짝 볶다가 불을 끄고 접시에 먹음직스럽게 담는다.

서리 맞은 모과

총장이 되고 나서 가장 공들여 실시한 입학 전형이 '지역 핵심인재 전형'이다. 각 지방자치단체에서 자체 선발하고 지자체장이 추천한 학생들을 대상으로 하는 전형으로 이를 위해 여러 지역에 나가 학생들과 교사들을 만나 많은 이야기를 나누기도 했다. 강원도 정선에 갔을 때 만난 여학생이 기억난다.

〈정선 아리랑〉에 나오듯 '태산준령 험한 고개 / 칡넝쿨 얼크러진 / 가시덤불 헤치고 / 시냇물 굽이치는 / 골짜기를 휘돌아서 / 불원천리 허덕지덕……' 정도는 아니었지만 골짜기를 구비구비 돌아 외진 곳에 위치한 학교에서 학생들과 가진 만남이 지역 핵심인재 전형에 공들이게 된 계기가 되었다. 장래희망으로 집에서 재배하는 식용 야생초를 이용한 건강식 전문점을 운영하겠다, 기후 변화에 좌우되지 않는 농경기법을 개발하겠다, 낙후된 지역 발전을 위한 정책을 개발하겠다 등 서울에 있는 고등학교를 방문했을 때는 한 번도 들어보지 못한 이야기들이 쏟아져나왔다. 학교가 멀어 대부분의 학생들이 기숙사 생활을 하고 있는데 주말에 집에 가면 무엇을 하느냐는 나의 질문에 한 학생이 "요즘은 고추 농사를 돕고 그때그때 밭일이며 농사일을 돕습니다. 너무나 일이 많아 월요일 새벽 학교로 돌아올 때면 혼자서 고생하실 엄마 생각에 마음이 많이 아픕니다"라고 답했다. 만남의 시간을 마치고 교정에 나가 기념 촬영을 하는데 내 옆에 그 학생이 수줍게 웃고 있기에 손을 꼭 잡아 주었다. 어린 여학생의 손이 거칠어 또 한 번 마음이 짠했다. 비록 영어나 수학 점수가 낮더라도 자신이 어떤 일을 할 수 있는지, 자기 터전을 어떻게 더 나은 곳으로 만들 수 있는지에 가치를 둔 철든 아이들에게 대학 교육의 기회를 갖게 해야 한다는 생각이 굳어졌다.

다른 곳을 방문했을 때다. 모과나무에 노란 모과가 가득 열려 있어 코를 대고 냄새를 맡으니 아무런 향이 나지 않았다. 고개를 갸웃하며 이상하다 생각하고 있는데 학생이 말한다.

"상강(霜降)이 지나야 향이 나지요."
"그걸 어떻게 아니?"
"엄마가 그러셨어요. 상강이 지나 서리가 내리면 땅속에 기운이 스며들어 향도 나고 단맛도 난다고요."
자연은 어린아이도 철들게 한다. 매화나무도 겨우내 마른 가지에 눈을 덮어쓰고 추위를 견뎌내고 나서야 향기 나는 꽃을 피운다. 이렇게 작은 꽃과 열매 들도 한 번 피고 맺기 위해 힘든 때를 견디는데 사람의 단련을 위해서는 얼마나 크고 많은 시련의 시기가 필요하겠는가. 척박한 환경에서 자란 소나무의 향이 더 강하고, 추위를 견디고 땅 위에 처음 고개를 내밀고 바닷바람을 맞은 인진쑥이 그 어떤 약보다 뛰어난 효능을 갖고 있다고 한다. 기다리고 견뎌야 한다. 그리고 '견딘다'는 말에 숨어 있는 깊은 의미를 헤아리고 살아야 한다. 가장 아름다운 은총은 아픔을 통해 주어지며 우리가 겪는 온갖 고통 안에 선물이 숨어 있다는 것을 기억하며.

견디는 힘을 주는 음식

행복하고 긍정적인 생각은 근육의 긴장을 풀어주고
과민한 신경을 완화해주며 혈압을 정상적으로 유지하게
해준다. 마음이 즐거울 때는 수많은 뇌의 회로가
막힘없이 잘 흐르게 되지만 우울할 때나 마지못해 어떤
일을 할 때는 뇌의 회로가 잘 흐르지 못하게 된다. 뇌
신경세포의 활성화를 위해서는 신경전달물질의 원료가
되는 단백질의 공급이 잘 되어야 한다. 단백질은 건강한
몸과 마음을 만드는 데 중요한 역할을 하는 영양소다.
단백질 대사가 이루어지려면 비타민 B6가 보조효소로
작용해야 한다. 닭고기에는 질이 좋은 단백질이 풍부할
뿐만 아니라 비타민 B6도 아주 풍부하다. 콩에는
신경안정작용을 하며 자율신경을 조절하는 칼슘이
풍부하다.

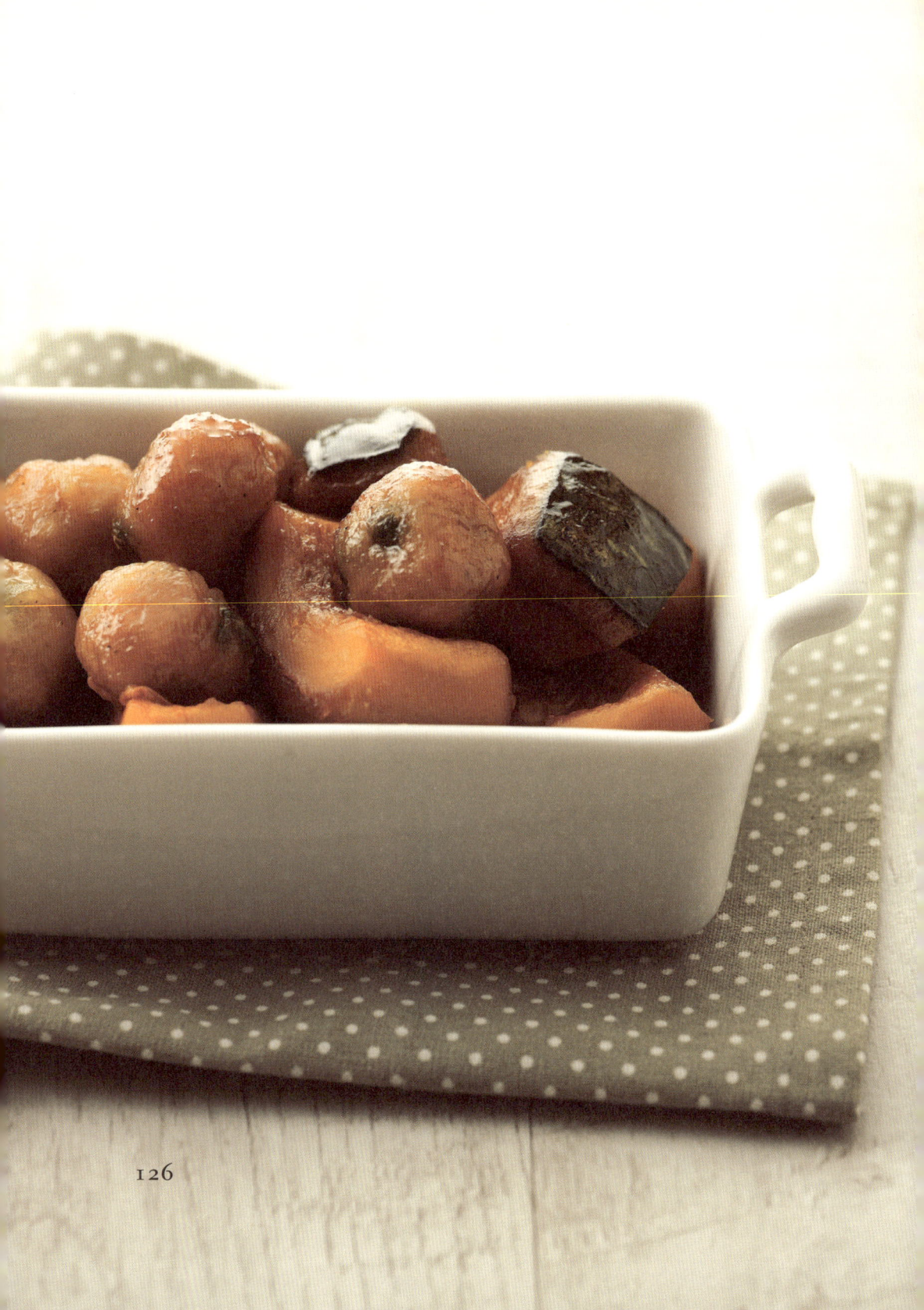

닭고기

닭고기완자조림

재료

단호박 1/4개, 다시마물(다시마 5×10cm 1장에 물 3컵 넣고 끓인 것) 1컵 반, 간장 2큰술 반, 물엿 1큰술.
<u>닭고기완자</u> 닭가슴살 200g, 삶은 완두콩 2큰술, 녹말가루 1큰술, 청주 1/2큰술, 생강즙 1/2작은술, 소금 약간, 후춧가루 약간.

만드는 법

1. 단호박은 3×4cm 크기로 큼직하게 썬다.
2. 닭고기는 커터에 넣어 곱게 갈거나 칼로 다진 다음 볼에 담아 나머지 재료와 섞어 고루 반죽한 다음 동그랗게 완자를 빚는다.
3. 냄비에 준비된 다시마물과 단호박을 넣어 국물이 한소끔 끓어오르면 간장과 물엿을 넣고 윤기가 날 때까지 10분 정도 조린다.
4. 3에 닭고기완자를 넣고 5분간 더 조린다.

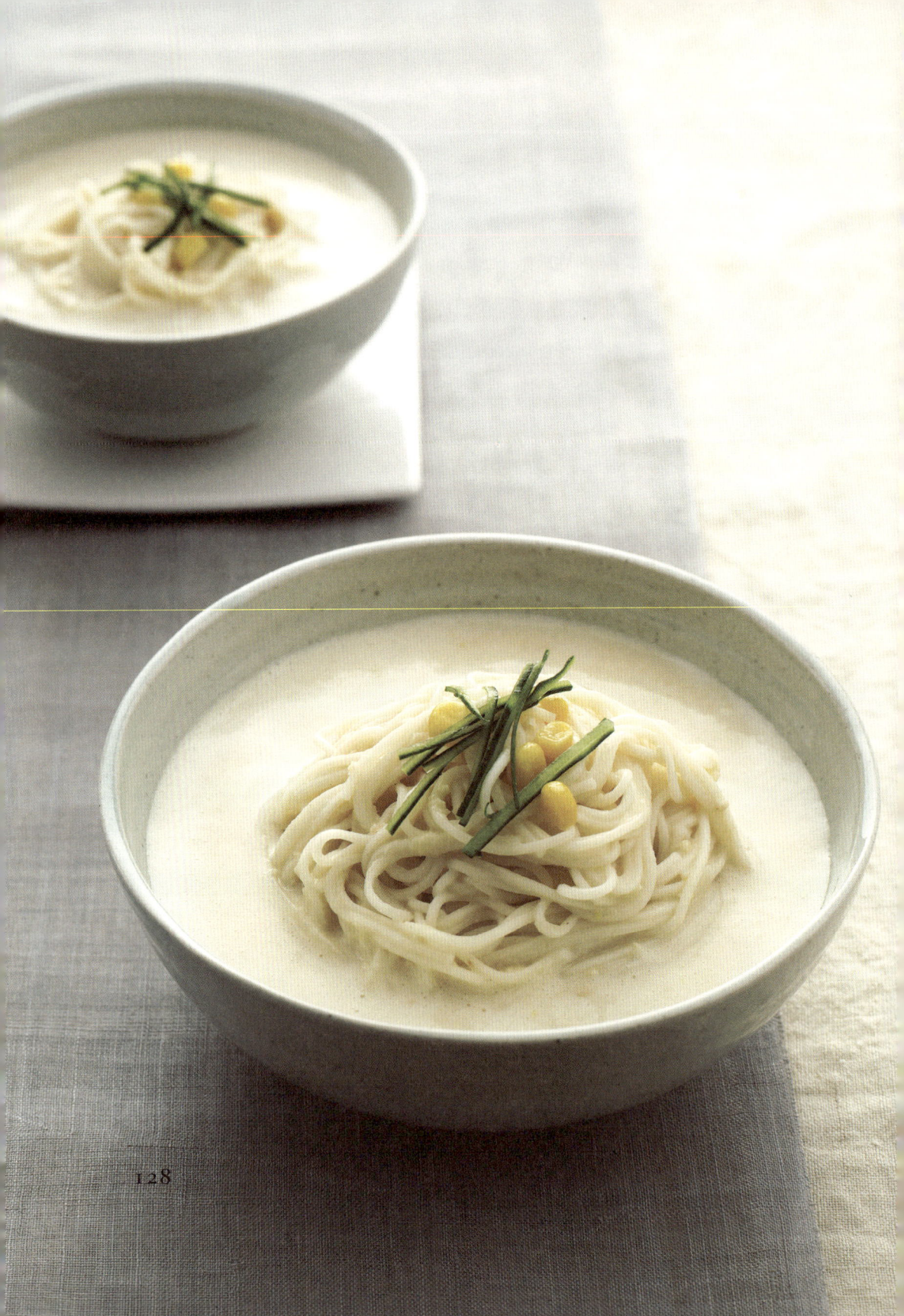

콩(대두)
옥수수콩국수

재료 마른 국수 300g(3움큼), 오이 1/2개.
<u>옥수수 콩국물</u> 대두 1컵, 옥수수 찐 것 1/2컵, 흰깨 볶은 것 2큰술,
물 6컵, 소금 1큰술.

만드는 법
1. 대두는 물에 5~6시간 정도 불린 뒤 냄비에 물을 넉넉히 붓고 삶는다.
2. 찬물에 손으로 비벼가면서 헹구어 콩 껍질을 벗긴다.
   믹서에 삶은 옥수수와 콩, 볶은 흰깨 등을 넣고 물을 조금씩
   부어주면서 곱게 갈아서 체에 걸러 소금으로 간을 맞추고 차게 식힌다.
3. 국수를 삶아서 건져 찬물에 헹궈 사리를 만든다.
4. 대접에 국수사리를 담고 찬 옥수수 콩국물을 붓고 오이채와 남은
   옥수수를 조금씩 고명으로 얹어 낸다.

● 통깨를 고명으로 곁들여도 좋다.

'마음의 감기' 우울증

우리나라의 자살률이 OECD 국가 중 1위라고 한다. 거의 매일 안타까운 사연의 자살에 관한 기사가 보도되고 있어 마음이 아프다. 사연은 다 달라도 스스로 죽음을 택한 사람들 대부분이 마음의 상처를 입고 우울증을 앓아왔다고 한다. '마음의 감기'라는 별칭처럼 우울증은 그냥 감정의 기복이 있는 거라고 생각하고 대수롭지 않게 여기기 쉽다. 하지만 마음의 감기가 심해지면 매사에 의욕이 없어지고 식욕저하 등을 초래하며 몸과 마음의 건강을 잃게 된다.

갱년기를 지나며 호르몬의 변화로 중년 여성들의 우울증 발병률이 높아지는데도 통과의례 현상이려니 하고 심각하게 받아들이지 않아 병을 더 키우는 경우가 많다. 친구들을 만나면 어느 병원이 상담을 잘해준다, 어느 병원 약이 좋다는 등 우울증에 대한 화제가 심심치 않게 오르내린다. 직장 일로 정신없이 바쁜 나도 한 번씩은 사는 게 허무하게 느껴지고 맥이 빠지는 느낌이 들 때가 있다. 아이들이 어릴 때는 젊어서 그런지는 몰라도 힘들어도 오히려 생기가 있었다. 생각해보니 아이들이 엄마와 떨어지지 않으려 하고 끊임없이 엄마를 찾으며 매달리는 게 오히려 약이 되었던 것 같다. '빈 둥지 증후군'이라는 이름처럼 아이들이 다 커서 떠나고 나면 그 때 마음의 감기가 든다. 아이들이 커서 각자 자기 일로 바쁘다보니 빈집에 나 혼자 있는 경우가 종종 있다. '몇 시에 들어오니' 문자를 보낸다. 한참 뒤에 답이 온다. '늦을 거 같아여~' 그렇게 혼자 있고 싶어했는데 막상 혼자 있으니 무얼 해도 재미가 없다. 딸들하고 함께 있을 때는 공익광고를 봐도 호호 하하 재미가 있더니 혼자서는 텔레비전에 잘생긴 정우성이 나오는데도 시들하다. 시간이 지날수록 화가 나기 시작한다. 위험하다고 일찍 들어오라 했는데…… 또 다시 문자를 보낸다. '늦었다. 어서 들어오너라.' 답이 온다. '예, 걱정 마시고 먼저 주무세요.' 먼저 자라는데 잠이 안 온다. 내가 바쁠 때는 아이들에게 전화로 찾지도 못하게 하고 만찬이며 출장이며 숱한 날들을 엄마 없이 잠들게 하더니 이제 와서 외롭단다.

　　마음의 감기는 여성들의 전유물로 여겨졌는데 최근에는 우울증에 시달리는 남성들이 급증한다고 한다. 사회적으로 남성의 위상이 과거와 같지 않은 탓도 있고 명예퇴직이나 조기퇴직으로 인해 우울증을 앓는 사람이 늘었다고 한다. 부부 동반으로 성지 순례를 갔는데 한 커플의 남편이 성지에서 급사를 했단다. 같이 간 사람들이 성지에서 죽음을 맞이했으니 성지에서 장례를 치르자고 하니 부인이 펄쩍 뛰며 한국에 가서 장례를 치루겠다고 했단다. 사람들이 왜냐고 물으니 남편이 "부활할까봐"라고 답했다는 농담이 있을 정도로 나이들어 찬밥 신세가 되는 것도 남성의 우울증 발병률을 높이는 원인이 된다.

우울증 환자는 주변 환경과 인간관계에 많은 영향을 받기 때문에 무엇보다 우울증 환자가 주변에 있다면 마음에 상처를 주지 않도록 세심하게 배려해야 한다. 그리고 무엇보다 마음의 감기에는 '사랑'이 최고의 약이다. '당신 없는 세상은 앙꼬 없는 찐빵이야'라는 70년대 식의 유치하기 짝이 없는 멘트에도 감동받아 눈물을 글썽이는 게 세상의 아내들이다. 좋아하는 음식을 차려주며 "많이 먹고 힘내요"라고 말 한마디라도 건네면 호랑이 굴에라도 들어갈 결심을 하는 게 우리네 남편들이다.

'마음의 감기'를 치유하는 음식

의욕 상실과 우울증의 원인 중 하나는 뇌에
세로토닌이라는 신경전달물질이 부족하기 때문이다.
이 경우 약물요법 외에 세로토닌을 만드는 영양소인
아미노산, 철, 아연, 비타민 B_6가 풍부한 음식을 섭취하는
것이 도움이 된다. 양배추에는 비타민 B_6뿐만 아니라 인돌
성분이 몸속에 들어오는 발암물질의 독성을 없애준다.
비타민 B_6 외에도 니아신은 단백질이 신경전달물질로
전환하는 초기 단계에서 큰 역할을 하는데 삼치 같은
생선에는 질 좋은 단백질과 아미노산, 비타민 B가
풍부해서 의욕을 생기게 하고 집중력을 높이는 데 도움이
된다.

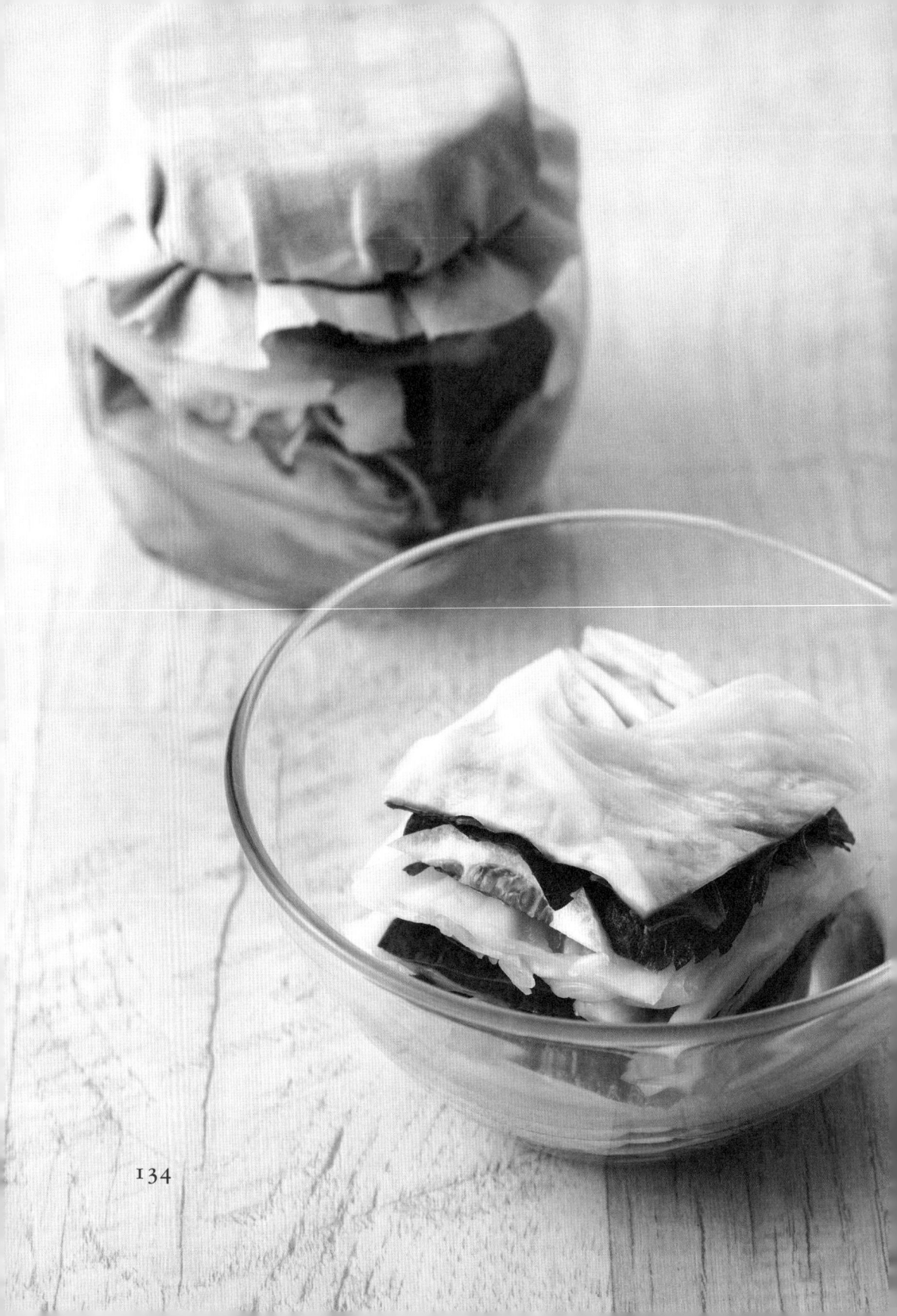

양배추

양배추깻잎절임

재료 양배추 작은 것 1통, 깻잎 30장, 식초 1컵, 물 1컵, 소금 1큰술, 설탕 2큰술.

만드는 법
1. 양배추는 잎 가운데의 두꺼운 심은 떼고 깻잎 크기로 썬다.
2. 식초, 물, 소금, 설탕을 잘 섞어 5분 정도 끓인 다음 차게 식혀놓는다.
3. 양배추와 깻잎을 겹겹이 얹는다.
4. 3에 2를 붓는다.
5. 냉장고에 하루나 이틀 두었다가 먹는다.

● 레몬 1/2개를 통으로 썰어 양배추와 깻잎 사이사이에 넣어주면 더욱 향긋하다.

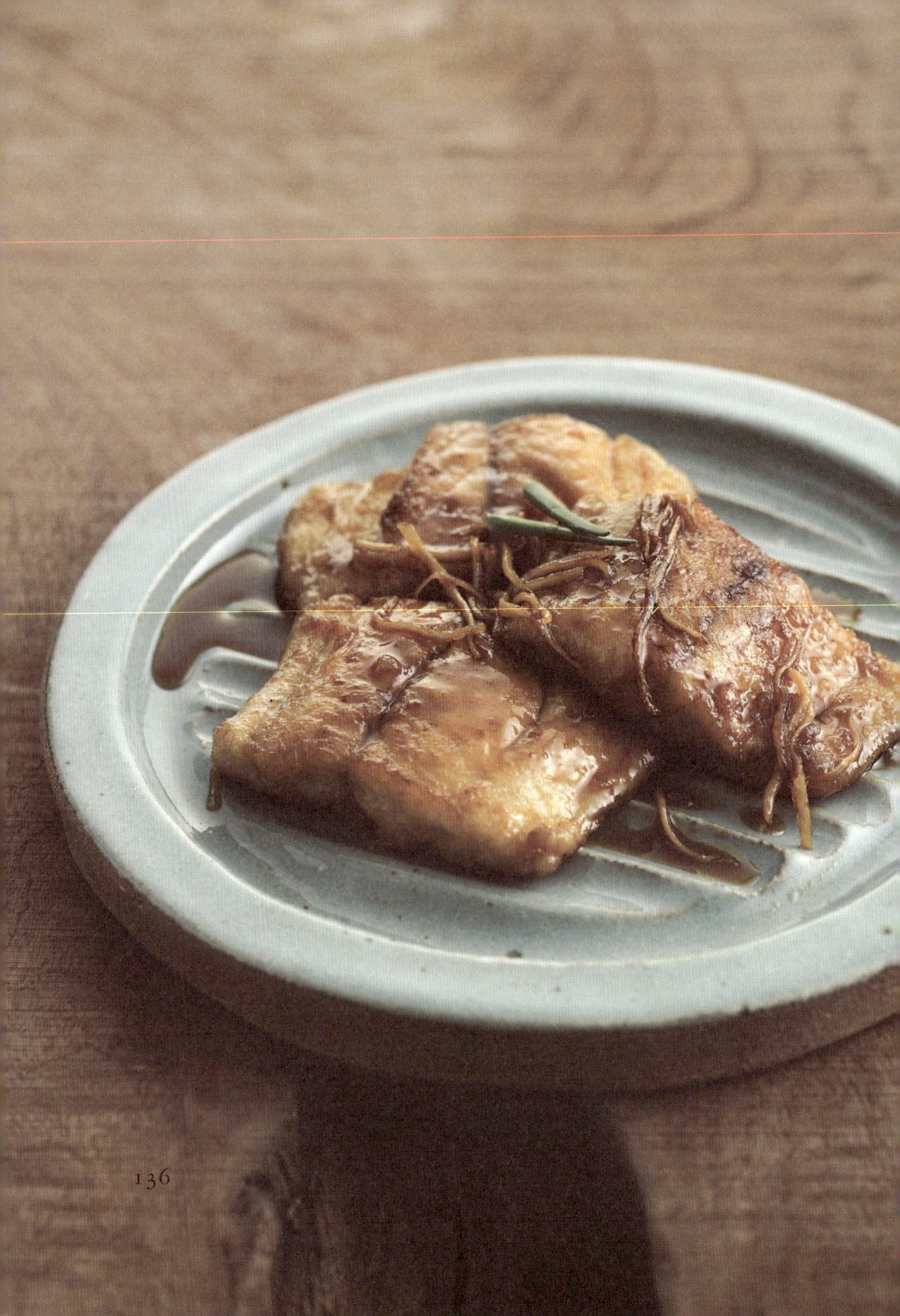

삼치

삼치생강양념구이

재료 삼치 2마리(600g), 생강 1톨, 쪽파 1개, 밀가루 1/2컵, 식용유 약간.
삼치 밑간 청주 1큰술, 생강즙 1작은술.
생강 양념 소스 간장 2큰술, 생강즙 1큰술, 맛술 1큰술, 물엿 1/2큰술, 참기름 1작은술.

만드는 법
1. 삼치는 머리와 꼬리를 자르고 뼈를 발라내어 3~4cm 길이로 토막을 낸다.
2. 생강은 껍질을 벗긴 후에 곱게 채 썰어 찬물에 담가놓고, 쪽파도 채 썬다.
3. 삼치에 삼치 밑간을 골고루 발라 30분 정도 재어둔다.
4. 밑간한 삼치에 밀가루를 골고루 발라 달군 팬에 식용유를 두르고 노릇하게 굽는다.
5. 구운 삼치에 생강 양념 소스를 고루 끼얹어가면서 윤기 나게 조린다.
6. 그릇에 삼치생강양념구이를 담고 그 위에 생강채와 쪽파를 얹어 낸다.

간 때문이야

"간 때문이야~ 간 때문이야~ 피로는 간 때문이야."

차두리 선수기 직접 불리 유명해진 어느 제약회사의 CM송이다. '간도 크다.' '간이 콩알만해졌다.' '간이 부었다.' '간에 기별도 안 간다.' '간담이 서늘해진다.' '간 떨어질 뻔했다.' '간에 붙었다 쓸개에 붙었다 한다.' 우리말에는 몸에 있는 장기 중 간과 연관된 표현이 가장 많다. 그만큼 중요하다는 얘기다.

모든 내장 기관 중 크기가 가장 큰 간은 우리 몸의 '화학 공장'으로 불린다. 양분 저장, 호르몬 생산, 단백질 합성, 적혈구 분해, 해독작용 등의 중요한 역할을 하면서도 웬만큼 망가지기 전까지는 아무 증상이 없어 '침묵의 장기'라는 별칭도 갖고 있다. 우리가 먹은 음식은 간에서 분해되고 저장된다. 그 옛날에 어떻게 이런 에너지 대사를 알고 음식이 모자라서 배가 고프면 '간에 기별도 안 간다'고 했는지 신기하다. 또한 간에 지나치게 지방이 많이 쌓여 크기가 커지면 지방간, 간이 딱딱해져 크기가 작아지면 간경화가 된다. 이걸 어떻게 알고 '간이 부었다' '간이 콩알만해졌다'고 했는지도 궁금하다. 피곤하면 얼굴이 탁해진다. 의사는 우선 환자의 얼굴을 보고 병의 유무를 짐작할 수 있다. 안색이 안 좋은 사람은 간 질환이 있는 경우가 많다. 간염 등으로 간이 나빠져 간 기능이 떨어지면 피부색이 노랗게 변하고 심해지면 검은색을 띠게 된다. 왜 '피로는 간 때문'이라고 노래하는 걸까. 피로는 정신적, 육체적 작업이 반복될 때 발생하는 심신기능 저하 상태라고 할 수 있다. 피로는 체내 에너지 대사중에 생긴 해로운 물질들이 축적되어 생긴다. 간은 몸에 해로운 물질인 독소를 해롭지 않은 물질로 바꾸는 해독작용을 하기 때문에 간 기능이 저하되면 쉽게 피로를 느끼게 된다.

간을 건강하게 유지하기 위해서는 무엇보다 스트레스를 받지 않아야 한다. 간은 장기 중 가장 많은 혈액을 보유하고 저장한다. 스트레스를 받으면 우리 몸에서는 스트레스 물질이 분비되어 혈액 내에 지속적으로 높은 농도로 유지되게 된다. 높은 농도의 스트레스 물질은 염증이나 질병을 초래한다. 간에 염증이 나면 간세포가 파괴되어 간 기능이 떨어지게 된다. 극심한 스트레스를 받는 사람들이 자주 하는 말이 '지긋지긋하다, 이제 이런 생활(사람)에 염증이 난다'이다. 어떤 일에, 사람에 염증이 나면 스트레스를 받아 간에도 염증이 난다. 그래서 간이 아프면 쉽게 피곤해지고 짜증이

나며 다시 일에 사람에 쉽게 염증을 느끼게 한다. 결국 모든 게 "간 때문이야~"가 되는 것이다. 간의 입장에서는 "너 때문이야~"인데.

간을 보호해주는 음식

간은 영양소 대사에서 중심적인 역할을 한다. 우리가 먹은 음식물은 소화된 후 간으로 운반되어 저장되었다가, 다시 간에서 합성되어 필요한 곳으로 이동한다. 쑥은 몸속에 있는 독성 노폐물을 몸 밖으로 내보내 간을 깨끗하게 한다. 특히 쑥 특유의 향기 성분 '치네올'은 강장효과가 뛰어나다. 바지락에는 필수아미노산인 메티오닌이 풍부하게 들어 있어 간 기능을 강화시켜준다. 또한 바지락 속의 베타인 성분은 지방의 축적을 막아주며, 타우린은 숙취해소와 간의 해독작용을 촉진시키는 역할을 한다.

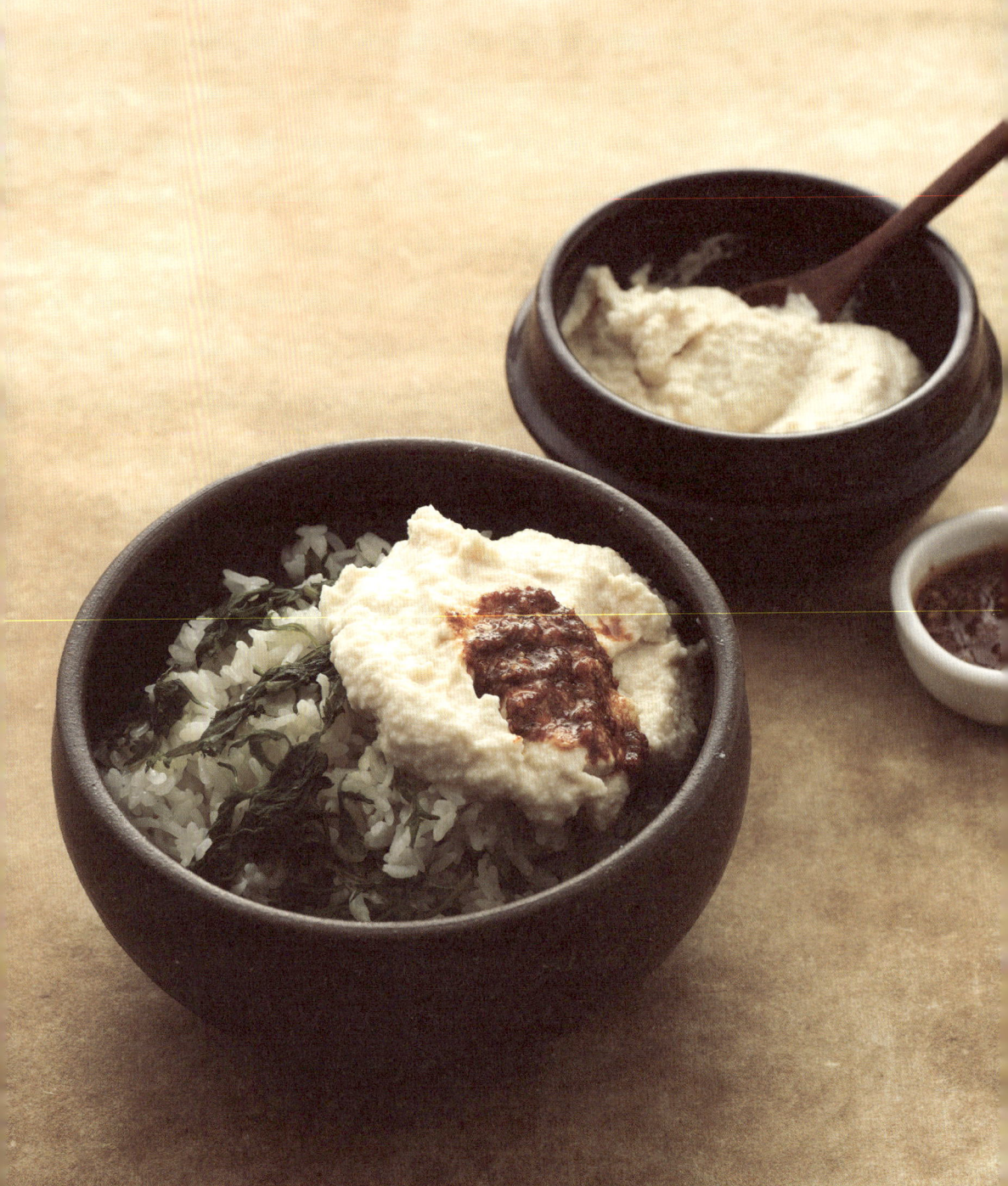

쑥

쑥비지밥

재료   쌀 2컵, 대두 1컵(물 1컵), 쑥 30g, 물 2컵 반, 소금 약간.
<u>양념장</u> 간장 3큰술, 다진 파 1큰술, 고춧가루 1큰술, 참기름 1/2큰술,
깨소금 약간.

만드는 법
1. 대두는 물에 5~6시간 정도 불린 뒤 냄비에 물을 넉넉히 붓고 삶은 후 찬물에 손으로 비벼가면서 콩 껍질을 벗긴다.
2. 대두를 믹서에 넣고 물을 조금씩 부어가면서 곱게 갈아 비지를 만든다.
3. 쌀은 씻어서 물에 30분 정도 불린 후 체에 받쳐 물기를 빼둔다.
4. 쑥은 깨끗이 다듬어 씻은 후 끓는 물에 소금을 넣고 살짝 데친 다음 찬물에 헹구어 물기를 꼭 짠다.
5. 밥솥에 쑥과 쌀을 섞어 넣고 물을 부어 센불에 끓인다. 밥물이 끓어오르면 중간불로 줄이고 물이 잦아들면 불을 끄고 콩비지를 얹은 후 15분 정도 뜸을 들인다.
6. 밥에 뜸이 들면 주걱으로 고루 섞어 밥을 푼 다음 양념장에 비벼 먹는다.

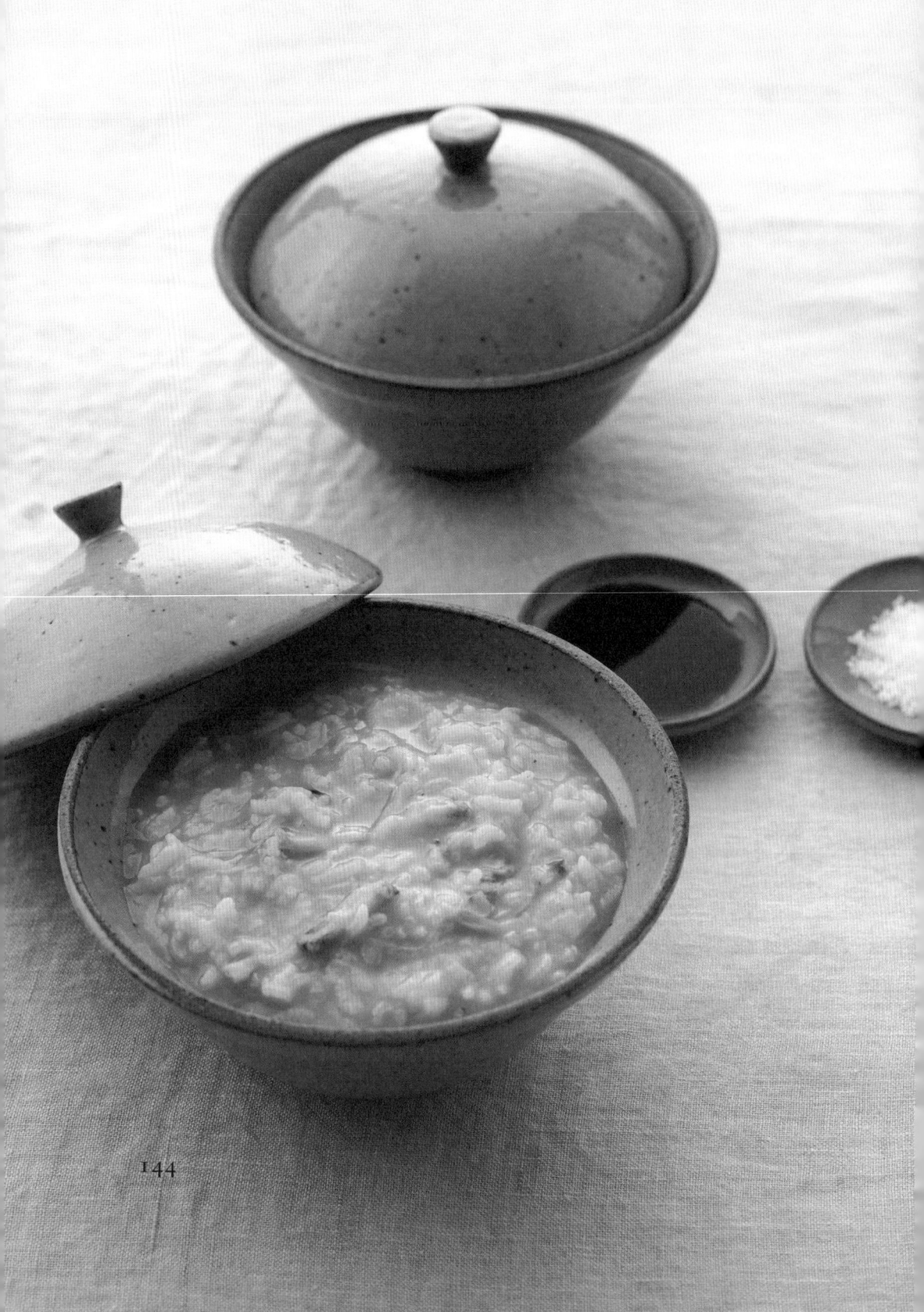

바지락

바지락죽

재료 쌀 1컵, 바지락살 100g, 참기름 1큰술, 다진 마늘 1작은술, 물 7컵, 소금 약간.

만드는 법
1. 쌀은 씻어서 1시간 정도 물에 불리고 체에 받쳐 물기를 뺀다.
2. 바지락살은 연한 소금물에 흔들어 씻은 다음 체에 받쳐 물기를 뺀다.
3. 달군 냄비에 참기름을 두르고 다진 마늘과 바지락살을 볶는다.
4. 3에 불린 쌀을 넣고 투명해질 때까지 3~4분간 볶다가 물을 붓고 중간불에서 가끔 저으면서 20분 정도 끓인다.
5. 먹기 직전에 소금이나 간장으로 간을 맞춘다.

마음의 습관

"얼굴이 수척하신 걸 보니 사순 시기를 잘 보내고 계신가봐요." 주일 미사에서 만난 구역 반장님의 농담에 살짝 양심이 찔렸다. 무늬만 신자인 나는 오히려 평소보다 더 약속이 많이 잡혀 금식은커녕 거의 매일 푸짐한 만찬을 이어가고 있었다. 사순 시기만이라도 인간의 가장 기본적인 본능인 식욕을 참으며 절제를 연습하는 훈련을 해보자고 다짐을 하건만 번번이 결심이 무너지곤 한다. 먹고 싶은 것을 참는 일, 하고 싶은 일을 안 하기 같은 단순하지만 지키기 쉽지 않은 다소 강제적인 외적 행동을 통해 우리는 마음의 습관을 갖게 되고 결국은 '내적 변화'를 일으키게 된다. 절제의 연습을 통해 마음의 습관을 익히게 되면 끈기와 깊은 확신을 지닌, 확고하고 힘찬 의지를 갖게 된다. 우리의 삶에 일어나는 복합적인 여러 상황에 똑같이 분노하고, 좌절하고, 슬퍼하기도 하지만 꿋꿋이 일어나는 사람이 있고 헤어나지 못하고 쓰러지는 사람이 있다. 평소 마음의 습관을 쌓아두면 어려움이 닥칠 때 우리는 자기 안으로 깊이 들어가 왜 이런 일을 겪게 되었는지 성찰의 시간을 가질 수 있게 되고 고통 안에 숨어 있는 선물을 찾아낼 수 있게 된다.

'2010 벤쿠버 동계올림픽' 세계기록 경신을 비롯해 4대 국제대회 그랜드슬램을 달성한 김연아 선수의 쾌거는 정신적인 훈련을 통한 '강심장'과 몸을 한계점까지 몰아붙인 강도 높은 훈련을 통한 '자신감'에서 나온 것이다. 박태환, 손연재 선수의 마인드 컨트롤을 도운 스포츠 심리학자 조수경 박사는 극한 상황을 극복하고 승리를 쟁취하기 위한 조건으로 '습관이 실력'이라는 말을 썼다. 에너지가 고갈되고 정신력이 떨어지는 순간에는 습관이 힘을 발휘하며 평소 그런 위기 상황을 가상으로 설정해 반복 훈련하면 도움이 된다고 한다.

나는 추위를 잘 타지 않는다. 겨우 내내 내복을 입어본 적이 없다. 학창 시절 수영선수를 했고 해병대에 자원입대한 참전용사셨던 아버지는 강한 정신이 강한 몸을, 강한 몸이 강한 정신을 만든다고 가르치셨다. 어려서부터 여름에는 바다 수영을, 겨울에는 스케이트를 타게 하셨다. 아버지가 내가 끼고 있던 튜브를 잡고 계시다가 일부러 놓아 바닷물에 빠져보기도 했고 영하 17도까지 내려가는 엄동설한에 야외 스케이트장에서 얼음을 지치며 콧구멍에 고드름을 달아보기도 했다. 춥다고 징징거리면 "유관순 열사를 생각하고 참아라. 열일곱 어린 나이에 조국의 독립을 위해 홑겹 저고리를 입고 옥에 갇혀 죽은 사람을 생각하면 아무것도 힘들게 없다"고 하셨다. 그때부터 난 춥거나, 무섭거나, 힘들 때면 유관순을 생각했다. 그럼 정말 아무것도 억울하지도, 힘들지도 않게 느껴졌다.

90년대 초, 독일에서 박사후과정을 마치고 프로젝트 지원을 받기 위해 겨울 방학 동안 본(Bonn) 대학교에 방문연구원으로 체류한 적이 있다. 게스트 하우스가 산속에 있었는데 그해 겨울에 유난히 눈이 많이 내렸다. 연구비 지원을 요청하기 위해 오전 8시에 교수님과 면담을 잡아놓았는데 하필 전날 다른 때보다 엄청나게 눈이 내렸다. 펑펑 눈이 내리는 창밖을 내다보며 걱정을 하는 내게 관리인이 이 동네는 눈이 많이 오면 차량이 통제되므로 학교에 못 가도 이해를 해줄 테니 걱정 말고 하루 푹 쉬라고 했다. 핸드폰도 없던 때라 약속을 취소하지도 못했고 무엇보다 연구비 지원을 받지 못하면 해오던 실험을 중단해야 했기에 걸어서라도 가겠다고 결심을 하고 일찍 잠자리에 들었다. 새벽 5시, 배낭에 여벌의 바지와 양말, 신발을 챙겨 넣고 눈길을 나섰다. 버스 길을 따라 정강이까지 푹푹 빠지는 눈길을 걷고 또 걸었다. 처음에는 아무도 없는 눈길이 무서웠지만 유관순을 생각하니 그보다 두 배나 더 살았는데 아쉬울 것도 없다는 배짱이 생겼다. 역에서 눈에 젖은 옷을 갈아입고 버스를 타고 학교에 갔다. 당연히 못 오리라 생각했던 내가 나타나자 교수님은 놀라며 어떻게 왔느냐고 물으셨다. 눈길을 걸어온 이야기를 듣고 나서는 프로젝트의 주제도, 계획도 묻지 않고 말씀하셨다. 공동 연구자로 받아들이겠다, 바로 시작하자고. 그로부터 4년간 독일 DFG(독일학술진흥재단)와 한국과학재단이 지원하는 '한독 국제공동연구'가 시작되었다. 그후, 육체적으로 정신적으로 힘들 때면 이른 새벽 뼛속까지 스며드는 추위와 눈바람 속에 오로지 나 자신을 믿으며 혼자 눈길을 걷던 일을 생각한다. 마음의 습관이 몸을 훈련시키고, 훈련된 몸의 습관이 마음을 강하게 한다는 것을 믿는다.

끈기를 갖게 하는 음식

과일에 들어 있는 구연산, 사과산 같은 유기산은 운동할 때 체내 신진대사를 활성화하고 노폐물을 제거해준다. 또한 피로물질인 젖산의 생성을 억제하고 헤모글로빈과 산소의 친화력 향상에 효과적이다. 그러므로 운동할 때 지구력을 높이기 위해서는 에너지 소모를 보충할 수 있는 흡수가 빠른 당과 구연산 등이 풍부한 과일을 섭취하는 것이 좋다. 레몬과 오미자에는 사과산, 주석산, 구연산 등의 유기산이 풍부해 우리 몸에 피로물질 젖산이 쌓이는 것을 막아주고 끈기를 갖게 하는 데 도움이 된다.

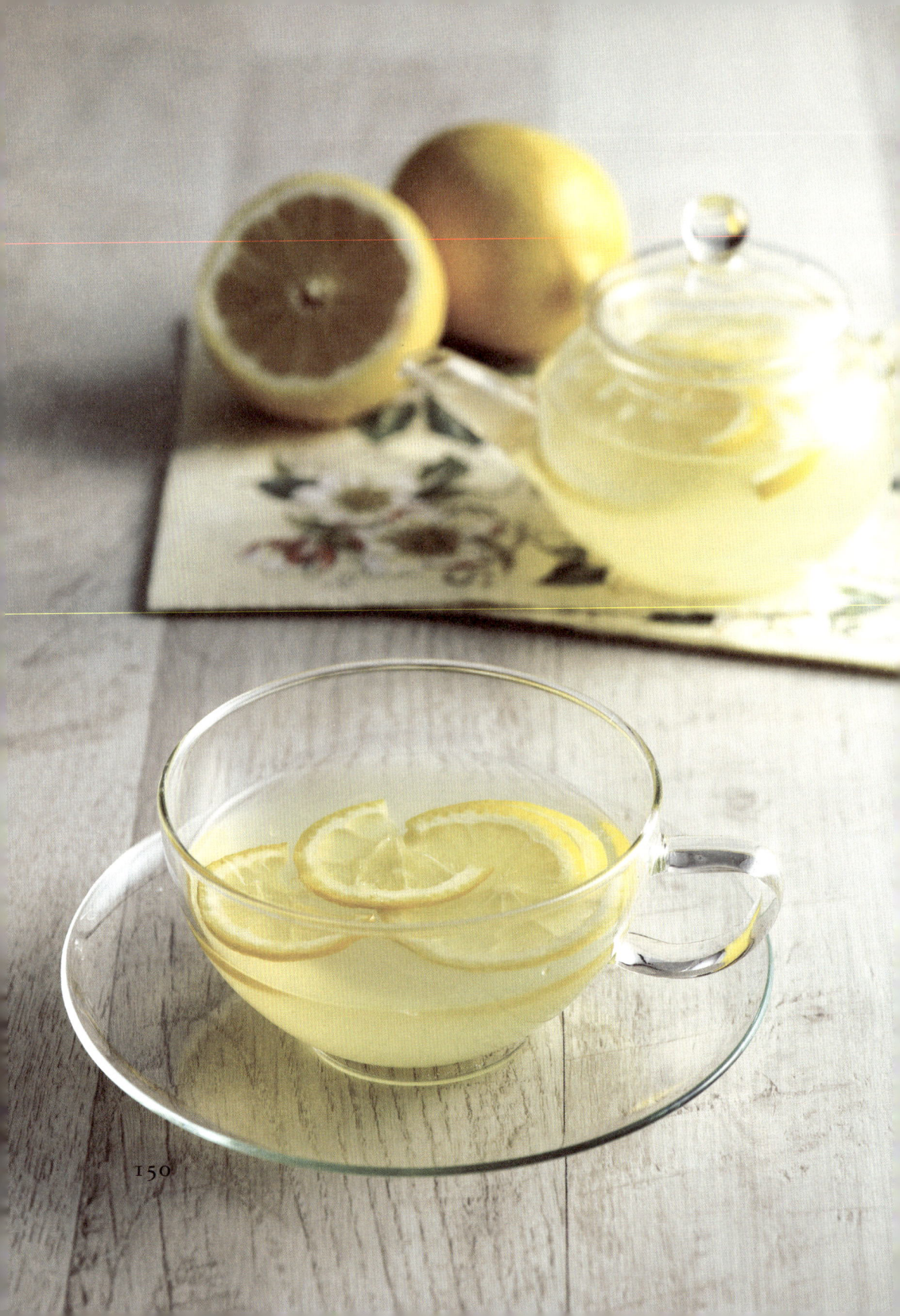

레몬

레몬차

재료
레몬 10개, 설탕 1kg.

만드는 법
1. 레몬은 껍질째 소금물에 깨끗이 씻은 후 끓는 물에 살짝 데친다.
2. 데친 레몬을 모양대로 동그랗게 통으로(약 3mm 두께로) 썬다.
3. 끓는 물에 끓여 소독해놓은 유리병에 레몬을 넣고 설탕을 1:1 비율로 켜켜이 담는다.
4. 사흘 정도 지난 후에 설탕이 완전히 녹으면 적당량을 덜어내 뜨거운 물(또는 찬물)을 부어 마신다.

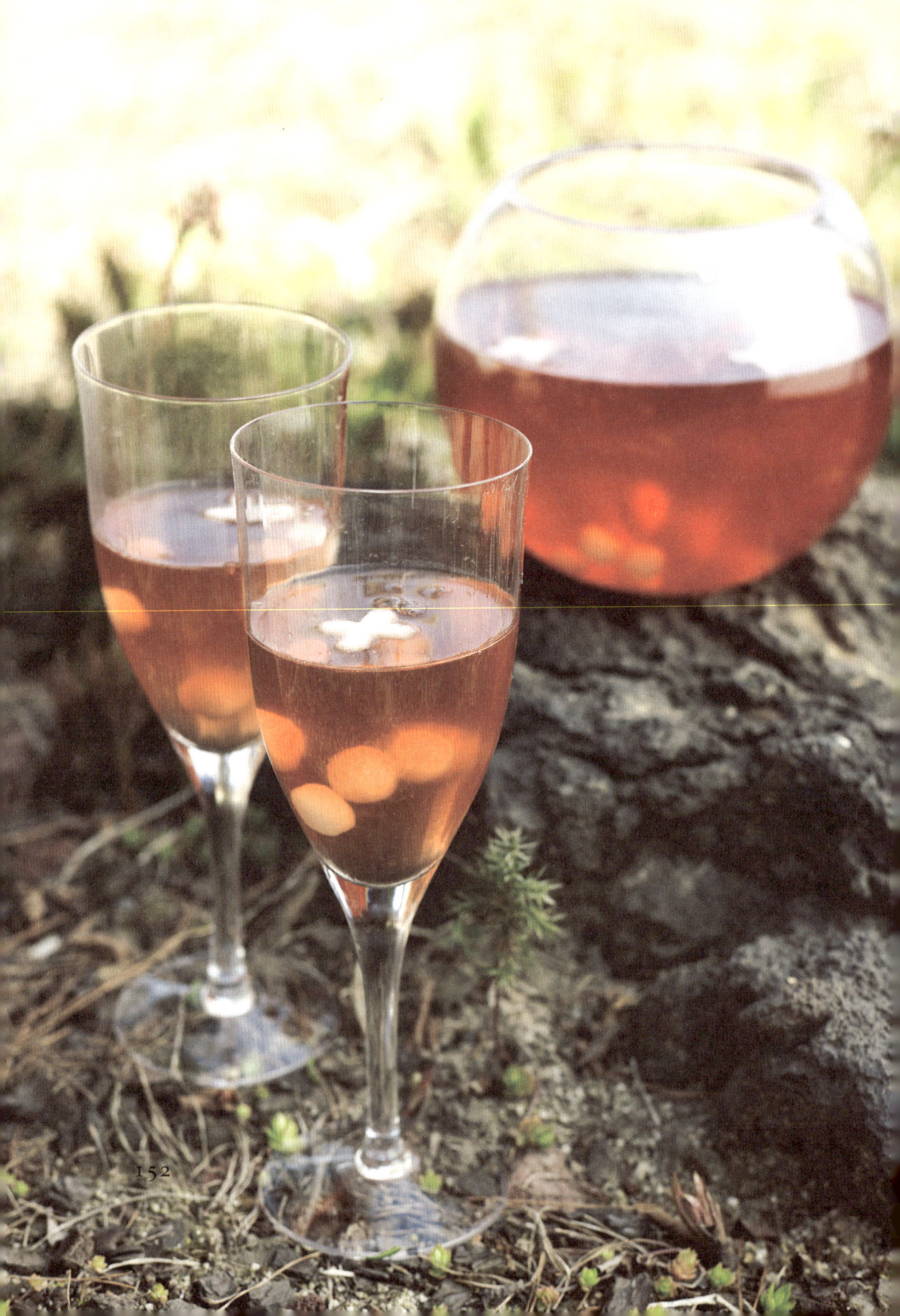

오미자

오미자화채

재료 오미자 1컵, 물 4컵, 배 1/2개, 꿀 2큰술, 레몬즙 약간.
경단 반죽 찹쌀가루 1컵, 멥쌀가루 1/2컵, 소금 약간, 따뜻한 물 적당량.

만드는 법
1. 오미자는 물에 씻어서 하루 정도 찬물에 담가 우려낸 후 면포를 받친 체에 걸러 국물만 걸러놓는다.
2. 찹쌀가루와 멥쌀가루는 섞어 소금을 넣고 따뜻한 물로 익반죽한다.
3. 경단 반죽은 직경 2cm 크기로 동그랗게 빚어 끓는 물에 삶는다 (경단이 동동 떠오르면 건져 찬물에 담갔다가 재빨리 건진다).
4. 배는 껍질을 벗기고 얇게 저며 꽃 모양으로 찍어서 설탕물에 담가놓는다.
5. 오미자 우려낸 물에 꿀과 레몬즙(없으면 넣지 않아도 된다)을 섞고 경단을 띄워 낸다.

● 오미자 우린 물을 아이스큐브에 얼려 화채에 띄우면 시원하게 즐길 수 있다.
오미자를 우릴 때는 반드시 찬물에 우려야 하는데 뜨거운 물에 우리거나 끓이면 떫은맛이 강해지기 때문이다. 제철과일을 함께 띄워 내도 좋다.

빈 컵 7개

청소나 빨래, 기타 집안일은 어떻게든 해결이 되는데 끼니를 챙기는 일은 정말 힘들다는 게 일하는 여성들이 공통적으로 느끼는 고충이다. 집에서 살림만 하는 친구들도 남편이 밥 먹고 들어온다고 하면 머리가 가벼워진다고 한다. 남편이 집에서 하루 한 끼만 밥을 먹으면 일식(一食)님, 두 끼를 먹으면 이식(二食)씨, 세 끼 모두 먹으면 삼식(三食)이, 여기에 간식까지 해달라 하면 거의 욕 수준의 이름으로 부른다는 농담이 있을 정도로 주부들에게 식구들 끼니 챙기기는 부담스럽게 느껴지는 일이다.

    식품영양학을 전공한 나로서도 매일 아침, 저녁을 해결하는 일은 힘들었다. 특별한 별식을 해먹는 것도 아니고 결국은 그 반찬이 그 반찬인데 장을 보는 일도, 음식을 장만하는 일도 생각할 때부터 머리가 아프고 귀찮게 느껴질 때가 많았다. 남편과 아이들만 아니면 나 혼자는 그냥 아무렇게나 먹으면 되는데 무슨 국을 끓여주나, 무슨 반찬을 해주나 내놓고 말은 못 해도 식구들 때문에 이 고생을 하는구나 불평이 나오곤 했다. KBS 프로그램 〈비타민〉의 '위대한 밥상' 코너에서는 매주 웃는 얼굴로 맛있는 음식을 소개하면서도 정작 식구들 밥상을 준비하는 것에 대해 귀찮아하고 힘들어하다니……

〈비타민〉에 출연할 때, 어느 날 분장실에서 여성 출연자들끼리 모여 일과 가정을 병행하는 것의 어려움에 대해 호소하며, 공감하며 이야기를 나누게 되었다. 그러다보니 각자 자기가 좋아 일을 하면서도 마치 가족을 먹여 살리기 위해 희생하는 것처럼 억울함을 호소하는 장이 되어버렸다. 우리 이야기를 듣고 있던 가장 연장자인 탤런트 S 씨가 말했다. "나도 옛날에 한창 일할 때, 이동하는 버스 안이나 야외촬영장에서 국물도 없이 다 말라버린 김밥으로 끼니를 때우며 뛰어다녔어요. 그러다 집에 들어오면 남편이랑 시어머니, 시누이들은 차려주는 밥 먹고 놀고 있는 게 억울해서 나 없이 한번 잘살아보라고 미국으로 갔어요. 혼자 미국에서 지내다보니 끼니 때가 되었는데도 밥이 먹고 싶지도 않고 매일 우유나 주스 한 잔 먹고 기껏해야 샌드위치 하나 사 먹고 지내게 되더라구요. 그러다보니 건강도 나빠지게 되고 하던 일도 끊어지게 되어 다시 한국으로 돌아왔지요. 마음을 바꾸었어요. 그래, 내가 식구들을 먹여 살리는 게 아니라 내 밥을 먹는 운명을 가진 식구들이 있어 내가 일을 할 수 있는 거라고. 그러니까 마음이 편안해지고 식구들이 소중하게 느껴졌어요"라고.

얼마 후 남편이 안식년을 맞이해 두 아이를 데리고 미국에 가게 되었고 학교 보직과 방송이며 여러 일 때문에 나 혼자 집에 남게 되었다. 남편과 아이들만 없으면 해방일 것 같고, 머리를 아프게 하던 밥 고민에서 벗어나 나 혼자 아무거나 먹고 편하게 지낼 수 있을 거 같아 처음에는 마음이 가벼웠다. 싱글로 지내는 후배 교수에게 신나서 말했다. "이제 자유인이 되었다. 나 밥 안 해도 된다"고. 그랬더니 "선배님, 며칠만 지내보고 말씀하세요. 혼자 살면 진짜 아무것도 안 해먹게 돼요. 사서라도 먹을까 홈쇼핑 방송을 보면 갈비도 굽고, 간장게장 살 발라가며 보여주고, 손으로 김치 쭉쭉 찢으며 먹는 게 입맛을 당기게 해서 막 주문을 해요. 근데 막상 냉장고에 있는 것도 꺼내 먹게 되지 않더라고요." "아이고, 그건 김교수가 게을러서 그런 거야." 웃으며 흉을 보았다. 그런데 웬걸, 일주일이 지나자 싱크대에는 빈 컵만 7개가 쌓였다. 물 마시고, 우유 마시고. 정말 혼자서는 아무것도 해먹고 싶은 게 없었다. 혼자서는 아무것도 사 먹고 싶은 것도 없었다. 뭘 먹어도 맛이 나지 않았다. 식구들하고 있을 때는 다들 밥을 먹었다고 해서 혼자 라면이나 하나 먹으려고 끓이면 너도나도 젓가락을 들고 달려들어 라면 하나를 가지고 집안 싸움(?)이 나기도 했는데. 양파가 떨어져 달랑 감자 두 알을 넣고 끓인 된장찌개도 세상에서 제일 맛있다며 먹어주는 남편과 아이들 덕에 나 또한 밥 한 그릇을 뚝딱 비우곤 했는데. 그제야 깨달았다. 가족을 위해 내가 밥을 지은 게 아니라 그들이 나를 먹게 한 거라는 걸.

식욕을 돋우는 음식

고추의 매운맛을 나타내는 캡사이신은 위 속에 들어가 위 섬막을 기계적으로 자극해 식욕을 증진시키는 효과가 있다. 고추는 식욕을 촉진하고 정장작용을 하며 뇌에서 엔도르핀 생성을 촉진시켜 기분도 좋게 만든다. 특히 고추는 성질이 뜨겁고 맵기 때문에 평소 몸이 차서 소화장애를 가진 사람들에게 좋은 식품이다. 또한 매운맛이 소화를 촉진시키고 침샘과 위샘을 자극해 위산 분비를 촉진시켜준다. 생강의 매운맛은 암 억제효과가 있는 것으로 알려졌으며 입안과 위를 자극하여 체액의 분비를 촉진하며 식욕을 증진하고 혈액순환을 촉진시켜준다.

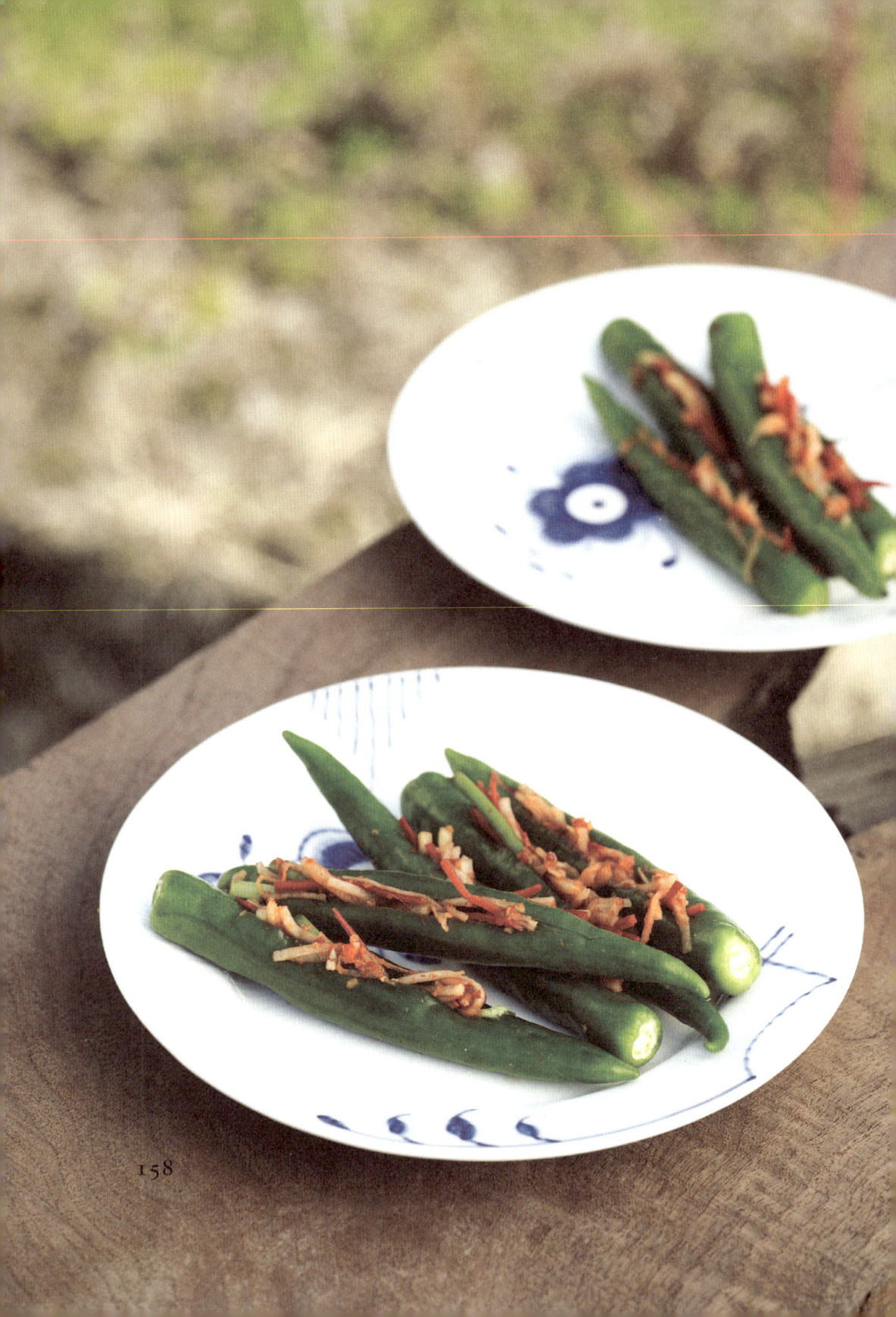

고추
고추소박이

재료   풋고추 10개, 붉은 고추 3개, 무 5cm 크기 1토막(30g), 실파 1뿌리, 소금 약간.
김치 양념 고춧가루 1큰술, 다진 마늘 1큰술, 다진 생강 1/2작은술, 물엿 1/2작은술.

만드는 법
1. 풋고추와 붉은 고추는 깨끗이 씻어 물기를 닦은 뒤 꼭지를 떼낸다.
2. 풋고추의 한 면에 5~6cm 길이로 칼집을 넣은 뒤 소금물에 30분~1시간 정도 절인다.
3. 절인 풋고추는 씨를 긁어내고 물기를 뺀다.
4. 무와 실파는 깨끗이 씻어 4cm 길이로 곱게 채 썬다.
5. 붉은 고추도 같은 길이로 곱게 채 썬다.
6. 무채에 실파와 붉은 고추, 김치 양념을 넣고 고루 버무린 뒤 소금으로 간하여 소를 만든다.
7. 풋고추 칼집 사이에 준비한 소를 넣어 채운 뒤 밀폐용기에 담아 냉장고에 3~4일 두었다가 먹는다.

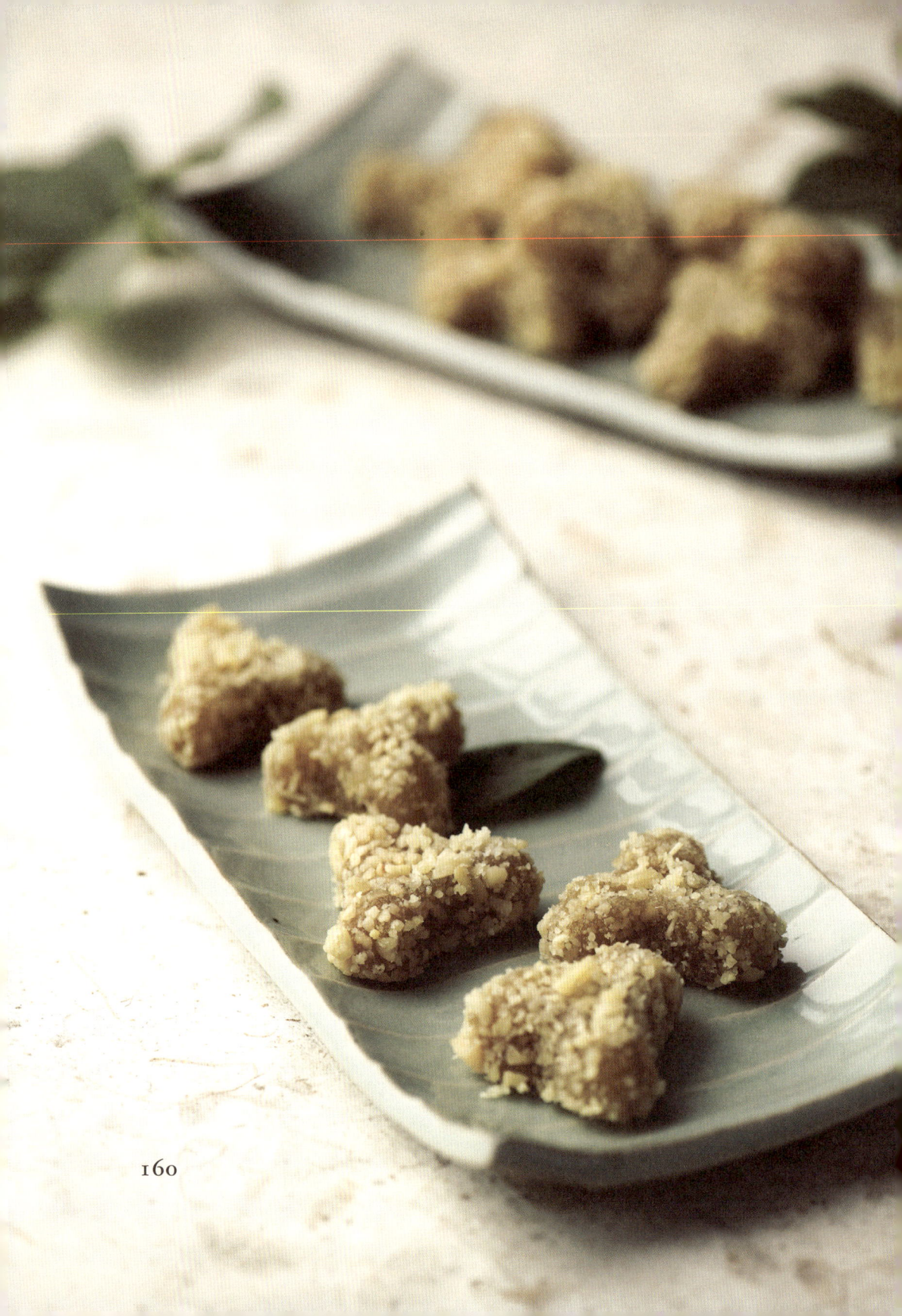

생강
생강란

재료 생강(주먹만한 크기) 5톨(400g), 설탕 1컵, 물 2컵 반, 꿀 4큰술, 잣가루 1/2컵.

만드는 법

1. 생강은 되도록 큰 것으로 골라 껍질을 벗겨 얇게 저며 썬 후에 물을 넣고 믹서로 곱게 간다.
2. 간 생강을 체에 받쳐 건더기는 냄비에 담고, 생강 물은 그대로 두어 앙금을 가라앉힌다.
3. 냄비에 담은 생강 건더기에 물과 설탕을 넣고 불에 올린다. 끓어오르면 약한 불에서 서서히 조린다.
4. 생강이 거의 졸아서 물기가 적어지면 꿀을 넣어 잠시 더 조리다가 생강 물에 가라앉은 앙금을 넣어 골고루 섞어 엉기게 한 다음 차게 식힌다.
5. 조린 생강을 손에 물을 살짝 묻혀서 삼각뿔이 난 생강 모양으로 빚어서 잣가루를 고루 묻힌다.

못난 소나무

2010년 9월 초, 태풍 곤파스가 엄청난 위력으로 우리나라를 쓸고 갔다. 학교에도 크고 작은 피해가 발생해 몇십 년 동안 수많은 태풍에도 견뎌오던 대강당 지붕이 날아가버려 서둘러 철거공사에 들어갔다. 길거리마다 태풍에 쓰러진 나무들을 일으켜세우느라 크레인이 동원되어 길이 막히곤 했다. 아름드리 굵은 나무들이 나무 둘레만큼이나 두껍고 긴 뿌리를 벌러덩 드러내고 누워 있었다. 하지만 그 곁에 키 작은 나무들, 호리호리 잔가지를 달고 선 나무들은 무슨 일이 있었냐는 듯 제자리에 그대로 서 있었다.

    같은 날 불암산에 올랐다가 비를 피해 정자에 들어가 있던 등산객이 벼락에 맞아 화상을 입었다. 벼락에 맞지 않으려면 낮은 곳으로 피하고 몸을 낮추어야 하는데 높은 정자 위로 올라간 것이 화근이었다.

    로키 산맥의 가장 높은 곳에 서 있는 나무들은 모두 무릎을 꿇고 있는 모양으로 서 있다고 한다. 꼿꼿이 서 있으면 모진 비바람에 견디기 어려우므로 몸을 낮춰 살아남는다는 것을 자연은 우리에게 보여준다. 우리 조상들도 '못난 소나무가 산을 지킨다'고 했다.

얼마 전 텔레비전 프로그램에 나온 개그맨 박준형씨의 이야기가 마음에 와닿았다. '마빡이' 코너 등으로 한창 인기의 절정을 달릴 때 자신들의 의견이나 아이디어가 받아들여지지 않는다고 회의중 자리를 박차고 나간 게 계기가 되어 아예 프로그램에서 하차하게 되었다고 한다. 그러면서 "사람에게는 손이 세 개가 있다. 오른손, 왼손, 그리고 겸손이다. 그런데 그때 우리에게는 겸손이 없었다"고 말했다. 그 이야기를 들으며 그걸 깨달은 그들이 다시 인기의 정상에 오를 것 같다는 생각이 들었다.

냉혹한 현실을 헤쳐나가는 데 도움이 되는 지혜를 말한『노자(老子)』에도 구부리고, 숙이는 철학이 나온다. "구부리면 목숨을 유지할 수 있다. 구부러져 있기 때문에 곧게 펼 수도 있다. 그릇은 움푹 패어 있기 때문에 물을 채울 수 있다." 구부리기 즉, '곡(曲)'이란 구부려 힘을 모으고 있는 상태를 말한다. 구부린 상태는 오래 유지할 수 있지만 곧게 편 상태는 부러지기 쉽다.

한동안 배꼽인사가 유행했고 모 정치인의 90도 각도 인사법이 화제가 된 적이 있다. 산전수전 다 겪은 정치인이 재야에서 터득한 이치가 자연이 우리에게 매일 가르쳐준 이치다. 어깨 힘 빼고, 고개 들지 말고, 부드럽게. 쉬운데 참 어렵다.

마음을 다스리게 해주는 음식

기분이 오락가락하며 짜증이 나거나 집중력이 떨어지고
침울해지는 등의 증상이 자주 있는 사람들은 초콜릿이나
과자, 사탕 등의 간식을 습관적으로 먹는 경우가 많다.
그런 경우 오히려 혈당의 변동이 심해져 뇌를 피곤하고
지치게 만든다. 혈당치가 급격히 올라가면 인슐린이
분비되어 혈당치가 낮아지게 된다. 이렇게 혈당치가 다시
저하되면 떨어진 혈당치를 높이기 위해 아드레날린이나
노르아드레날린이 분비되고 짜증, 우울, 손 떨림 등의
증상이 나타나게 된다. 이를 막기 위해서 당질을 섭취할
때는 천천히 소화 흡수되어 혈당지를 가파르게 올릴
위험이 없는 정제되지 않은 통곡류를 먹는 것이 좋다.
GI는 글리세믹 인덱스(Glycemic Index, 혈당지수)의
약자로 당질을 포함한 식품을 먹었을 때 얼마나 혈당치를
높이느냐를 수치로 나타낸 것이다. 기준은 포도당을
그대로 섭취할 때를 100으로 잡는다. GI 값이 60 이하인
음식은 혈당치를 급격히 높이지 않으므로 되도록 60
이하의 당질 식품을 선택하는 것이 좋다. 흰 빵의 GI 값은
91, 흰 쌀밥은 84인 것에 비해 메밀과 바나나는 현미와
비슷한 수준인 55 정도다.

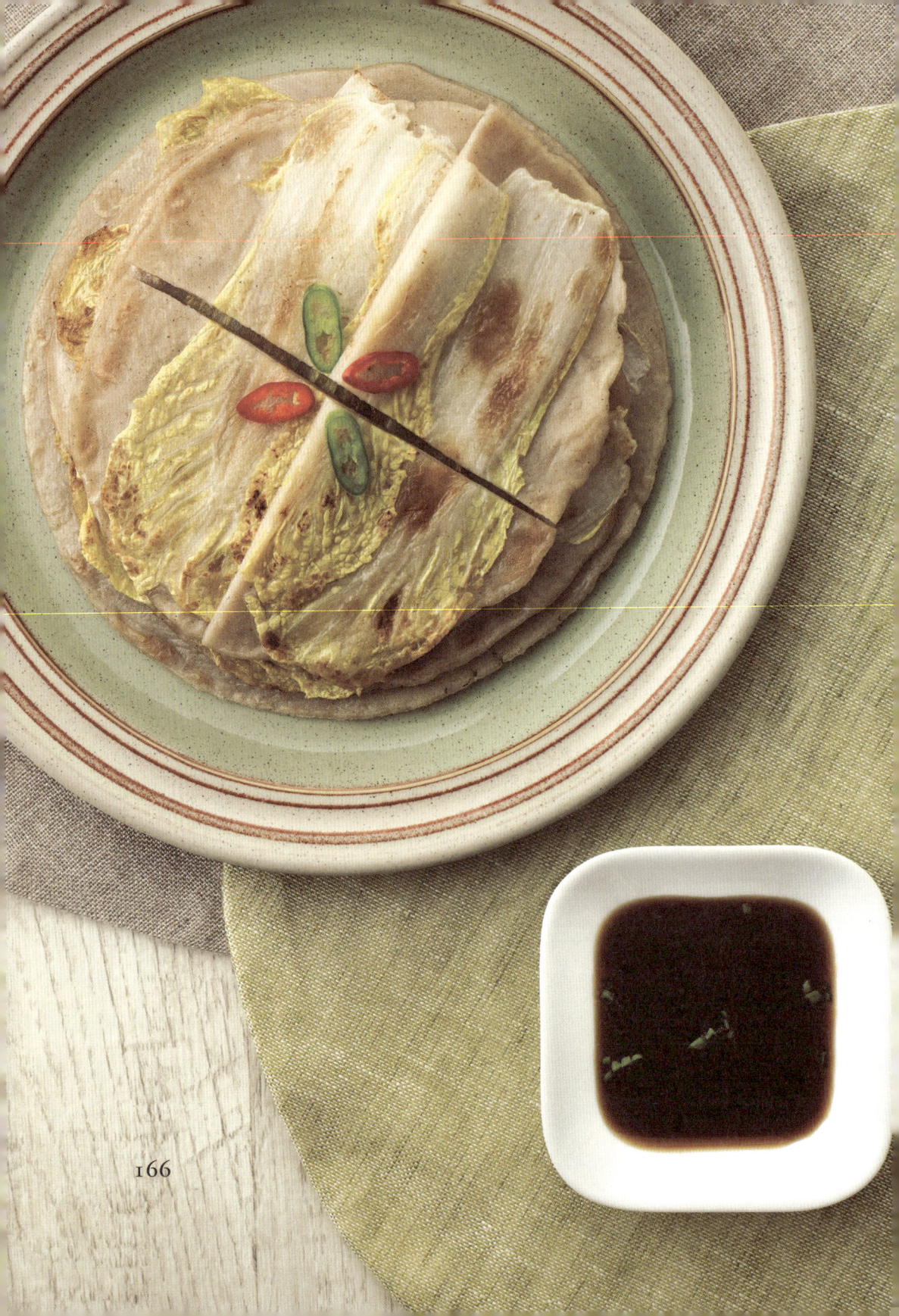

메밀

배추메밀전

재료 배춧잎 12장(120g), 메밀가루 1컵, 굵은 소금 1/2큰술, 물 2컵, 소금 1/4작은술, 풋고추 1개, 붉은 고추 1개, 식용유 적당량.

만드는 법
1. 배춧잎은 굵은 소금을 뿌려 30분간 절이고, 고추는 어슷하게 썬다.
2. 절인 배추를 끓는 물에 살짝 데쳐서 찬물에 씻은 뒤 물기를 꼭 짠다.
3. 메밀가루에 물과 소금을 넣어 잘 섞어 반죽을 만든다.
4. 배춧잎에 앞뒤로 반죽을 얇게 묻힌 다음 달군 팬에 올리고 메밀반죽을 두른 후 고추를 얹어 노릇하게 부친다.

●

배추에 소금간이 되어 있으므로 소금을 따로 넣지 않아도 된다. 배춧잎 대신 신 김치를 물에 헹궈 꼭 짠 뒤 메밀 반죽을 입혀 부쳐도 좋다.

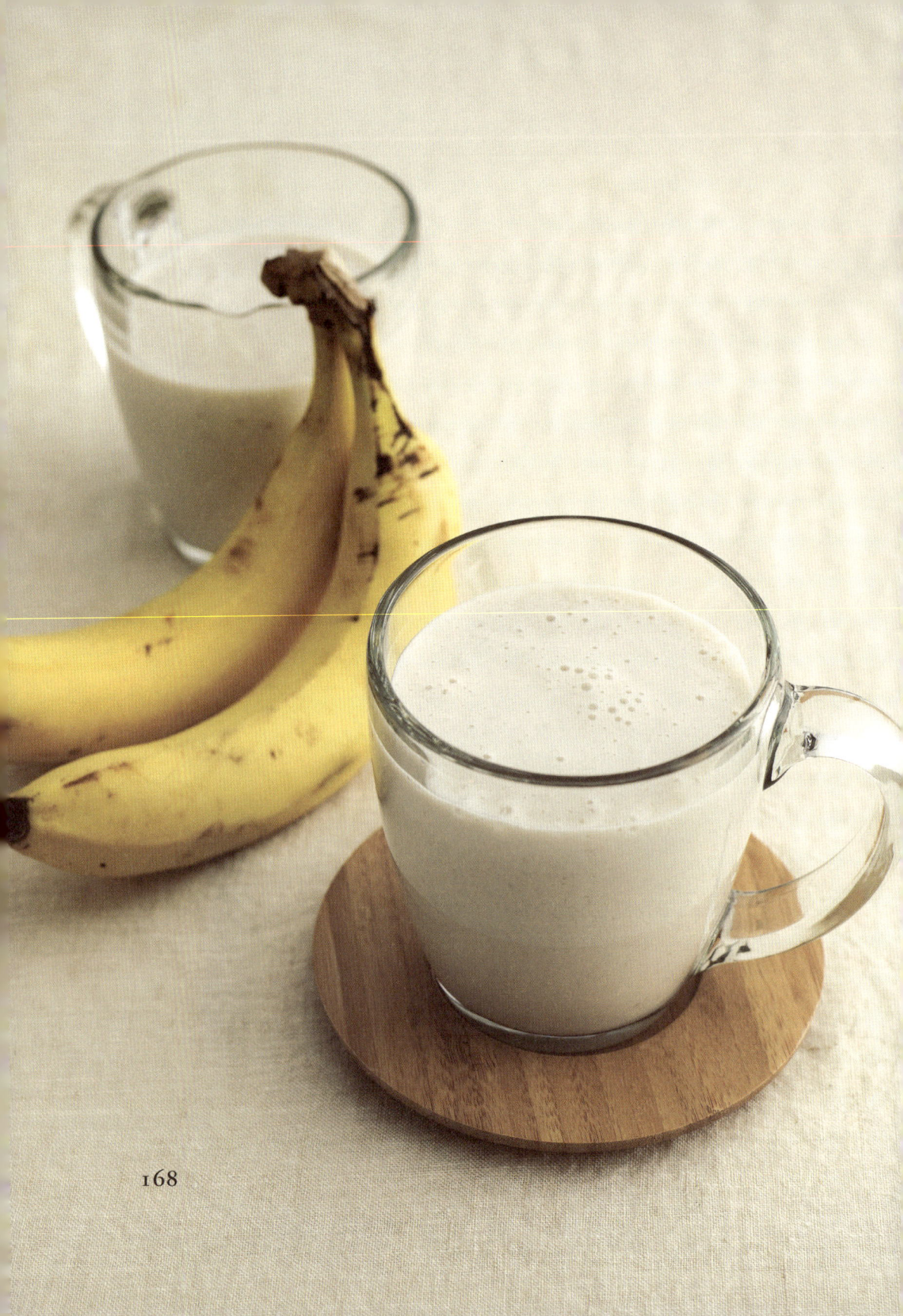

바나나

연두부 바나나 셰이크

재료   연두부 1모(200g), 바나나 2개, 우유 2컵.

만드는 법
1. 연두부는 물기를 살짝 제거한다.
2. 바나나는 껍질을 벗긴 뒤 두세 토막으로 자른다.
3. 위의 준비한 재료와 우유를 넣고 믹서에 곱게 간다.

●

삶은 고구마, 키위, 사과 등을 넣고 갈아도 좋다.
레몬즙을 바나나에 살짝 뿌려주면 바나나가 갈색으로 변하는 것을 방지할 수 있다.
기호에 따라 꿀을 첨가해도 좋다.

신부님과 낙하산

'화장실 들어갈 때 마음 다르고 나올 때 마음 다르다'는 말이 있다. 볼일을 다 보고 나면 언제 그랬냐는 듯이 태도가 변해 딴소리하는 경우에 쓰인다. 내 기도가 그랬다. 어려운 일이 있거나 힘든 일이 생기면 평소 안 하던 기도를 열심히 한다. "제발 이번 일이 잘되도록 도와주세요." "이 일만 끝나고 나면 정말 열심히 살겠습니다"라고 빈다. 그리고 나서 막상 일이 다 풀리고 나면 언제 그랬냐는 듯이 다시 원점으로 돌아간다.

몇 년 전 종합검사에서 담낭에 담석이 발견되었다. 담당 의사는 크기가 다양한 담석이 많이 들어 있으니 빠른 시일 내에 제거 수술을 하는 게 좋겠다고 했다. 별 증상도 없었고 바쁘다는 핑계로 그냥 넘어갔다. 일 년 후, 의사가 그대로 놔두면 큰 병으로 키울 가능성이 높으니 서둘러 수술을 하는 게 좋겠다고 해 바로 수술 일정을 잡았다. 인터넷을 찾아보니 담낭 제거술을 받은 환자가 마취에서 깨어나지 않아 혼수상태로 있다는 등 겁이 나는 이야기가 난무

했다. 혹시라도 잘못되면 어쩌나 겁이 나기도 하고 별별 생각이 다 들었다. 수술 날짜를 잡고 나니 모든 게 새롭게 보이기 시작했다. 그리고 내 마음이 한없이 너그러워졌다. 운전할 때 깜박이도 안 켜고 끼어드는 차가 있으면 전 같으면 신경질이 났을 텐데 무슨 바쁜 일이 있어서 그렇겠지 하고 얼른 양보를 해주게 되고, 나만 보면 이것저것 길게 물으며 말을 시켜 살짝 짜증나게 만들곤 하는 슈퍼마켓 아주머니에게도 내가 먼저 말을 걸고 살갑게 대해주었다. 흔해서 눈에 안 들어오던 노란 개나리꽃이 어찌나 예쁘던지 길에 서서 한참을 보고 또 보았다.

그리고 무엇보다 가족에게 각별하고 애틋한 마음이 들었다. 잘해주지 못하고 사소한 일에 잔소리와 불평을 늘어놓은 게 후회가 되었다. 감정을 추스르는 일도 중요하지만 현실적으로 처리할 일도 무척 많았다. 적금을 들어놓은 거며 비상금을 모아놓은 것을 어떻게 하나 고민을 하다 수술 받기 전날 입원실에서 고백을 했다. "당신한테 말 안 한 게 있는데 적금 통장과 비상금 모아둔 통장이 서랍장 두번째 서랍에 있으니 만약 내가 잘못되면 당신이 알아서 쓰세요." "쓸데없는 소리 한다. 당신이 없는데 돈이 무슨 소용이가. 당신 죽으면 내도 따라 갈 기다." "무슨 소리야. 당신이 있어야 우리 아이들을 돌보지. 그동안 내가 당신한테 잘해주지 못해 미안해요.

흑흑흑." 잠들기 전 간절히 기도했다. '수술이 잘 끝나게 해주세요. 수술만 무사히 마치면 정말로 좋은 아내, 좋은 엄마가 되겠습니다.'

무사히 수술을 마치고 컨디션이 회복되자 언제 그랬냐는 듯이 전과 같이 모든 게 되돌아갔다. 깜박이를 안 넣고 갑자기 끼어드는 차가 있으면 카레이싱이라도 하듯 그 앞으로 차를 몰고 가고, 말 많은 사람 흉을 보기도 하고, 식구들에게는 나 없는 동안 집안을 어질러놓았다고 잔소리를 했다. 그리고 괜히 통장 있다는 말을 했나 후회가 되었다.

그런 내가 너무 유치하고 한심해서 고백성사를 보았다. 신부님께서 말씀하셨다. "신학대학을 마치고 군대를 갔어요. 특전사라 비행기에서 낙하 훈련을 하는데 첫 낙하 때 너무 떨리고 겁이 나서 기도를 했지요. '하느님, 이번만 살려주시면 정말로 신앙생활 열심히 하겠습니다'라고요. 그런데 낙하에 성공하자 어깨에 힘이 팍 들어가며 다른 병사들에게 '낙하하는 거 아무것도 아니다. 슈욱~ 바람 한 번 시원하게 맞으면 끝난다'며 건방을 떨었습니다. 당연히 일상은 언제 그랬냐는 듯이 원래대로 돌아가버렸지요. 신부가 되겠다는 나도 그랬습니다. 우리는 이렇게 실수를 반복하고, 다시 반성하며 그 가운데 조금씩 나아지는 것입니다"라고. 문득 이런 생각이 들었다. 죽음을 맞이한다고 생각하니 후회되었던 많은 일들, 그리고 다시 살게 되면 꼭 이렇게 살겠다고 다짐했던 일을 '지금' 왜 못 할까. 언젠가는 피할 수 없이 맞이하게 되는데 그걸 미리 생각하고 후회하지 않도록 '지금' 행한다면 얼마나 멋진 삶이, 사람이 될 수 있을까.

마음을 가라앉혀주는 음식

파의 매운맛을 내는 알리신 같은 디설파이드 계 화합물은 신경의 흥분을 가라앉히는 것으로 알려졌다. 알리신은 비타민 B_1의 흡수를 도와 피로를 풀어주고 스트레스를 해소하는 작용을 한다. '바다에서 건진 칼슘제'라고 불리는 톳은 칼슘과 철분이 풍부하여 신경을 안정시키는 데 도움이 되는 음식이다.

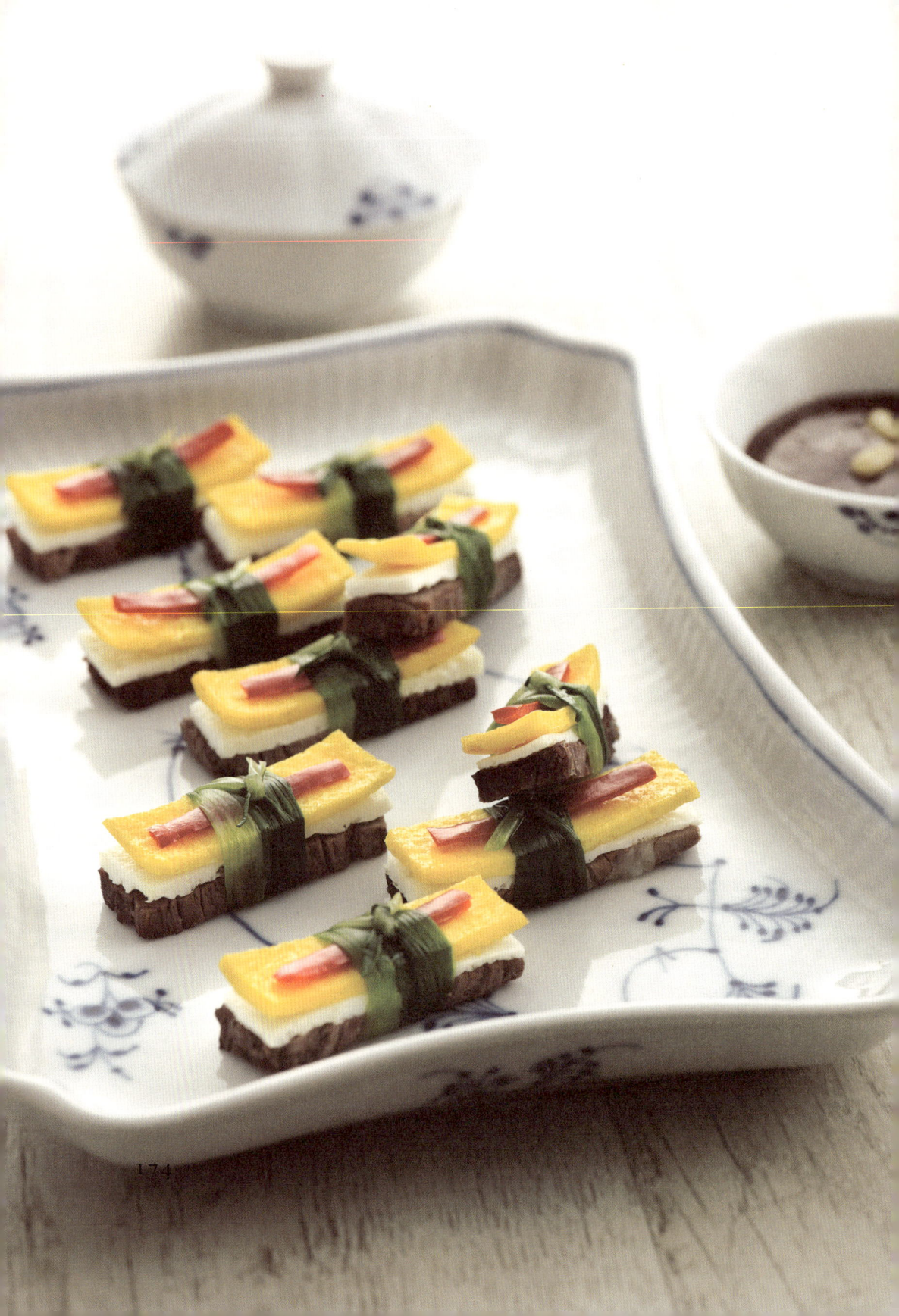

파
파강회

재료 쇠고기(양지머리) 100g, 붉은 고추 2개, 쪽파 한 움큼(30g 정도),
달걀 2개, 소금 약간.
<u>초고추장</u> 고추장 2큰술, 참기름 1/2작은술, 간장 1작은술,
설탕 2작은술, 식초 1작은술.

만드는 법
1. 쇠고기는 삶아 편육을 만들어 1.5×5×0.3cm 크기로 썬다.
2. 붉은 고추는 0.5×4×0.1cm 크기로 썬다.
3. 쪽파는 다듬어 끓는 소금물에 살짝 데친 뒤 찬물에 헹군다.
4. 달걀은 황백으로 지단을 도톰하게 부친 후 편육 크기로 썬다.
5. 편육, 지단, 붉은 고추를 겹쳐서 가지런히 잡고 쪽파로 감싸서 묶어준다.
6. 초고추장을 만들어 파강회와 곁들여 낸다.

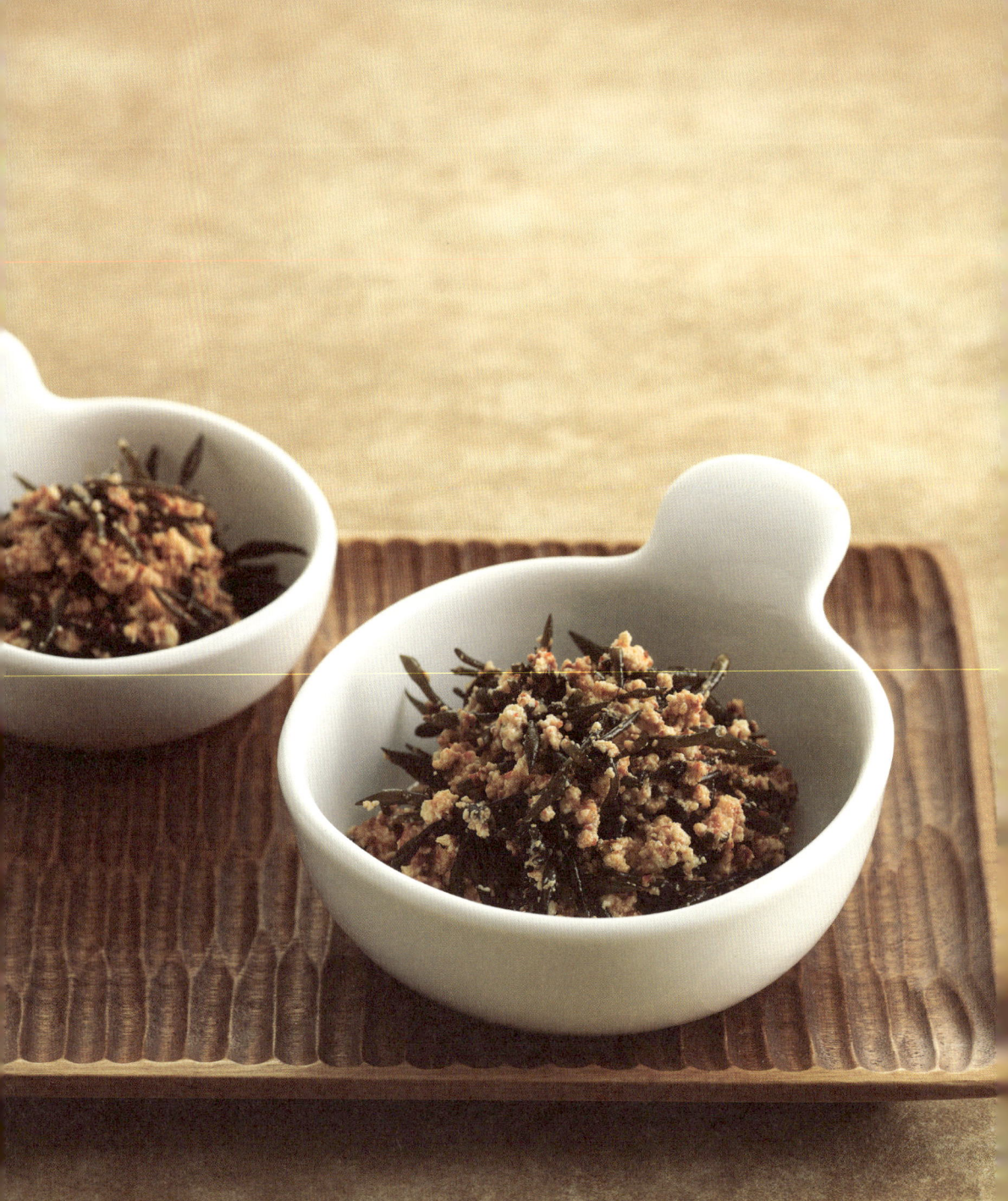

톳
톳두부무침

재료 톳 50g, 두부 1/4모(100g).
<u>양념</u> 고춧가루 1큰술, 올리고당 1/2큰술, 식초 1/2큰술,
다진 마늘 1작은술, 참기름 1/2작은술, 깨소금 약간.

만드는 법
1. 톳은 찬물에 씻어 물기를 제거하고 끓는 물에 살짝 데친 뒤 먹기 좋은 크기로 잘라놓는다.
2. 두부는 키친타월로 물기를 제거한 후 칼등으로 으깬다.
3. 준비된 톳과 두부에 분량의 양념을 넣어 간을 한다.

터키 참전용사와 고추장

2009년 1월, 터키 이스탄불에서 차로 세 시간 거리에 있는 이즈미트에서 특별한 행사가 열렸다. 현대자동차 터키 공장의 현지인 조리사들에게 한국음식을 가르쳐서 그들이 조리한 우리 음식을 맛보는 시식회 겸 한국 문화의 밤 행사가 열린 것이다. 직원들에게 맛있고 영양 있는 음식을 제공하는 것은 복지 수준을 높이면서 업무 효율도 높이는 아주 효과적인 방법이다. 현지인들에게 우리 음식을 소개해 그들이 우리 문화에 관심을 갖게 되면 자연히 우리 자동차를 만드는 데 정성이 더 들어가게 된다.

  많은 초청인사들 중 한국전쟁에 참전한 용사들이 눈에 띄었다. 팔순을 넘긴 노인들이 참전용사임을 상징하는 무공(武功)훈장이며 배지를 달고 자리를 빛내주었고 주최 측에서는 예우를 갖춰 메인테이블에 자리를 배정했다. 식사가 시작되어 현지인 조리사들이 우리에게 배워서 만들어낸 비빔밥이 주 메뉴로 올랐다. 내 옆에 앉은 참전용사 할아버지께서 고추장을 듬뿍 밥 위에 쏟아부어 나는 깜짝 놀라 말했다. "고추장은 굉장히 매워서 그렇게 많이 넣으면 드시기 어렵습니다. 반만 넣으셔도 충분해요." 그러자 퇴역 노병은 "난 이 고추장이 얼마나 반가운지 몰라요. 고추장을 먹으면 힘이 납니다. 내게 고추장은 그 어느 비타민보다 강력한 힘을 가진 울트라 메가 파워 푸드랍니다" 하시는 것이었다.

이어지는 그의 이야기를 듣고서야 이해가 되었다. 터키 할아버지는 스무 살 때 한국에 전쟁이 났다는 소식에 자원해 참전했다. 전투에서 인민군에 밀려 후퇴를 하다 거의 모든 전우가 전사를 하고 혼자 고립된 그는 낮에는 바위 아래나 풀섶에 죽은 듯이 숨어 있다가 밤이면 어딘지도 모르는 곳으로 걷고 또 걸으며 도망을 쳤다고 한다. 가도 가도 아군을 만나지 못하고 겨우 인가를 발견했는데, 모두 피란가고 쥐새끼 한 마리도 없는 텅 빈 마을이었다. 겨우 우물물을 퍼 마시고 그대로 쓰러져버렸는데 얼마나 지났을까 눈을 떠 보니 하얀 옷을 입은 사람이 입에 뭔가를 떠넣어주고 있더라는 것이다. 귀신인가 아님 이미 하늘나라에 와서 만난 천사인가 비몽사몽간에 보니 젊은이들은 모두 피란을 가고 마을에 혼자 남은 할머니였다. 할머니에게야말로 귀신처럼 보였을 파란 눈에 노란 머리털을 가진 외국인에게 뒤뜰에 묻어둔 쌀독에서 꺼낸 쌀로 미음을 끓여 먹여 기진하여 쓰러져 있던 터키 병사의 눈을 뜨게 한 것이었다.

기력이 회복될 때까지 할머니와 며칠을 보내게 되었는데 먹을 것이라곤 쌀 몇 톨에 까맣게 섞은 보리밥과 무지 맵고 짠 빨간 소스(고추장)가 전부였다. 할머니가 뭐라 뭐라 알아듣지 못하는 말을 하면서 고추장에 비벼준 밥을 먹고 낯선 나라의 전쟁에 참전한 젊은이는 기운을 차렸고 고국에 '살아서' 돌아갔다.

그후 터키 참전용사에게 고추장은 소울 푸드가 된 것이다. 지쳐 있을 때, 힘들 때 가장 생각나는 건 사랑과 정이 담긴 음식이다. 사과 한 알, 무말랭이무침 한 쪽에도 봄의 언 땅을 뚫고 여름의 햇볕과 가을의 바람을 맞으며 겨울의 추위를 오롯이 이겨낸 장한 기운과, 그것을 갈무리한 농부의 정성, 그리고 음식을 장만한 이의 사랑이 들어가 있다. 그래서 우리는 먹으면, 그 어떤 어려움도 견뎌낼 수 있는 힘을 얻게 된다.

마음을 위로해주는 음식

녹차에 들어 있는 카페인은 기억력, 판단력, 지구력을
높여주며 두통을 억제하고 심장의 활동을 왕성하게
한다. 녹차에 들어 있는 카테킨, 데오피린, 데아닌 성분이
불면증 같은 카페인으로 인해 생길 수 있는 부작용을
막아주는 역할을 한다. 고추장에는 전분 분해효소
아밀라아제와 단백질 분해효소, 프로테아제 등의
소화효소가 들어 있어 소화를 돕는다. 예로부터 귀한
식품으로 여겨졌던 고추장에 풍부한 캅사이신은 에너지
대사와 관련된 교감신경을 활성화해 열량 소모를 늘려
체지방이 몸속에 쌓이는 것을 막아준다.

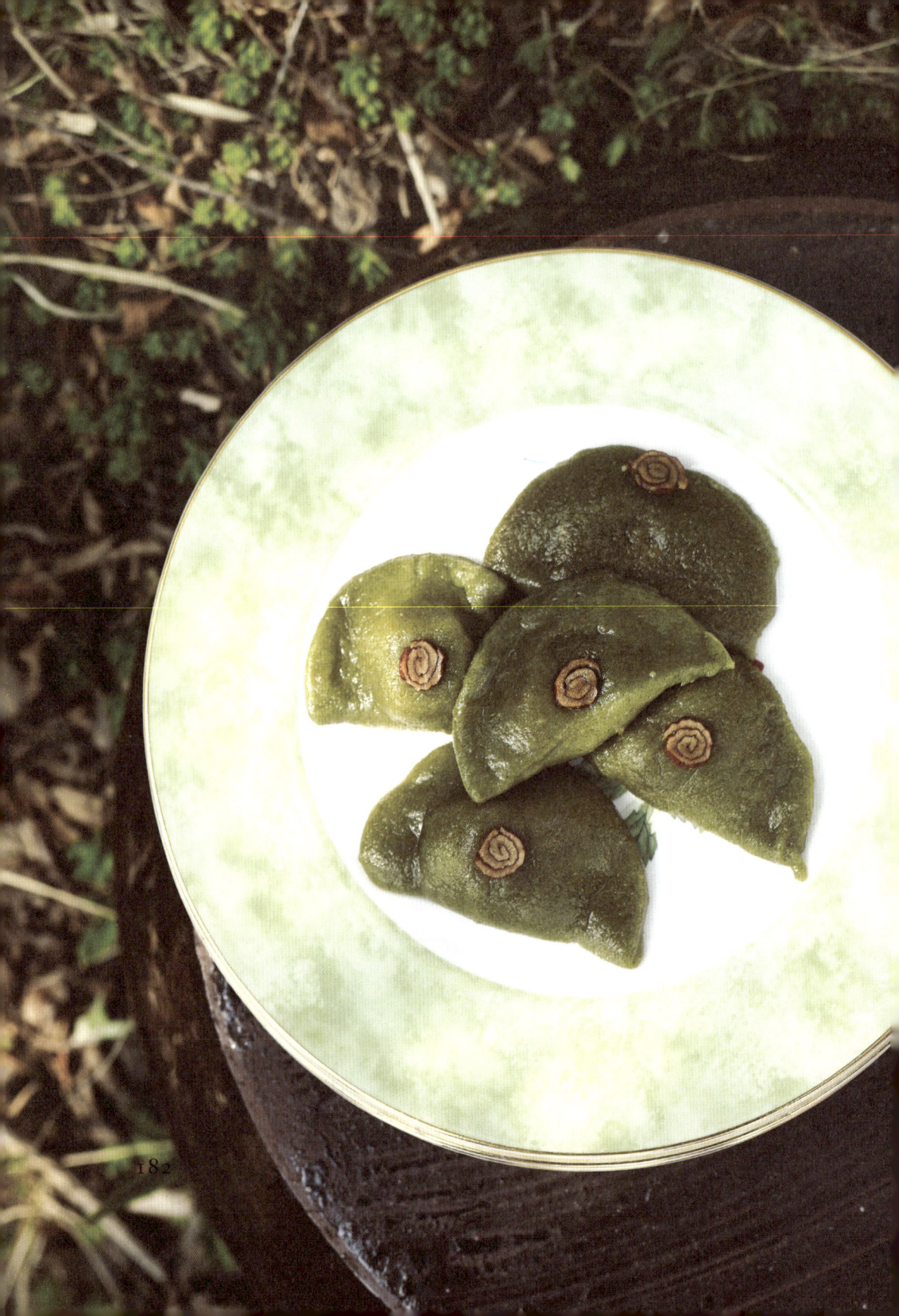

녹차

녹차부꾸미

재료 찹쌀가루 3컵, 녹차가루 1큰술, 설탕 2큰술, 소금 약간, 대추 2개, 팥소 100g.

만드는 법
1. 찹쌀가루에 녹차가루와 설탕, 소금을 넣고 잘 섞은 뒤 뜨거운 물로 익반죽하여 동글납작하게 빚는다.
2. 대추는 씨를 빼고 돌돌 말아 얇게 썰어 대추꽃을 만든다.
3. 반죽을 동그랗게 빚어 가운데에 밤톨 크기로 떼낸 팥소를 넣고 납작한 반달 모양으로 만든다.
4. 팬에 식용유 두르고 3의 반죽을 숟가락으로 누르면서 지진다.
5. 지져낸 부꾸미 표면에 대추꽃으로 장식한다.

●
고명으로 잣을 더해도 좋다.

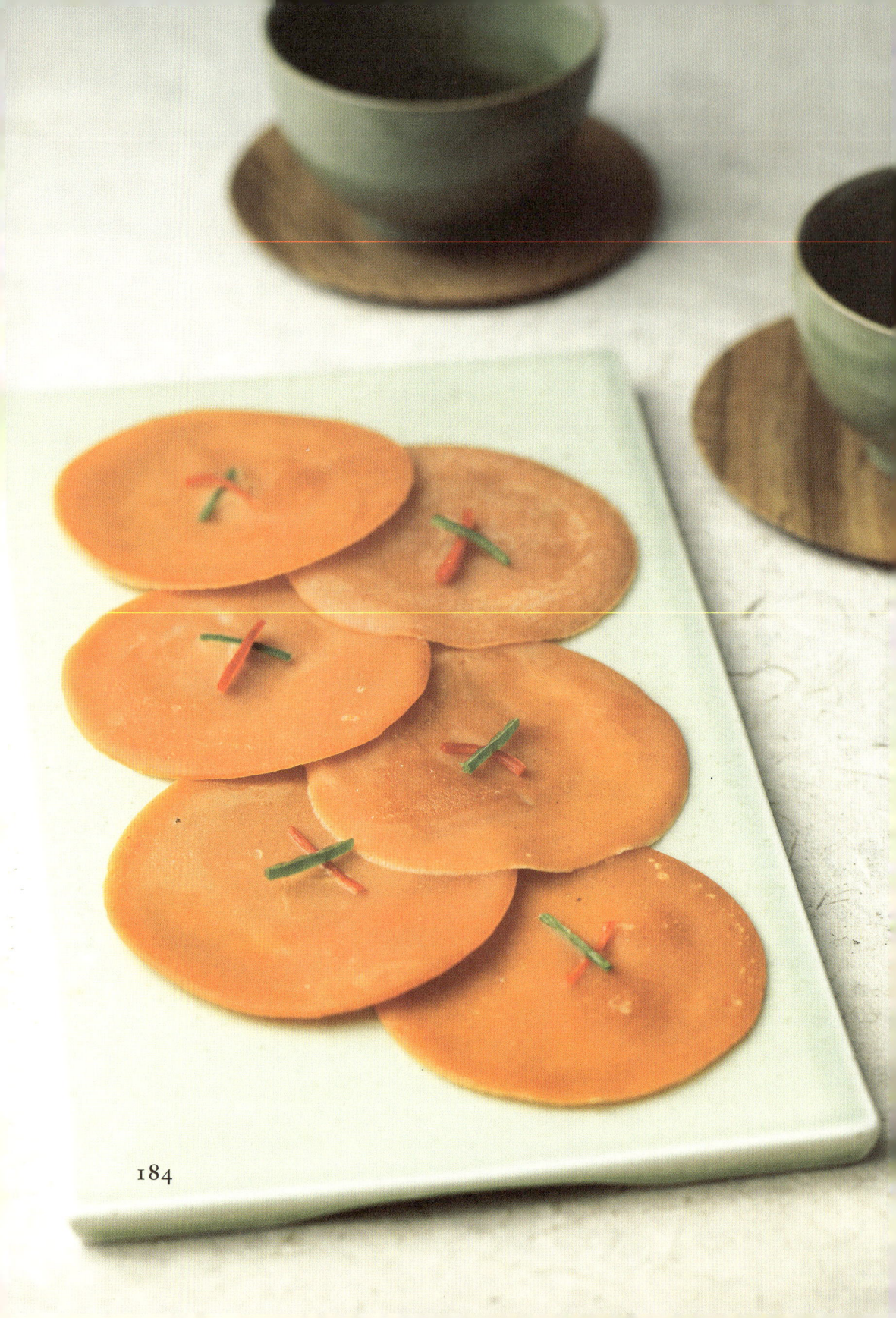

고추장

고추장떡

재료
고추장떡 반죽 밀가루 1컵, 고추장 1큰술, 물 3/4컵.
고명 풋고추 1개, 붉은 고추 1개.

만드는 법
1. 큰 볼에 분량의 재료를 섞어 고추장떡 반죽을 만든다.
2. 고명용 풋고추와 붉은 고추는 2cm 길이로 채 썬다.
3. 프라이팬에 기름을 두르고 반죽을 한 수저씩 떠서 위에 고명을 얹어 지져 낸다.

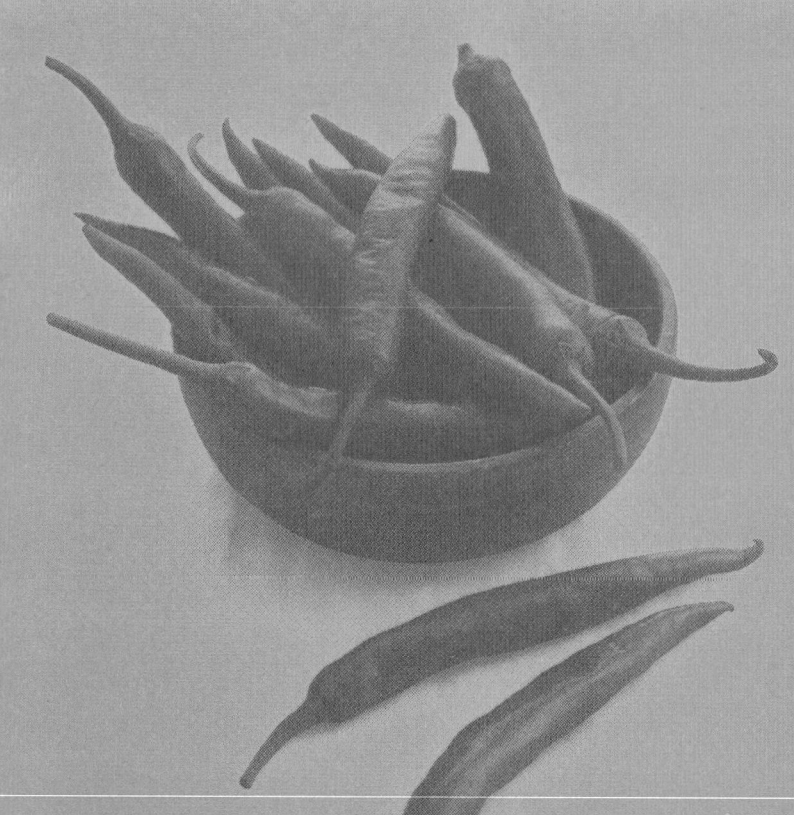

노화를 예방하는 음식
현미채소밥
다시마꼬마김밥

기억력을 높여주는 음식
봄동사과겉절이
검은콩곤약조림

피로회복에 도움이 되는 음식
유자 슬러시
매실 젤라

활력을 주는 음식
양파김치
부추전

젊음을 유지시켜주는 음식
피망잡채
냉이두부 수프

감정의 뇌를 활성화시키는 음식
대추밤단자
시래기보리솥밥

스트레스를 날려주는 음식
귤연두부 샐러드
키위잼

뇌를 활기차게 하는 음식
시래기꽁치지짐
홍합죽

마음을 열어주는 음식
파래무무침
무나물

극복의 힘을 주는 음식
미역들깻국
고구마밤맛탕

3. 활력을 주는 음식

음식을 먹는 것은
정(情)을 먹는 것입니다.
추억을 쌓는 것입니다.
사랑을 주고받는 것입니다.

그 속에는 그 어느 것보다도 강력한
치유의 힘이 있습니다.

시아버지의 선종기도

죽음을 이기고 부활하신 주님,

저에게 선종하는 은혜를 주시어

죽음을 맞는 순간에도

영원한 천상 행복을 생각하고

주님을 그리워하며

기꺼이 죽음을 받아들이게 하소서.

아멘.

시아버님의 책상 위에 붙어 있는 선종기도를 보고 가슴이 먹먹해지고 코끝이 찡해져서 한참을 앉아 있었다.

구순(九旬)을 바라보는 연세이시니 늘 건강을 염려하며 지내고 있기는 하지만 당신이 손수 프린트해서 붙여놓으신 기도문을 보니 맞이해야 할 이별이 벌써부터 두렵고 슬프게 느껴진다. 며느리 사랑은 시아버지라는 말도 있지만 나만큼 시아버지의 사랑을 받은 며느리는 드물 것 같다. 첫 상견례 날 "둘 다 선생이고 바쁘니 중간고사 기간에 식을 올리기로 하자"시며 바로 결혼을 결정하시고는 지금까지 삼십 년을 지극정성으로 보살펴주시고, 극진한 사랑을 주셨다. 지난 해 학교 일로 힘들어할 때는 노구를 이끌고 매일 새벽 미사에 나가 기도를 해주시고 이메일과 핸드폰 문자로 기도와 위로의 말씀을 보내주셨다.

식생활이며 모든 일상을 워낙 철저하게 관리하시는 분이라 특별히 편찮으신 일 없이 지내왔으나 요즘은 자주 기력을 잃으시고 식사를 못 하시는 일이 잦아 걱정이 크다. 언제나 곁에 계실 거란 착각 속에 이 다음에, 이 다음에…… 미루다보니 늠름한 풍채는 다 없어지고 잎을 떨군 겨울나무처럼 앙상하게 마른 모습으로 남아 계신다.

서울과 부산에 떨어져 지내다 생신이나 명절에 고작 하루나 이틀 찾아뵈어도 "매일 힘들게 지내는데 여기서라도 쉬다 가거라. 우리 집 부엌은 남성용 부엌이라 윤혜 어미는 출입금지다"라고 하시며 부엌 일은 남편을 시키시거나 손수 달걀 프라이도 해주시고 내가 좋아하는 누룽지도 끓여주신다.

마치 여행을 떠날 때 기차표를 예약해놓듯이 고향 선산에 당신이 묻힐 자리도 준비해놓으시고 모든 주변 정리를 해놓으셨다.

젊을 때는 부모님은 언제나 우리 곁에 계셔주실 거 같았다. 그저 내 삶에 혼이 빠져 지내느라 매일 숨 쉬는 공기처럼, 마시는 물처럼 그 귀함과 존재의 중요성에 대해서 인식하지 못하고 지냈다. 그러다 어느새 이별을 준비하고 계신 아버님을 뵈니 가슴이 먹먹해진다.

얼마 전 혼자 계시던 어머니를 여읜 친구가 "영실아, 나 이제 고아가 되었어. 엄마 아버지가 너무나 보고 싶어"라며 엉엉 울었다. 정신이 번쩍 들었다. 그리고 탁상용 달력에 메모를 붙여놓았다. '전화 드리기.' 운동 스케줄처럼 정해진 요일 정해진 시간에 양쪽 부모님께 규칙적으로 전화를 드렸다. "바쁜데 끊거라" 하시던 아버님께서 깜빡 잊고 다음날 전화를 드렸더니 "별일 없냐? 전화가 없어 걱정했다"고 하신다. "어서 끊어라. 종일 일하느라 힘들었을 텐데 말 많이 하면 기운 빠지느니라" 하시면서도 재잘재잘 수다를 떨어드리면 "옳지, 옳지, 우리 한 교수가 최고다" 하시며 목소리가 밝아지신다. 친정 부모님께도 똑같이 전화를 드리고 가능한 한 자주 찾아뵈려고 노력한다.

어머니 표현에 의하면 평생 '거리 귀신'이 붙어 바쁘게 돌아다니시던 아버지도 팔순이 넘고 가까운 지인들이 대부분 돌아가시자 대부분의 시간을 집에서 보내신다. 오히려 평생 집안일을 하며 집에만 계시던 엄마는 친구들과 바쁘게 사교생활(?)을 즐기신다. 친정에 들러도 딸들은 안방에 들어가 엄마하고만 이야기꽃을 피운다.

아버지는 거실에서 혼자 텔레비전을 보시거나 우리가 데리고 온 강아지와 놀아주신다. 엄마와 딸들이 장을 보러 나가려면 "나도 갈까" 하신다. 그럼 우린 "미장원에도 가야 하니 아버지는 집에 계세요. 가능한 한 일찍 들어올게요" 합창을 하고 나간다. 그것도 바꿨다. 어디든 엄마랑 외출할 때면 아버지도 모시고 나간다. 귀찮다고 사양하시던 아버지도 우리가 나갈 차비를 하면 얼른 옷을 갈아입고 나오시며 "오늘은 내가 밥 산다"고 하신다. 물주를 두고 나갈 수는 없는 법. 한때, 엄마를 속상하게 한 아버지가 미워 이 담에 엄마만 잘해드려야지 했는데 세월이 지나고 나니 아버지가 더 마음에 짠하다.

아기였던 우리가 어른이 되고, 어른이었던 부모가 아기가 되는 게 인간의 삶인 거 같다. '어버이 살아 계실 제 섬기기를 다하여라. 지나간 후면 애닯다 어이 하리, 평생에 고쳐 못할 일은 이뿐인가 하노라.' 이미 고등학교 때 송강 정철의 시를 통해 부모에 대한 효(孝)를 다할 것을 배웠건만 그동안 실행하지 못하고 지내온 게 후회가 된다.

더 늦기 전에 전화도 자주 하고, 자주 찾아뵙고 재롱을 많이 떨어드리기로 했다. 꽃이 진 뒤에야 봄인 줄 알게 되는 어리석음을 범하지 않기 위해.

노화를 예방하는 음식

노화의 원인이 활성산소에 기인한다는 학설이 인정됨에 따러 이를 조절할 수 있는 물질인 항산화제 성분이 들어 있는 음식들이 주목을 받고 있다. 현미 속의 토코트리에놀은 항산화제인 토코페롤보다 항산화작용이 40~60배 강한 것으로 알려졌다. 이는 세포 기능의 약화를 억제해 노화를 저지하는 역할을 한다. 또한 현미에 들어 있는 옥타코사놀 성분은 글리코겐 축적량을 증가시켜 체력과 기초대사를 증진하고 근육기능을 향상하는 데 효과가 있다. 진시황이 찾던 불로초로 알려진 다시마에 들어 있는 알긴산이라는 해조 식이섬유소와 다양한 무기질은 콜레스테롤 수치와 혈압을 낮춰주며 신진대사를 도와준다. 미끈미끈한 성질을 가진 점성 다당류인 알긴산은 장벽을 자극해 장의 운동을 활발히 해주고 배변을 쉽게 해준다.

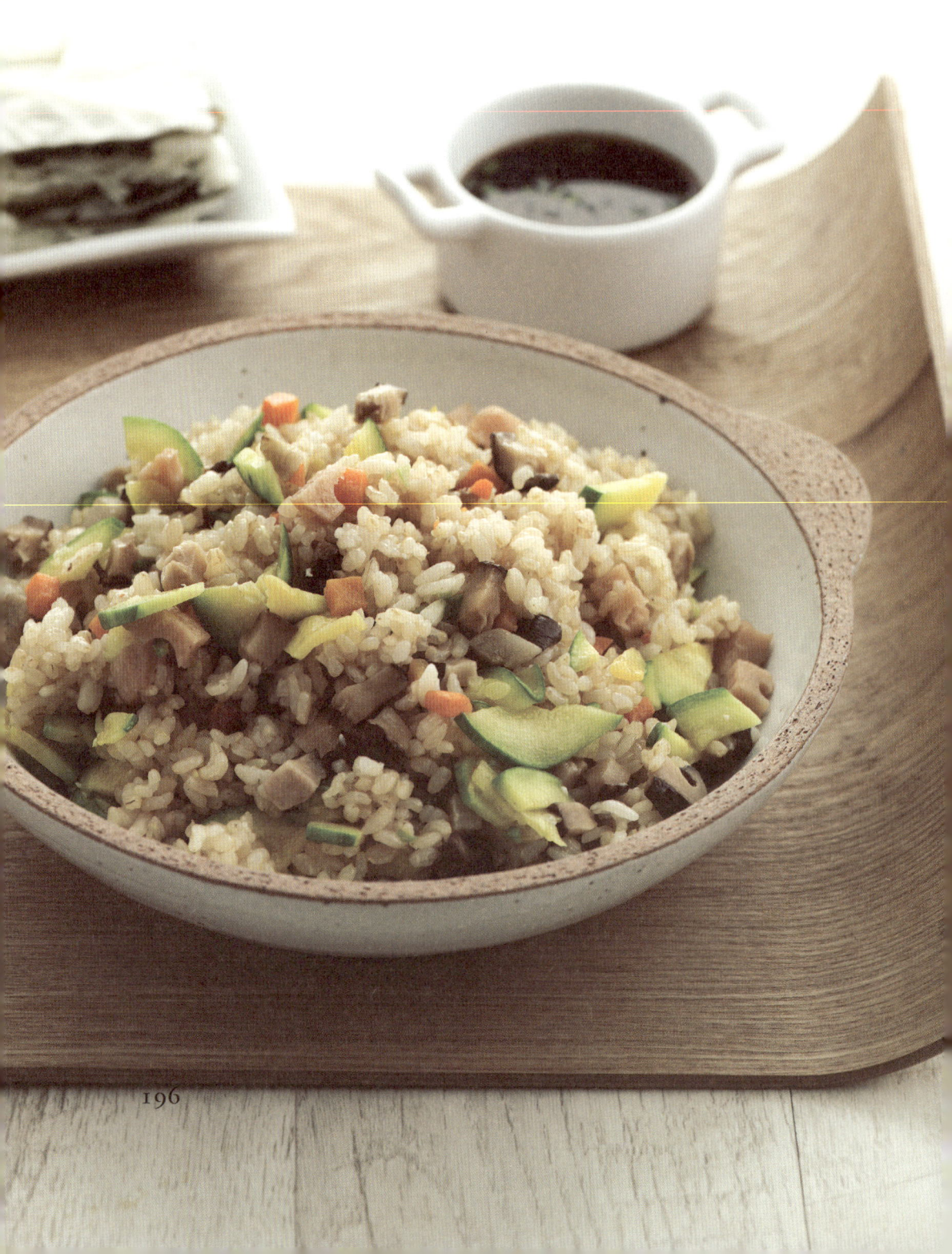

현미

현미채소밥

재료 현미 2컵, 멥쌀 1컵, 마른 표고버섯 5개, 연근 5cm 크기 1토막(50g),
우엉 20cm 크기 1토막(50g), 당근 5cm 크기 1토막(50g), 애호박 1/4개,
다시마물 3컵 반(다시마 5×10cm 2장에 물 4컵 넣고 끓인 것).
<u>양념장</u> 간장 2큰술, 맛술 2큰술, 고추장아찌 2개, 실파 1작은술.

만드는 법
1. 현미와 멥쌀은 깨끗이 씻어 물에 30분 정도 불린다.
2. 표고버섯은 물에 불려서 물을 꼭 짠 뒤 굵게 다진다. 연근, 우엉, 당근은 껍질을 벗겨 굵게 다지고, 애호박은 반달 모양으로 썬다.
3. 고추장아찌와 실파는 송송 썰어 간장과 맛술과 섞어 양념장을 만든다.
4. 냄비에 현미, 멥쌀, 표고버섯, 연근, 우엉, 당근, 애호박, 다시마물을 넣어 밥을 짓는다. 뜸이 들면 주걱으로 뒤섞어준다. 양념장을 곁들여 먹는다.

● 마른 표고버섯을 너무 많은 양의 물에 불리면 표고버섯의 맛과 향이 빠지므로 표고버섯이 잠길 정도의 물에 불리는 것이 좋다. 표고버섯을 빨리 불려야 할 때는 미지근한 설탕물에 담가 불린다. 양념장에 고추장아찌 국물을 넣으면 더욱 맛이 좋다.

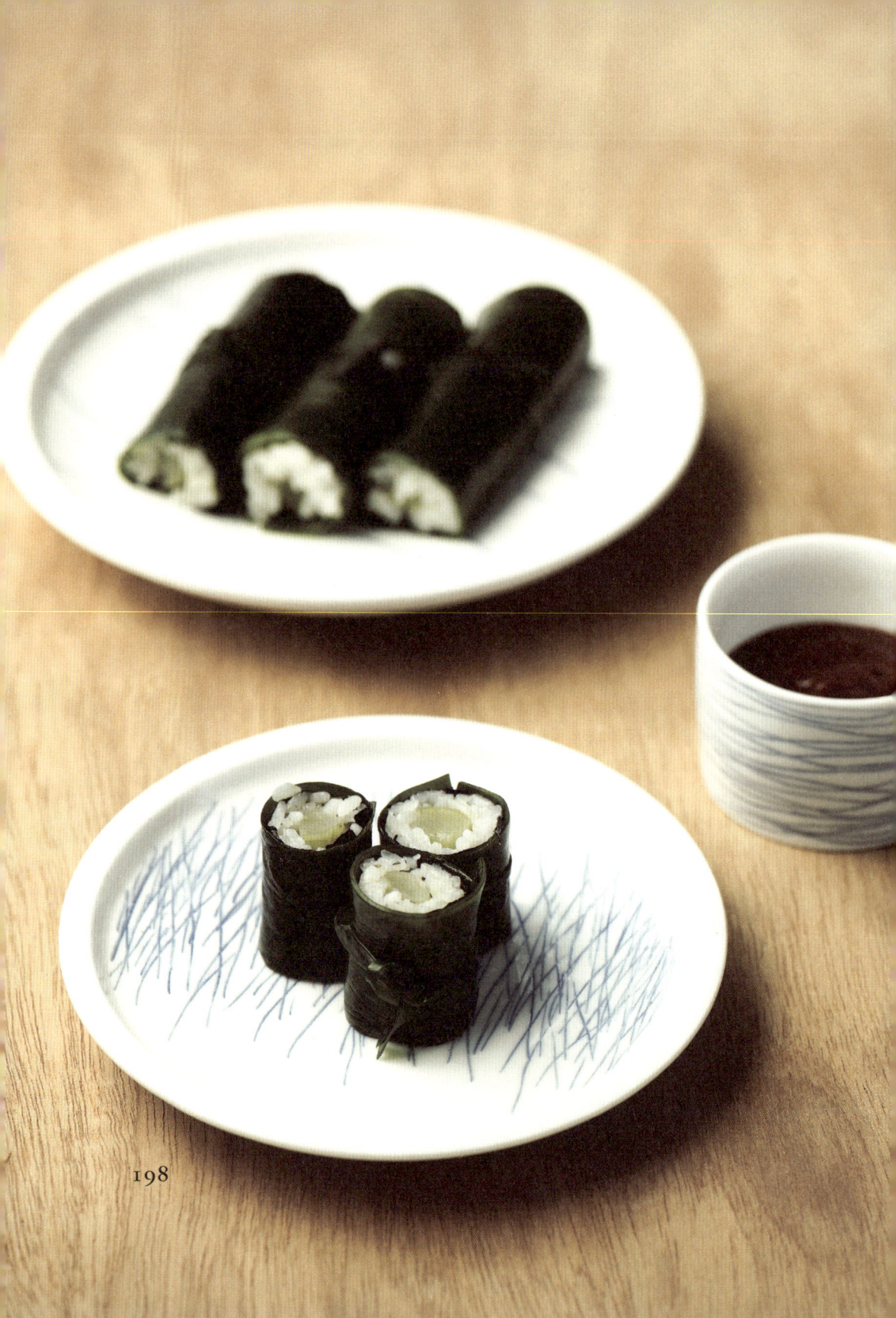

다시마

다시마꼬마김밥

재료 쌈다시마 200g, 밥 4공기, 김 4장, 오이장아찌 50g, 소금 약간, 참기름 약간, 깨소금 약간.

만드는 법
1. 쌈다시마는 끓는 물에 데쳐 찬물에 담갔다가 물기를 뺀 후 김 길이로 자른다.
2. 밥에 소금, 참기름, 깨소금을 넣어 비빈다.
3. 오이장아찌는 채 썬다.
4. 김발에 쌈다시마와 김을 깔고 밥을 골고루 편 다음 중앙에 오이장아찌를 올려 돌돌 말아준다.

치매 초기 증상?

치매를 앓는 배우자 또는 부모를 간병하느라 온 가족이 힘든 생활을 하다 일어나는 충격적인 사건 사고가 연일 신문의 사회면을 채우고 있다. 다른 병도 그렇지만 치매는 가족을 무척 힘들게 하는 병이다. 엄마는 그 옛날에 백수(白壽)를 하시고 돌아가실 때까지 크게 편찮으시지 않고 좋은 기억력을 유지하셨던 외가 어른들의 섭생 비결이 검은콩에 있다고 하셨다. 그래서인지 엄마는 밥에 콩을 두어 지을 뿐만 아니라 콩누룽지, 콩강정, 두유, 콩국수 등도 자주 해주셨다. 그러나 식품영양학적으로 콩의 영양을 강조하는 나 자신은 바쁘다는 핑계로 잘 챙겨먹지 않았다.

    엄마는 지금도 "우리 영실이는 지우개 하나도 잃어버리지 않고 학교를 다녔다"고 자랑하신다. 나와 가까이 생활을 한 조교, 비서 그리고 동료 교수들은 내가 기억력이 너무 좋아 불편하다고 할 정도다. 이렇게 누구보다 기억력은 자신이 있던 내게 건망증이라고 하기에는 너무나 어이없는 일이 일어났다. 동료 교수가 모친상을 당해 학교에서 멀리 떨어진 병원에 문상을 가야 했다. 눈길에 운전을 하고 가기도 자신이 없고 택시를 타려니 예전에 추운 날에 택시를 못 잡아 몹시 고생했던 일이 있어 한참을 망설였다. 그러다 차를 가지고 갔다. 병원 주차장에 주차를 하고 빈소에 들렀다. 문상을 하고 손님들과 얘길 나누다 현관을 나오니 빈 택시가 서 있는 것이었다. 이런 행운이 나에게 오다니 하며 신나게 차에 올랐다. 기사 아저씨가 나를 보더니 〈비타민〉에 나온 교수님이 아니냐며 영양 상담을 시작했다. 뒤늦게 주차장에 차를 두고 온 걸 깨달았지만 무척이나 반가워하며 애기 보따리를 풀어놓은 아저씨께 부끄러워서 차마 차를 두고 온 걸 잊었다는 말을 못 했다. 택시에서 내려 다른 택시를 잡아타고 되돌아가 주차한 차를 끌고 왔다. 이건 건망증 수준을 넘어 치매에 걸린 건 아닌가 하는 생각이 들어 내내 불안했다.

혼자 고민을 하다가 후배 교수에게 상담을 했다. 내 이야기를 들은 그는 깔깔 웃으며 "선배 나이에 있을 수 있는 흔한 일이예요, 걱정 마세요" 하는 것이었다. "자기 일 아니라고 그러는 거 아니다. 난 정말 심각하거든" 하니 "내가 친 사고에 비하면 선배 일은 애교니까 잊으세요" 했다. 동병상련의 반가운 마음에 후배 이야기를 해달라 했다. 흉볼까봐 극구 말을 안 하겠다는 그를 설득해서 얘길 들었다. 어느 날 아들아이가 학원에서 잔뜩 화가 난 얼굴로 집에 돌아왔단다. 어쩐 일인가 하고 물으니 전날 용돈을 달라고 하니 아침에 준다고 하고는 엄마가 깜빡 잊고 아침 일찍 나가버리는 바람에 돈이 없어 집에 밥 먹으러 왔다는 것이다. 미안한 마음에 아이에게 밥을 어떻게 해줄까 하고 물으니 "시간 없으니 비벼주세욧!" 소릴 지르고 화장실에 들어갔단다. 얼른 부엌으로 들어가 달걀 프라이를 얹어 급하게 밥을 비벼서는 그만 자기가 먹어버렸다고 했다.

우리는 서로의 이야기를 듣고 서로의 흉을 보며, 시로를 위로하며, 눈물이 나도록 웃었다. 그 일 이후 더이상의 사고는 없었고 다행히 다시 좋은 기억력을 유지하게 되어 마음을 놓았지만 그 일은 검은콩을 챙겨먹고 평소의 식생활을 점검하게 된 계기가 되었다. 치매를 예방하기 위해서는 무엇보다 체력을 튼튼하게 유지해주고 기억력 향상에 도움이 되는 좋은 식품을 꾸준히 섭취하는 것이 중요하다.

기억력을 높여주는 음식

뇌에 영양공급이 잘 되지 않으면 뇌 신경세포의 수와 크기가 줄어들고 신경전달물질의 생산이 감소한다. 이렇게 되면 기억장애, 언어장애, 신체장애가 생길 뿐만 아니라 성격과 감정까지 변할 수 있다. 사과에 들어 있는 케르세틴 같은 항산화물질은 뇌세포 손상을 억제하는 데 탁월한 효과가 있다. 검은콩은 400년 전 중국 명나라 때 의서(醫書) 『본초강목』에도 혈액순환을 활발히 하고 모든 독을 푼다고 나와 있는 건강식품이다. 검은콩에 들어 있는 레시틴은 세포의 활성화, 뇌기능 향상과 노인성 치매 방지 등의 중요한 작용을 한다.

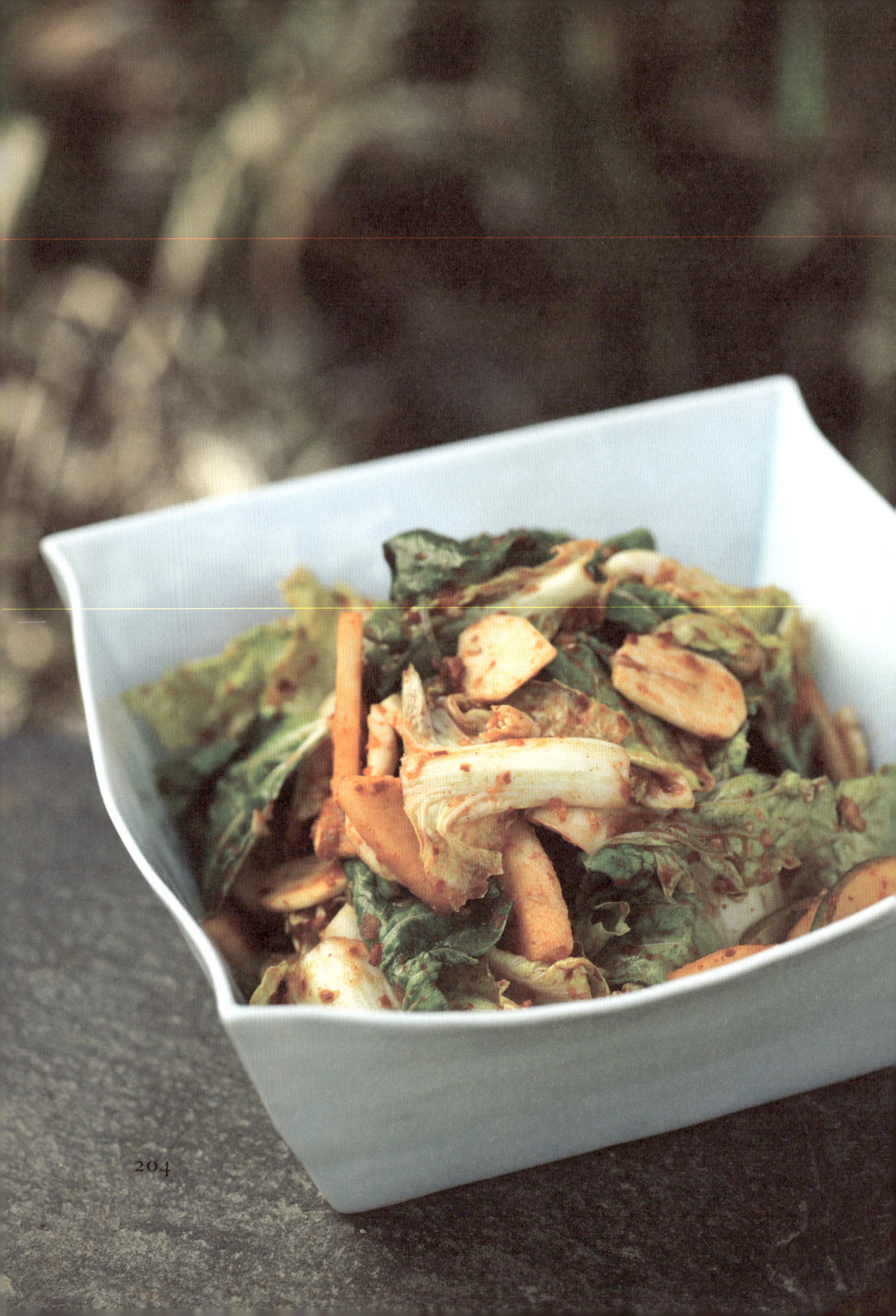

사과
봄동사과겉절이

재료   봄동 200g, 사과 1/2개, 깐 밤 3개, 풋고추 1개, 통깨 조금.
겉절이 양념 고춧가루 2큰술, 멸치액젓 1큰술, 물 4큰술, 참기름 1큰술, 다진 파 1큰술, 설탕 1/2큰술, 다진 마늘 1작은술.

만드는 법
1. 봄동은 잎을 나누어 잘 씻어 한입 크기로 어슷하게 저며 썬다.
2. 사과는 3등분하여 씨 부분을 제거하고 부채꼴 모양으로 납작하게 썬다.
3. 깐 밤은 편으로 썰고, 풋고추는 3cm 길이로 곱게 채 썬다.
4. 큰 볼에 봄동, 사과, 밤, 풋고추를 넣고 양념장으로 살살 버무려 무친 후에 통깨를 살짝 뿌려 낸다.

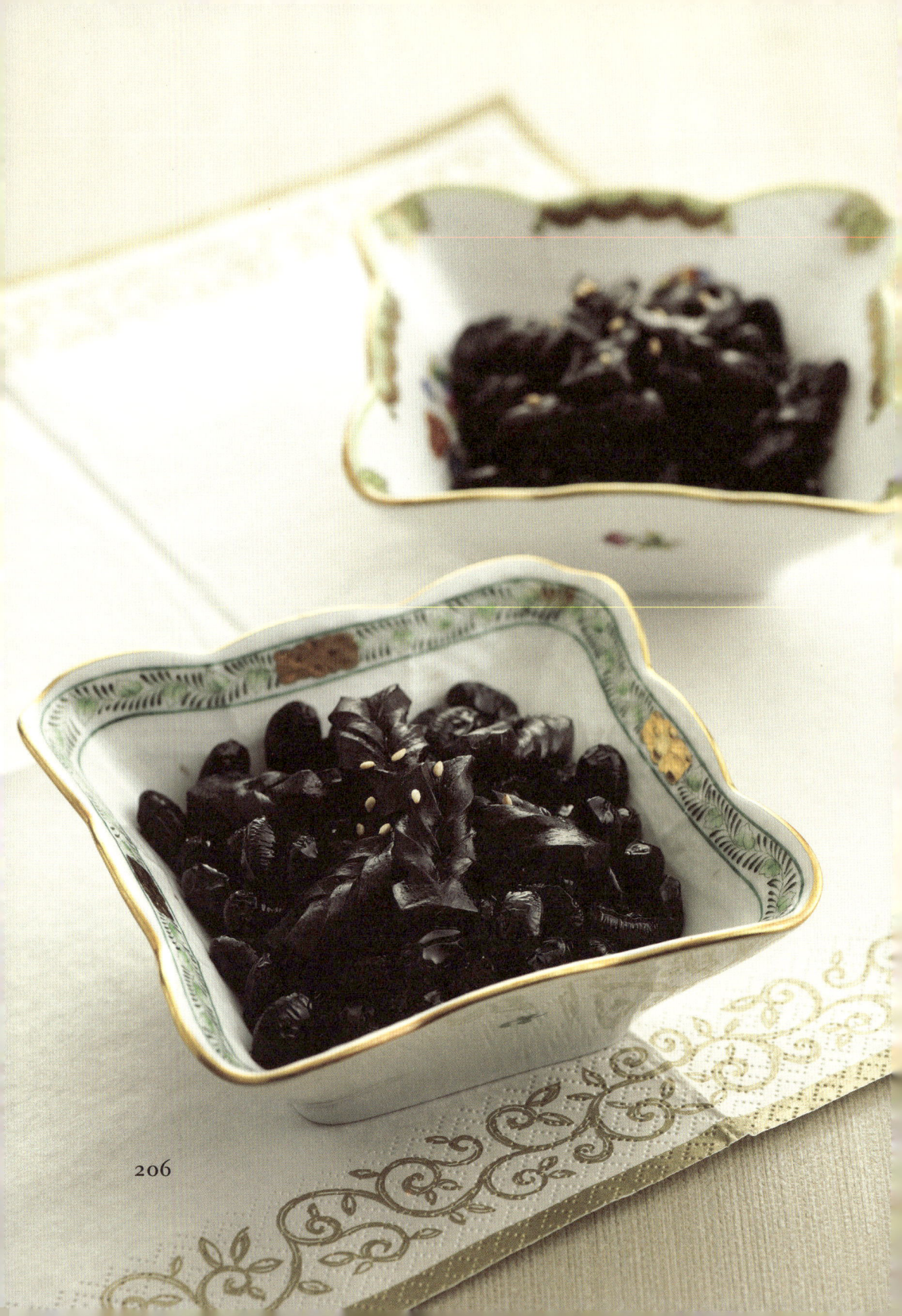

검은콩

검은콩곤약조림

재료 검은콩 1/3컵, 곤약 50g(손바닥 반 정도 크기로), 통깨 약간.
조림장 간장 2큰술, 설탕 2큰술, 물엿 2큰술, 맛술 1큰술, 물 3컵,
소금 약간.

만드는 법
1. 검은콩은 잡티를 골라내고 깨끗이 씻은 후 하룻밤 정도 물에 담가 불린다.
2. 곤약은 1×4cm 크기로 잘라 중심에 3cm 길이로 칼집을 내고 다시 양쪽에 2cm 길이로 칼집을 낸 다음 끝을 잡고 가운데로 넣어 꽈배기 모양으로 접은 후, 끓는 물에 살짝 데친다.
3. 팬에 조림장을 넣고 끓이다가 불린 콩과 곤약을 넣고 조린다.
4. 국물이 거의 없어질 때까지 조린 후 통깨를 뿌려 마무리한다.

● 곤약 대신 호두나 잣, 아몬드 등의 견과류를 넣고 함께 조려도 좋다.

느리게 걷기

창장 강(長江)의 앞 파도도 뒤에 오는 파도에 밀려난다는 말이 있다. 아무리 길이가 긴 강도 결국 뒷물결의 흐름에 밀려나는 것이 자연의 이치라는 뜻이다. 여름의 푸른 잎도 가을이 오면 붉게 물든다. 겨울을 맞으면 잎을 떨군다. 그리고 봄이 오면 그 자리에 어린 새잎이 돋는다. 평범한 사람들보다 권력을 얻어 높은 자리에 앉았던 사람들의 말로가 더 불행하게 끝나는 것도 이러한 이치를 모른 채 제때 내려오지 않았기 때문이다. "항상 정상에 올라서는 방법만 열심히 연구했다. 하지만 내려가는 방법은 누구도 가르쳐주지 않았다"는 메이저리그 아시아 최다승 기록을 세우고 은퇴한 박찬호 선수의 말이 많은 걸 생각하게 한다.

그렇다. 모두가 어느 길로 가는지도 모르는 채 우린 그저 올라가려 한다. 올라간 사람에게만 주목하고 박수쳐주기 때문이다. 모든 사회구조가 야자나무처럼 높이 올라간 사람만 열매를 딸 수 있도록 되어 있기 때문이다. 내려가는 방법을 가르치고, 배워야 한다. 그리고 스스로 깨닫는 노력을 해야 한다. 문화심리학자 김정운 교수는 모 일간지 신년특집 인터뷰에서 이렇게 말했다. "지난 몇 년간 내 삶이 하나도 행복하지 않았던 것은 너무 빨랐기 때문이다. 도무지 감당할 수 없는 내 삶의 속도가 나를 슬프고 우울하게 했다는 것이다. 난 언제나 빨리 말해야 했고, 남이 천천히 생각하거나 느리게 이야기하면 짜증내며 중간에 말을 끊었다. 조교나 학생들의 느린 일처리에는 불같이 화를 냈다. (…) 그러나 아무도 날 찾지 않는 교토의 한 귀퉁이에서 내 삶은 비로소 정상 속도를 되찾은 것이다."

지난 4년간 총장 자리에 앉아 있던 내가 그랬다. 석탄을 때는 증기기관차를 모는 거 같았다. 계속 작은 돌멩이 같은 석탄을 넣어 불이 꺼지지 않게 해야 했고 동시에 운전대를 잡고 낯선 길을 달리느라 정신이 없었다. 화력이 약한 기차는 숨가빠하며 귀청이 떨어지게 빽빽 소리를 냈다. 거친 길과 어두운 터널을 지나며 초보 운전자는 두려워서 얼마나 마음을 졸여왔는지 모른다. 하지만 모든 걸 내려놓고 나니 얼마나 평화로운지 모르겠다. 그동안 바쁘게 살며 하지 못했던, 여유가 생기면 꼭 하고 싶었던 것들을 하나하나 해보면서 지내기로 했다. 생각나는 대로 리스트를 만들었다. 오전에 목욕탕 가보기, 강아지 데리고 산책하기, 제자들과 대화하는 시간 많이 갖기, 친구들과 브런치 먹으며 수다떨기, 봉사활동하기, 도움을 받았던 사람들 보고 싶었던 사람들에게 안부전화하거나 만나기, 영화 보기, 책 읽기, 그림 그리기, 새로운 외국어 익히기, 여행하기……

목욕탕부터 갔다. 아침에 허둥지둥 뛰어나가는 출근길에 한가롭게 목욕용품을 챙겨 나가는 주부를 보면 무척이나 부러웠다. 하루 작심을 하고 아침에 목욕탕에 가려고 했으나 막상 실행에 옮기려니 너무나 불안했다. 보직을 맡으며 십여 년간을 하루도 쉬는 날 없이 규칙적으로 정해진 시간에 출근하고 일을 해와서 평일 아침에 학교 말고 다른 곳에 가는 게 마치 수업을 빼먹고 공원을 배회하는 불량 학생 같은 느낌이 들었다. 다시 걸음을 되돌려 학교로 향하니 그제야 마음이 놓였다. 그렇게 살아왔다. 그런데 이제 자유의 몸이 된 것이다. 그동안 빛의 속도로 인사를 받고 스쳐지나갔던 제자들과 오래간만에 마주앉아 많은 이야기를 나눴다. 어느새 동생 같은 나이의 제자들이 딸 같은 나이의 어린 제자들로 바뀌어버렸다. 부족한 나를 선생으로 삼고 배우겠다고 와준 제자들이 참으로 고마웠다. 이 아이들의 장래를 위해 좋은 선생 노릇을 해야겠다고 결심했다. 강아지와의 산책도 말할 수 없이 행복하다. 집 밖으로 나온 게 좋아서 펄쩍펄쩍 뛰며 몇 발짝 앞서 가다가도 뒤를 돌아보며 내 걸음과 보조를 맞춘다. 어쩌나 보려고 안 가고 서 있으면 왜 그런가 새카만 눈동자에 궁금증을 가득 담고 까만 코를 벌룽거리며 걸음을 재촉한다. 가슴이 울컥할 정도로 사랑이 충만함을 느낀다. 사소하지만 여유 있는 행복과 사랑! 그 이상 무엇을 바랄까. 아직까지도 손과 얼굴에는 원치 않게 뒤집어쓴 새카만 석탄 때가 묻어 있고 멀미가 가시지 않았지만 숨차지 않아 좋다. 느리게 걷고 천천히 생각하니 모든 게 가깝고 소중하게 느껴진다.

피로회복에 도움이 되는 음식

피로는 정신적, 육체적 작업이 반복될 때 발생하는 심신의 저하 상태라고 할 수 있다. 여러 사람과 경쟁하고 목표에 집착하고 완벽을 추구하다보면 피로감은 더욱 심해지게 된다. 에너지 대사중 생성된 피로물질 젖산이 몸속에 쌓이면 지구력이 떨어진다. 비타민 C는 우리 몸속에 생성된 피로물질을 없애주고 신진대사를 원활하게 만들어 피로를 풀어준다. 유자와 매실의 구연산 성분은 젖산을 제거하고 소화액 분비를 촉진해 위의 기능을 활발히 하고 신진대사를 촉진한다.

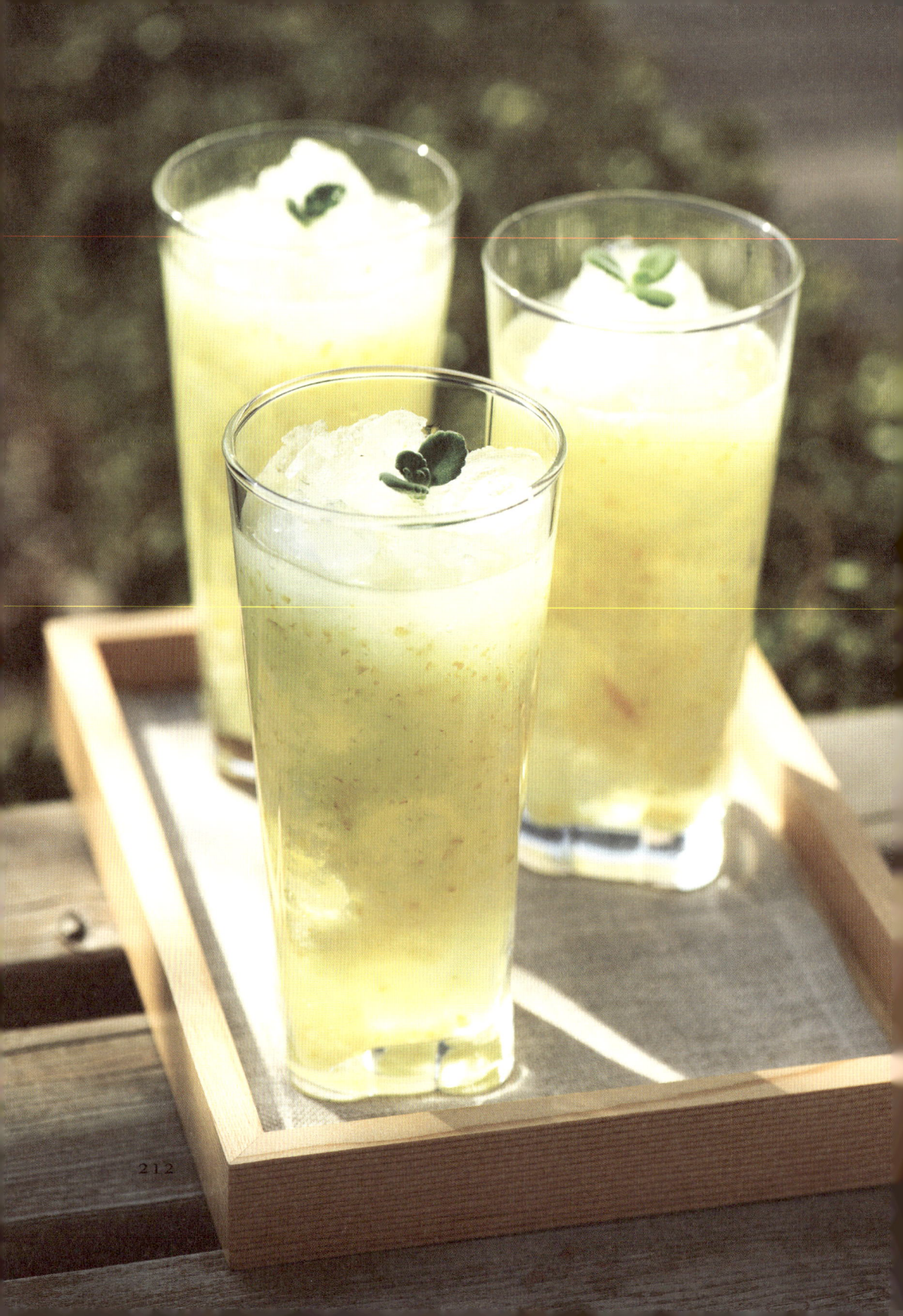

유자

유자 슬러시

재료 유자 5개(500g), 설탕 500g, 얼음 3컵, 물 1컵.

만드는 법
1. 유자를 껍질째 깨끗이 씻어 물기를 닦고 통으로 얄팍하게 썬다.
2. 소독한 유리병에 유자와 설탕을 켜켜이 10일간 재어둔다.
3. 믹서에 유자청과 물, 얼음을 넣고 함께 갈아준다.

● 간편하게 시중에 나와 있는 유자청을 써도 좋다.

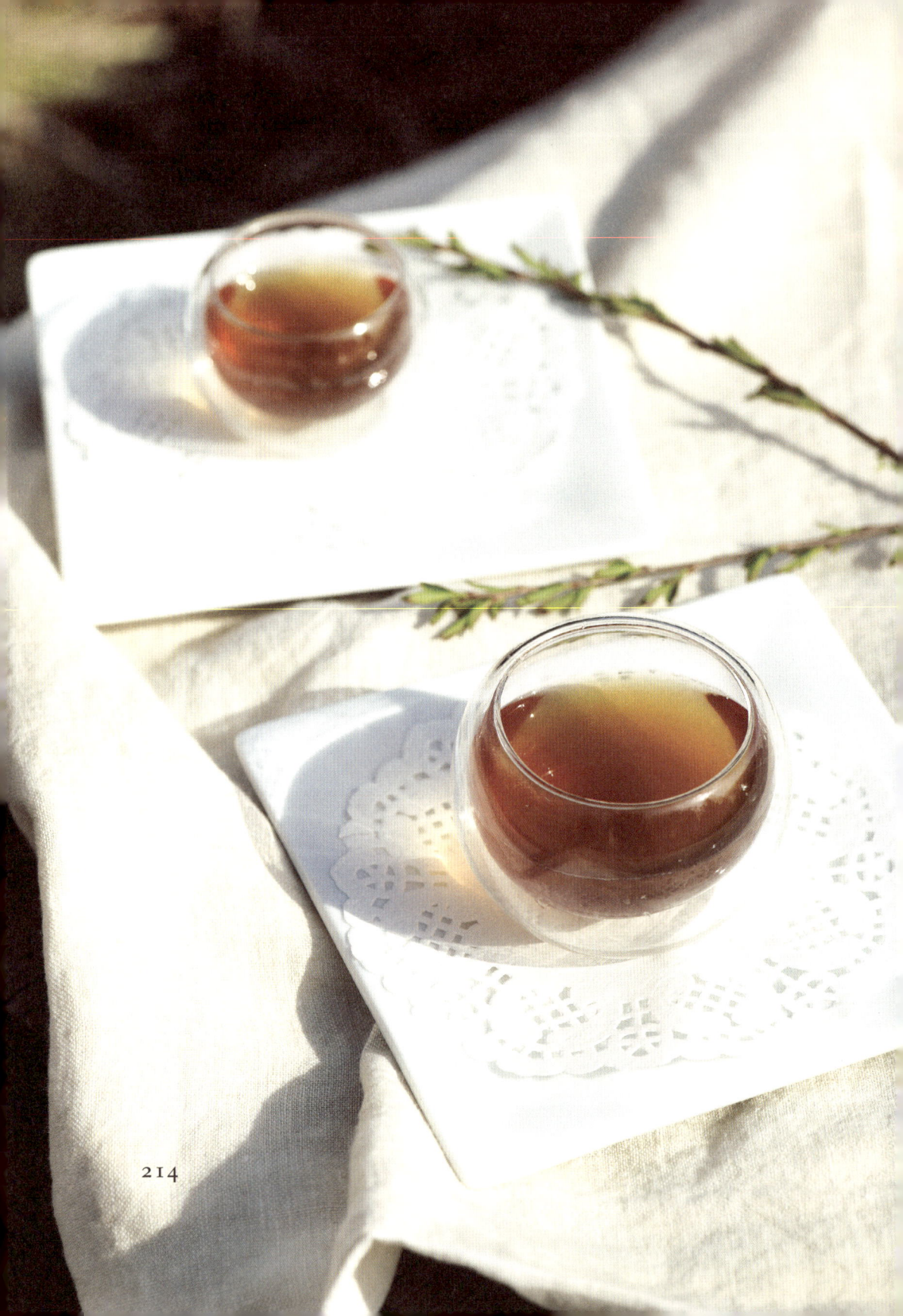

매실

매실 젤리

재료 판 젤라틴 5장(10g), 매실청 1/2컵, 물 1컵 반.

만드는 법
1. 볼에 미지근한 물을 넣고 판 젤라틴을 넣어 불린다.
2. 작은 냄비에 매실청과 물을 부어 약한 불에서 살짝 데운 다음 불린 젤라틴을 넣고 잘 녹인다.
3. 2의 냄비를 불에서 내린 후 어느 정도 걸쭉한 농도가 될 때까지 식힌다.
4. 원하는 모양의 틀을 준비해 3을 붓고 냉장고에 넣어 굳힌다.

●

매실청 만드는 법: 매실 2kg, 설탕 2kg. 매실은 살이 단단한 것을 골라 물에 재빨리 씻고 채에 건진다. 매실을 끓는 물에 살짝 데친 후 체에 받쳐 물기를 빼고, 절일 때 즙이 나오도록 젓가락이나 포크로 매실에 구멍을 뚫은 다음 병이나 항아리에 담는다. 보관 용기에 매실과 설탕을 켜켜이 담고 윗부분에 설탕을 뿌린 다음 뚜껑을 잘 덮는다. 일주일 정도 두면 즙이 나오기 시작하는데, 3주 정도 더 두었다가 매실을 건져낸다. 작은 용기에 옮겨 담아 서늘한 곳에 두고 물을 타서 음료로 마시거나 음식의 양념에 활용한다.

어느 날 여고 시절

영양 상태가 좋아지고 환경 호르몬 등의 요인에 의해 사춘기 연령이 빨라지고 비만, 성조숙증, 청소년 비행 등의 문제가 심각해지고 있다. 적절한 시기에 몸과 마음의 성장이 일어나야 한다. 그러나 몸은 어른만큼 성장하는 데 비해 정신은 이에 따르지 못한다. 문제가 생기는 이유가 여기에 있다.

전쟁 후 가난한 시절에 태어난 우리 세대는 지금과는 반대로 영양실조로 인한 많은 문제가 있었다. 소설, 드라마, 영화 속 비련의 여주인공들이 폐결핵, 빈혈 등 영양 부족으로 인한 병으로 아프거나 죽었고 실제로도 그런 병을 가져 몸이 약한 친구들이 많았다. 오래 서 있어야 하는 월요일 아침 조회 때나 체육시간이면 몇 명씩은 쓰러지는 일이 다반사였다. 쓰러진 아이들은 체육 선생님이나 젊은 선생님이 업고 양호실로 데리고 갔다. 그때는 부족한 영양만큼 사춘기도 늦어 고등학교 때까지도 사춘기를 겪었다. 단발로 자른 머리는 귀밑 1센티미터를 넘지 못했고 빵집같이 건전한 장소에

서라도 남학생을 만나다 들키면 정학에 처해지기도 하던 때라 억눌린 에너지는 고스란히 총각 선생님에 대한 짝사랑으로 쏠렸다.

　나도 예외가 아닌지라 물상 선생님을 좋아했다. 친구들이 물상 선생님 등에 업혀 양호실로 가는 모습을 볼 때면 사랑하는 사람을 빼앗긴 것처럼 속이 상하고 쓰러진 친구가 밉기까지 했다. 생활기록부에 적힌 담임선생님들의 평가에 항상 따르는 말이 '명랑하고 건강함'이고 지금까지 한 번도 들어보지 못한 말이 '연약하다'이다. 조회 때나 체육시간에 땡볕에 아무리 오래 서 있거나 뛰어도 어지럽거나 힘이 들지 않았다. 보기만 해도 가슴이 울렁거리는 물상 선생님께 한 번만 업혀보고 '많이 아프니'라는 다정한 위로를 받고 싶었다.

　작정을 하고 밥을 굶고 학교에 갔다. 그래도 어지럽지가 않아 물상 선생님이 내가 선 줄 근처에 올 때쯤 눈을 감고 살짝 한 발을 들고 서 있었다. 휘청 어지러움이 느껴지려는 찰나 '철퍼덕' 내 앞의 친구가 쓰러졌다. 쏜살같이 달려온 나의 사랑 물상 선생님이 내게 말했다. "한영실, 얘 업고 양호실로 가!" 그때처럼 키 크고 체격이 좋은 게 원망스러운 적이 없었다. 선생님 등에 업혀 양호실로 가서 누워 있고 싶었던 철없던 여고생은 세월의 흐름에 저절로 연약해져 건강을 염려하는 나이가 되었다. '그냥' 총각 선생님만 봐도 가슴이 설레던 소녀가 이제는 그 누굴 보아도 가슴이 뛰질 않는다. 젊은 남자는 다 아들 같고, 나이든 남자는 그저 가엾게 느껴진다. 일부러 쓰러지려고 밥을 굶어가며 애를 썼던 소녀가 이제는 행여 넘어질까 두려워 눈이라도 오면 아예 밖에 나가지도 않는다. 그때는 이렇게 세월 따라 마음도, 몸도 변하리라고는 생각하지 못했다. 젊은 마음과 젊은 몸이 한때 지니고 가는 거라는 걸, 그 한때가 지나면 모든 게 세월과 함께 지나간다는 걸 몰랐다. 기지고 있을 때는 그 소중함을 못 느끼다가 잃어버리고 나서야 그것이 얼마나 소중한 것이었는지를 절절히 느끼고 후회한다. 잃어버리기 전에 후회하기 전에 늦기 전에, 많이 사랑하고 아낌없이 사랑을 주어야겠다.

활력을 주는 음식

『동의보감(東醫寶鑑)』에는 양파가 '오장(五臟)의 기(氣)를 모두 이롭게 하여 원기 회복에 도움이 된다'고 나와 있다. 양파는 에너지의 근본이 되는 당질과 비타민, 그리고 각종 무기질이 풍부하다. 칼슘과 철분은 신경을 진정시키고 지구력을 길러주는 데 도움이 된다. 부추는 '양기초(陽氣草)'라는 별칭대로 기운을 나게 해주는 음식이다. 단백질, 당질, 철분, 인, 칼슘 등의 무기질과 비타민 A, B_1, B_2, C 등이 풍부하다.

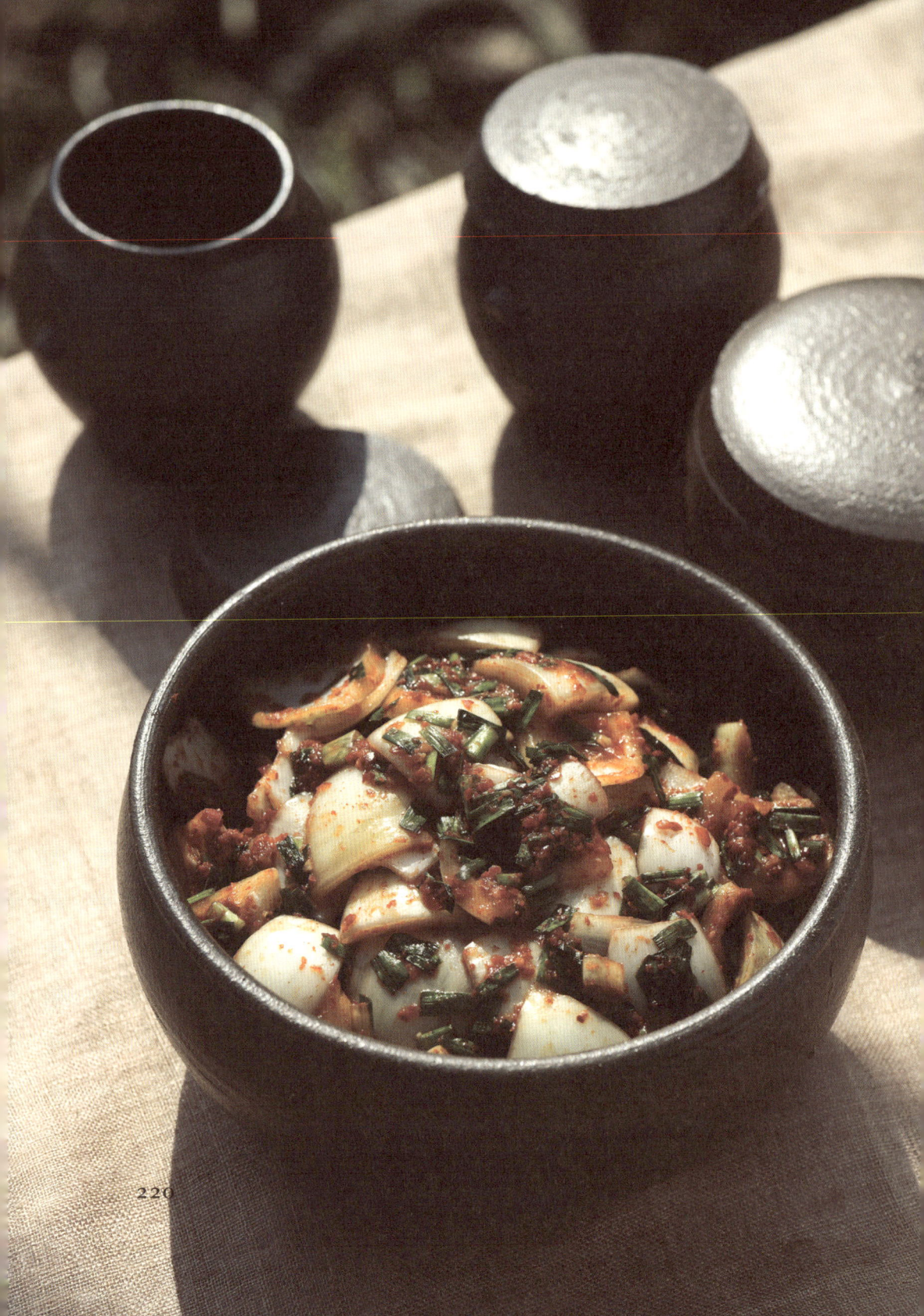

양파

양파김치

재료

양파 작은 것 2개(300g).
<u>김치 양념</u> 부추 반 움큼(30g), 붉은 고추 1개, 다진 마늘 1/2작은술,
다진 생강 약간, 쪽파 1뿌리, 고춧가루 1큰술 반, 까나리액젓 1큰술 반,
설탕 1작은술.
<u>김칫국물</u> 물 1/2컵, 까나리액젓 1작은술.

만드는 법

1. 양파는 둥글고 작은 것을 골라 껍질을 벗기고 깨끗이 씻은 다음 먹기 좋은 크기로 썬다.
2. 부추는 1cm 길이로 송송 썰고, 쪽파도 같은 길이로 썬다.
3. 붉은 고추는 반으로 갈라 씨를 털어낸 다음 곱게 다진다.
4. 액젓에 고춧가루를 섞은 다음 부추와 쪽파, 붉은 고추, 마늘, 생강, 설탕을 섞어 김치 양념을 만든다. 여기에 준비한 양파를 넣고 붉게 색이 들도록 버무려 항아리에 차곡차곡 담는다.
5. 양념 버무린 그릇에 물을 부어 액젓으로 간을 맞춰 김칫국물을 만든다. 항아리에 담아놓은 양파 옆으로 살짝 국물을 붓고 4~5일 정도 익히면 양파 특유의 매운맛이 줄어들어 맛있게 먹을 수 있다.

● 양파는 수분 함량이 많아 양념은 되직하게 하는 것이 좋다.

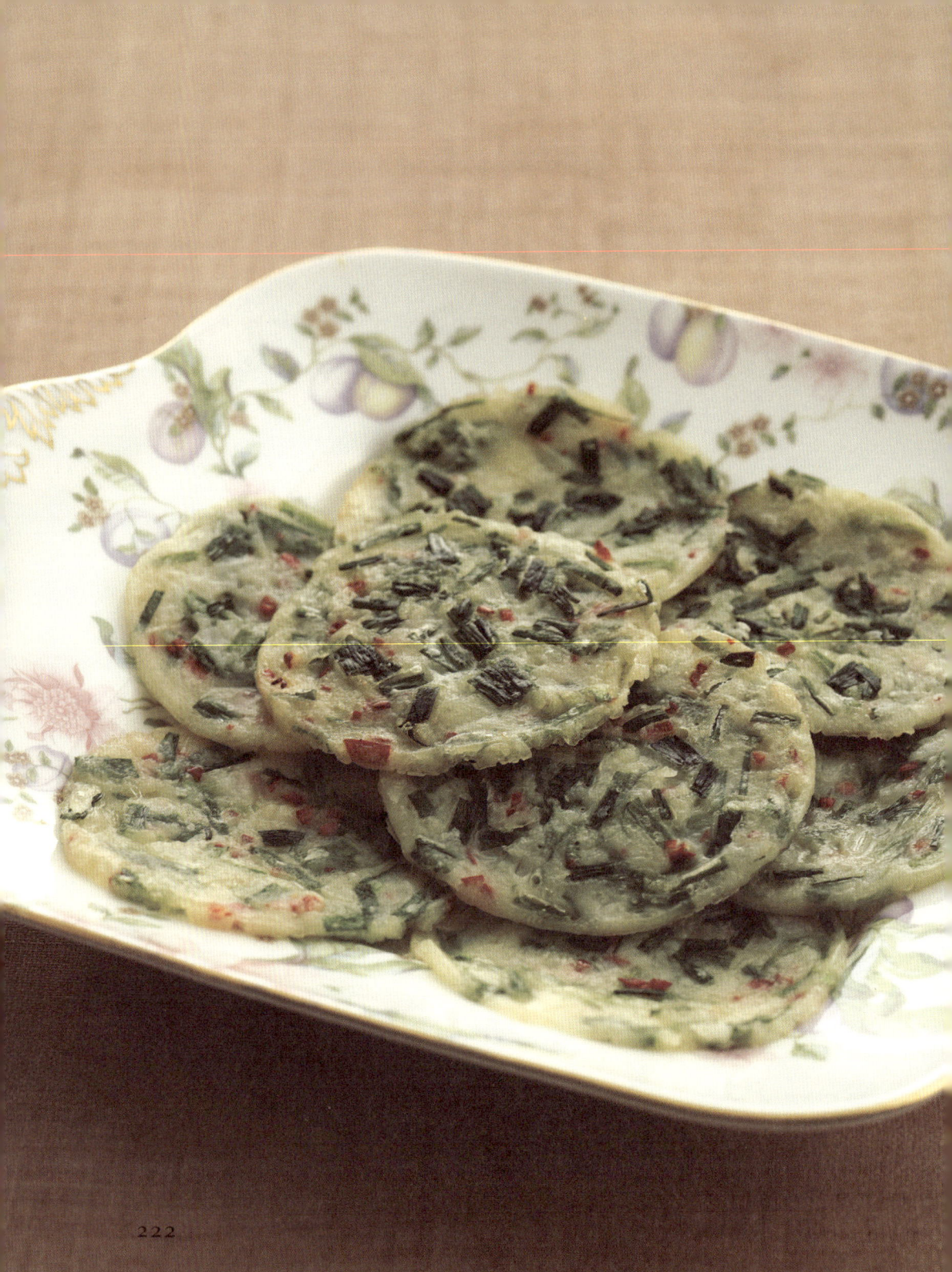

부추
부추전

재료 부추 한 움큼(50g), 양파 1/4개, 붉은 고추 1개, 물 2컵, 밀가루 2컵, 소금 1작은술, 식용유.

만드는 법
1. 부추는 1~2cm 길이로 송송 썬다.
2. 양파와 붉은 고추는 다진다.
3. 큰 볼에 밀가루, 부추, 양파, 붉은 고추, 물, 소금을 넣고 잘 섞는다.
4. 달군 프라이팬에 식용유를 살짝 두르고 반죽을 한 국자씩 올려 얇게 펴서 노릇하게 부친다.

● 밀가루 반죽에 물이 많으면 얇고 쫄깃한 맛을 낼 수 있고, 물이 적으면 도톰하고 바삭한 맛을 낼 수 있다.

너희들 어디 있니?

"아직 사십대처럼 보이세요." "어머, 정말요? 호호호." 듣기 좋으라고 한 말인 줄 알면서도 기분이 참 좋다. 어릴 때는 한 살이라도 더 먹어 보이려고 애써 음력 생일까지 들먹이며 또래들과 기 싸움을 하곤 했는데 지금은 제 나이로 봐줘도 섭섭하다. '실제 나이 효과'라는 게 있다. 건강은 20퍼센트는 유전이나 체질, 그리고 80퍼센트가 생활방식에 의해 좌우된다. 균형 잡힌 식사를 하고 적당한 운동으로 몸을 관리해주면 실제 나이를 십 년은 더 아래로 끌어내릴 수 있다. 여기에 긍정적인 마음가짐이 더해진다면 이십 년도 더 젊은 모습을 간직할 수 있다.

총장 재임시 매년 'Fifty Plus Home Coming Day'를 실시했다. 졸업한 지 오십 년이 넘는 동문들을 학교로 초대해서 졸업 가운과 학사모를 입혀드리고 졸업사진을 다시 찍어드리는 행사다. 행사 전에 평생교육원 미용 과정 수강생들이 화장과 머리 손질을 해드리고 재학생들이 멘티 역할을 하며 한 분 한 분 정성껏 모셨다.

가장 어린(?) 동문들이 75세이고 아흔이 다 되신 선배들도 참석하시는 자리이기에 총장이라도 아주 어린 후배로 귀염을 받는다. 행사 시작 시간이 넘었는데도 선배들이 입장을 안 하시기에 직원들에게 재촉했더니 화장을 하시느라 아무리 들어오시라 해도 들은 척도 안 하신다고 울상이다. 내가 직접 모시러 분장실로 찾아갔다. 지팡이를 짚고 오신 연로한 선배님들께서 마치 여고생들처럼 수다가 한창이다. "어머 너 정자 아니니? 나 명순이야. 염리동에서 자취하던. 어쩜 넌 학교 다닐 때랑 하나도 안 변했니. 그대로다 얘." "무슨~ 화장을 하고 있으니 네가 새신부같이 곱네, 호호호." 애들 말 마따나 완전 빵 터져버렸다. 그 행사가 계기가 되어 대학 동기들 전원이 다 함께 모이는 모임이 결성되었다. 친했던 친구들끼리 소그룹으로 만나던 것을 확대해 전체 과 친구들이 모이기로 한 날, 일이 좀 늦어져 늦게 식당에 도착했다. 이 층 별실이라 해서 올라갔더니 나이 많은 아주머니들이 모여 있어 잘못 찾은 거 같아 다시 내려왔다. 여기저기 찾아도 친구들이 안 보이기에 총무를 맡은 친구에게 전화를 했다. "너희들 어디 있니?" "이 층에. 조금 전 들여다본 사람이 너 같아서 불렀더니 그냥 내려가더라. 별실에 있어." 다시 올라가보니 옛 친구들이 맞다. 한 명 한 명 볼 때는 그다지 나이든 것을 못 느꼈는데 집단으로 모여 있으니 과장해서 말하면 양로원에 온

거 같았다. 친구의 얼굴이 나의 거울인데 어느새 이렇게 나이든 모습이 되었다니. 학교에 다닐 때는 많아 보았자 한두 살 정도밖에 차이가 안 나 보였다. 재수를 해서 한 살 많은 친구가 자기보고 언니라고 부르라 한다고 기분 나빠하기도 했다. 그런데 삼십 년 세월이 지나면서 열 살, 스무 살 차이가 나는 모습으로 바뀌어버렸다. 오래간만에 만난 친구들은 아이들, 남편 이야기로 시작해서 나이듦과 건강에 대한 주제로 옮겨갔다. 건강이 나빠 아에 모임에 나오지 못한 친구도 있고 이미 하늘나라로 간 친구도 있다. 나이들어 보이는 친구는 젊어 보이는 친구를 부러워하며 비결을 묻기도 한다. 마흔 살에 늦둥이 아들을 본 친구가 중학생 아들과 미용실에 갔더니 미용사가 아들의 머리를 깎으며 "어쩜 할머니를 쏙 빼닮았네요"라는 소리를 해서 충격을 받았다고 말했다. 반면에 군대에서 휴가 나온 아들을 데리고 함께 호텔에 갔다가 불륜 관계로 오인을 받은 적이 있다고 할 만큼 젊어 보이는 친구도 있다. 인형같이 예쁘던 친구의 얼굴이 세파에 물들어 초라하게 변해버려 마음이 짠하기도 했고, 전혀 눈에 띄지 않던 외모의 친구가 아주 기품 있는 아름다운 여인의 모습으로 변하여 감탄을 자아내기도 했다.

똑같이 두 잎 새싹으로 땅을 뚫고 나온 나무가 뿌리내린 환경에 따라 키도 굵기도 다른 나무로 크는 것처럼 사람도 그렇다. 세월에 따라 변하는 얼굴이 그 사람의 살아온 이력을 말해준다. 살면서 알게 모르게 부딪히는 풍파야 어쩔 수 없지만 내 안에 지니고 사는 마음만은 스스로 다스려 얼굴 모양을 잘 만들며 살고 싶다.

젊음을 유지시켜주는 음식

피부는 노화를 알 수 있는 바로미터다. 자외선, 흡연, 스트레스는 피부 노화를 일으키는 주요소다. 피망에 풍부한 비타민 C는 콜라겐 합성을 촉진시켜 피부를 탱탱하게 해준다. 또한 비타민 C의 기능을 돕는 비타민 P와 상피세포를 건강하게 해주는 비타민 A의 전구체 베타카로틴도 풍부하다. 노화를 일으키는 주원인은 몸속 활성산소다. 냉이에 풍부한 비타민 A는 활성산소의 유해작용을 막아준다. 뿐만 아니라 에너지 대사를 촉진해 활력을 증진시켜주는 비타민 B도 풍부해 젊음을 지키고 노화를 막는다.

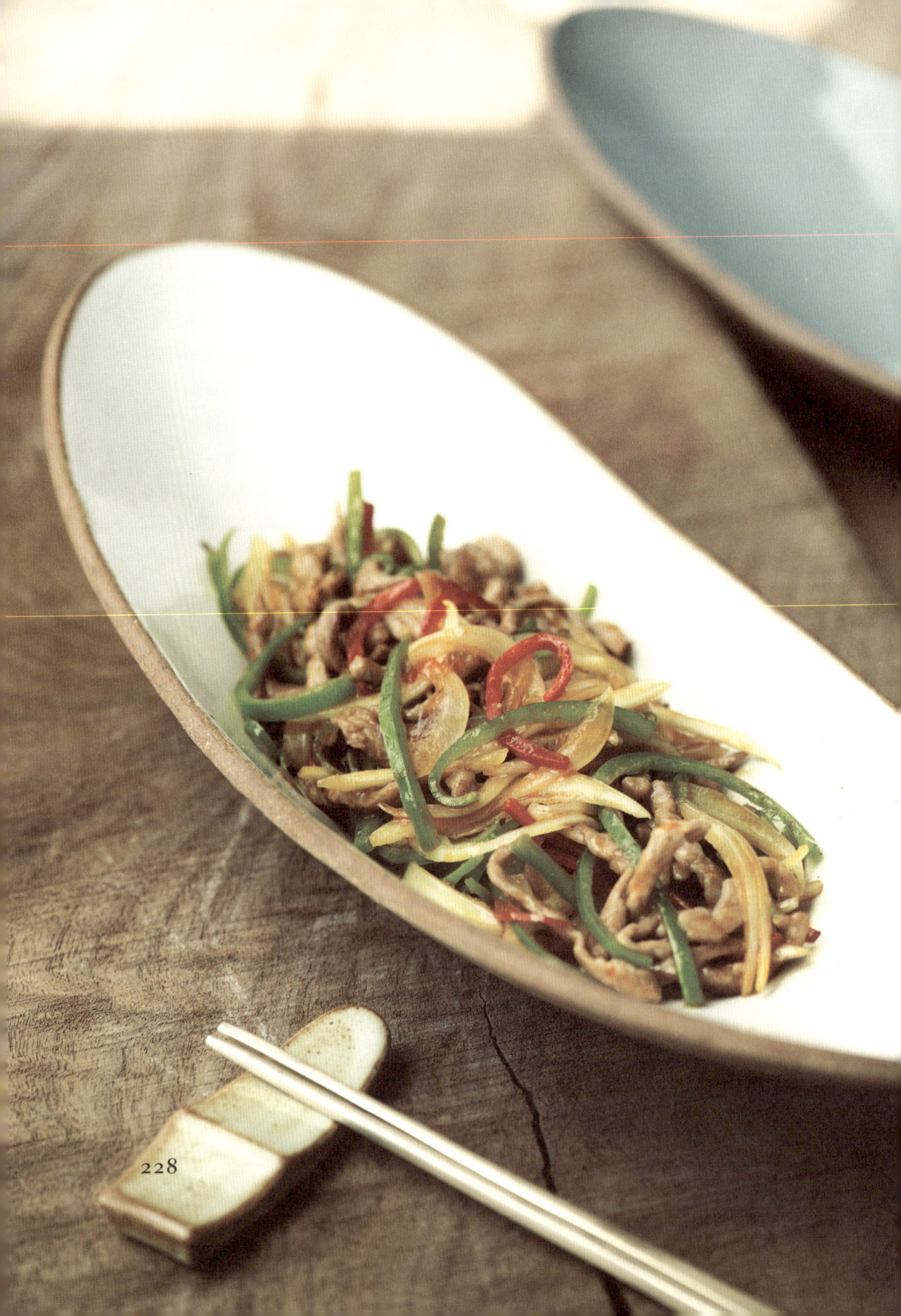

피망

피망잡채

재료 돼지고기(안심) 100g, 붉은 피망 1개, 청피망 1개, 양파 1/2개, 식용유 2큰술.
<u>돼지고기 밑간</u> 청주 1큰술, 진간장 1/2큰술, 녹말 1/2큰술.
<u>양념</u> 간장 1큰술, 맛술 1큰술, 고추기름 1큰술, 굴 소스 1/2큰술, 후춧가루 약간.

만드는 법
1. 돼지고기는 먹기 좋게 채 썰어 밑간한 뒤 30분간 재어둔다.
2. 피망과 양파는 채 썬다.
3. 팬에 식용유를 두르고 돼지고기를 볶다가 피망과 양파를 넣어 볶는다.
4. 3에 분량의 재료를 섞어 만든 양념을 넣어 볶는다.

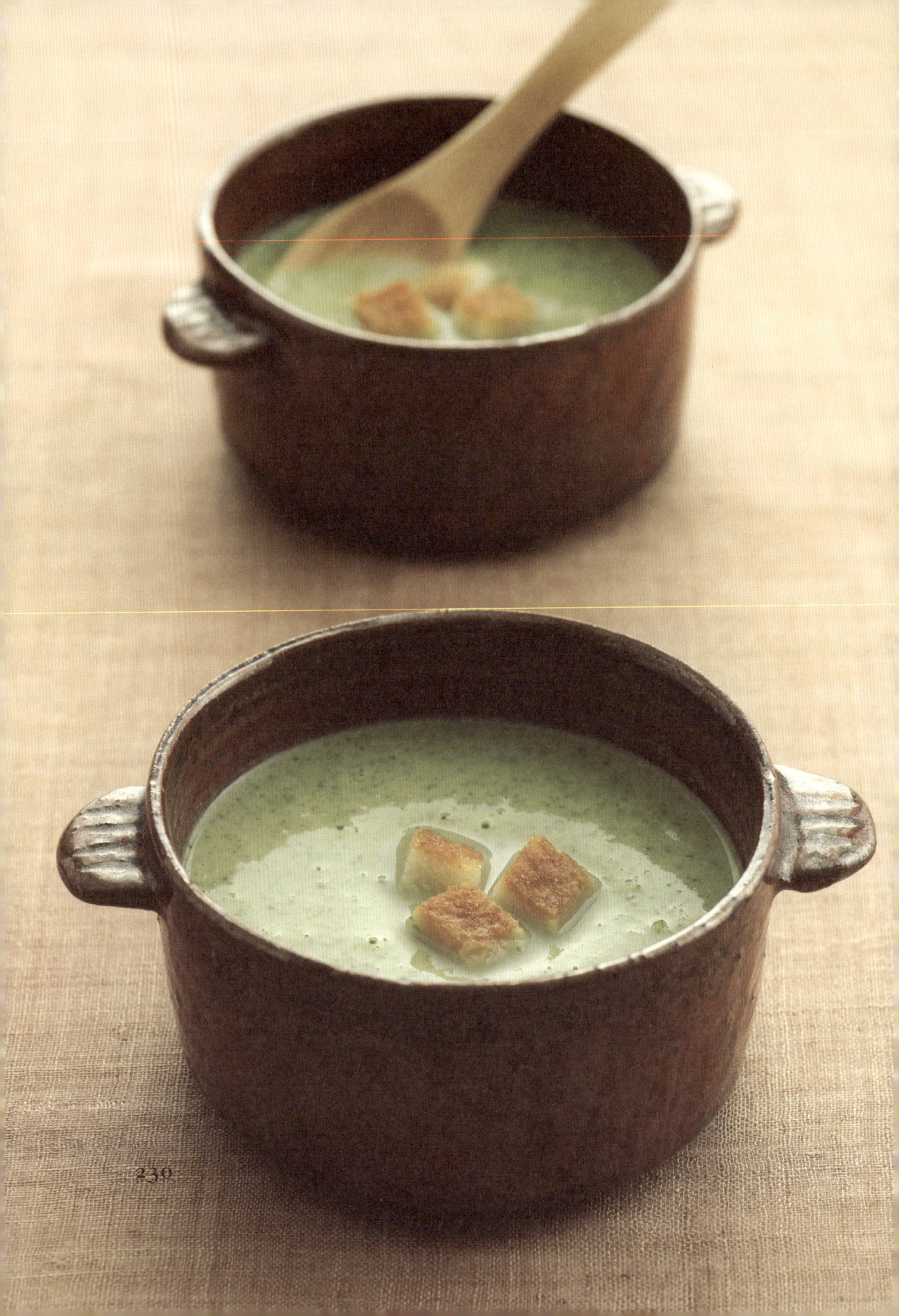

냉이

냉이두부 수프

재료

냉이 150g(약 4움큼: 데치면 1/2컵), 두부 1/2모(200g), 닭육수 4컵, 다진 양파 4큰술, 버터 2큰술, 밀가루 2큰술, 소금 약간, 후춧가루 약간.

만드는 법

1. 냉이는 깨끗이 다듬어 씻은 후에 끓는 물에 살짝 데친다.
2. 냉이와 두부에 닭육수를 부어 믹서로 곱게 간다.
3. 냄비에 버터를 두르고 다진 양파를 볶다가 밀가루를 넣고 노르스름하게 볶는다.
4. 3에 냉이와 두부 간 것을 넣고 멍울이 지지 않게 저어가며 끓인다.
5. 수프가 걸쭉해지면 불을 끄고 소금과 후춧가루로 간한다.

● 수프를 그릇에 담은 후 크루통을 올려도 좋다.

2AM 죽어도 못 보내

법조인 출신 K 교수는 학생들에게 인기가 높다. 풍부한 현장 실무 중심의 강의가 도움이 된다는 것은 공식적인 이유다. 그러나 숨은 인기의 비결은 아이돌 가수의 신곡을 학생들 못지않게 잘 부른다는 것이다. 유리, 티파니, 윤아, 제시카, 태연…… 소녀시대 9명의 이름을 외우는 건 기본, 인피니트, 씨엔블루…… 방송국 예능PD로 착각할 정도다. 탁월한 기억력에 감탄을 하면 기억력의 문제가 아니라 학생들에게 다가가기 위해 열심히 노력한 결과라고 답한다. 전공 행사나 학생들 엠티에 가서 율동을 곁들여 최신 댄스곡을 부르고 나면 한 학기 동안 수업시간에 잔소리를 할 필요가 없다고 한다. 그냥 멋진 '오빠'가 되어 학생들과 호흡이 척척 맞는단다.

멘토 교수제가 활성화되고 교수와 학생들 간의 소통과 대화가 늘게 되면서 K 교수뿐만 아니라 많은 교수들이 아이돌 가수의 노래 한두 곡쯤은 익혀두었다가 학생들 앞에서 실력 발휘를 하곤 한다. 세월 따라 모든 게 변했지만 나의 대학 시절과 비교하면 정말

격세지감을 느끼게 한다.

교수님과 함께하는 행사에서 〈돌아가는 삼각지〉나 〈하숙생〉을 부른 친구는 "너 가수 해도 되겠다"는 칭찬을 들었다. 반면 송창식의 '가나다라마바사 으헤~~ 으헤 으헤 으헤헤헤헤'를 부른 나는 어떻게 여학생이 그런 얼빠진 노래를 부를 수 있는가 내내 설교를 들었다. 학생들과 트위터 등으로 소통하며 그들의 생각과 문화를 이해하려 애쓰고 있지만 아이돌 가수의 노래만은 이해하기도, 따라 부르기도 쉽지 않다. 구별이 힘든 외모를 가진 1개 분대 급의 멤버가 나와서 영어와 한글이 섞인 노래를 부르는데 내 눈과 귀에는 그저 다 똑같아 보이고 똑같이 들릴 뿐이다. 그래도 K 교수의 조언에 따라 부르지는 못해도 최신 경향과 유행곡은 알아두려 노력하고 있다. 아이들이 좋아하는 노래를 부를 줄 안다는 것은 그들과 감정을 공유하고, 그들을 이해한다는 것을 의미하기 때문이다.

지적장애를 가진 학생들의 공연 행사에 참석한 적이 있다. 저녁식사가 끝난 다음 학생들이 한 명 한 명 무대에 올라 악기를 연주했다. 발표 학생 수도 많았고 자기 차례가 오자 안 하겠다고 하는 등 돌발 사태도 발생해 예상보다 시간이 많이 늦어졌다. 시간이 늦어지자 참석한 손님들은 앞으로 몇 곡이 더 남았는지 팸플릿을 보고 또 보았다. 공연 마지막 곡은 게스트로 온 2AM의 〈죽어도 못 보내〉였다. 옆자리에 앉아 있던 모 대학 총장님께서 내게 작은 소리로 말씀하셨다. "한 총장님 끝까지 계시겠어요? 새벽 2시에나 끝난다는데요." "총장님 2AM은 새벽 두 시가 아니고요. 조권, 일명 깝권이 리더인 그룹 이름으로 〈죽어도 못 보내〉라는 히트곡이 있어요."

"아니, 그런 걸 어떻게 아세요. 한 총장님이 젊어 보이는 비결이 여기 있었네요" 해서 모두 크게 웃었다. 세월이 나이를 먹게 하는 게 아니라 생각이 나이를 먹게 한다는 걸 기억해야 한다.

감정의 뇌를 활성화시키는 음식

대추는 가장 오래된 약물학 서적 『신농본초경(神農本草經)』에도 효능이 나와 있을 만큼 천연 신경안정제 역할을 하는 음식이다. 다른 과일에 비해 소화가 잘 되는 당질의 함량이 높다. 당은 뇌에 에너지를 공급한다. 공급받은 에너지는 스트레스를 이길 수 있는 호르몬과 신경전달물질을 공급해 긴장을 풀어주고 흥분을 가라앉혀준다. 보리에는 비타민 B_1, B_2가 풍부하여 우울증이나 신경과민을 치료하는 데 필요한 나이아신을 합성하는 데 도움이 된다. 양질의 탄수화물 식품이면서도 혈당 수치인 GI 수치가 낮아 혈당의 급격한 상승을 억제하여 다이어트와 당뇨에도 좋은 음식이다.

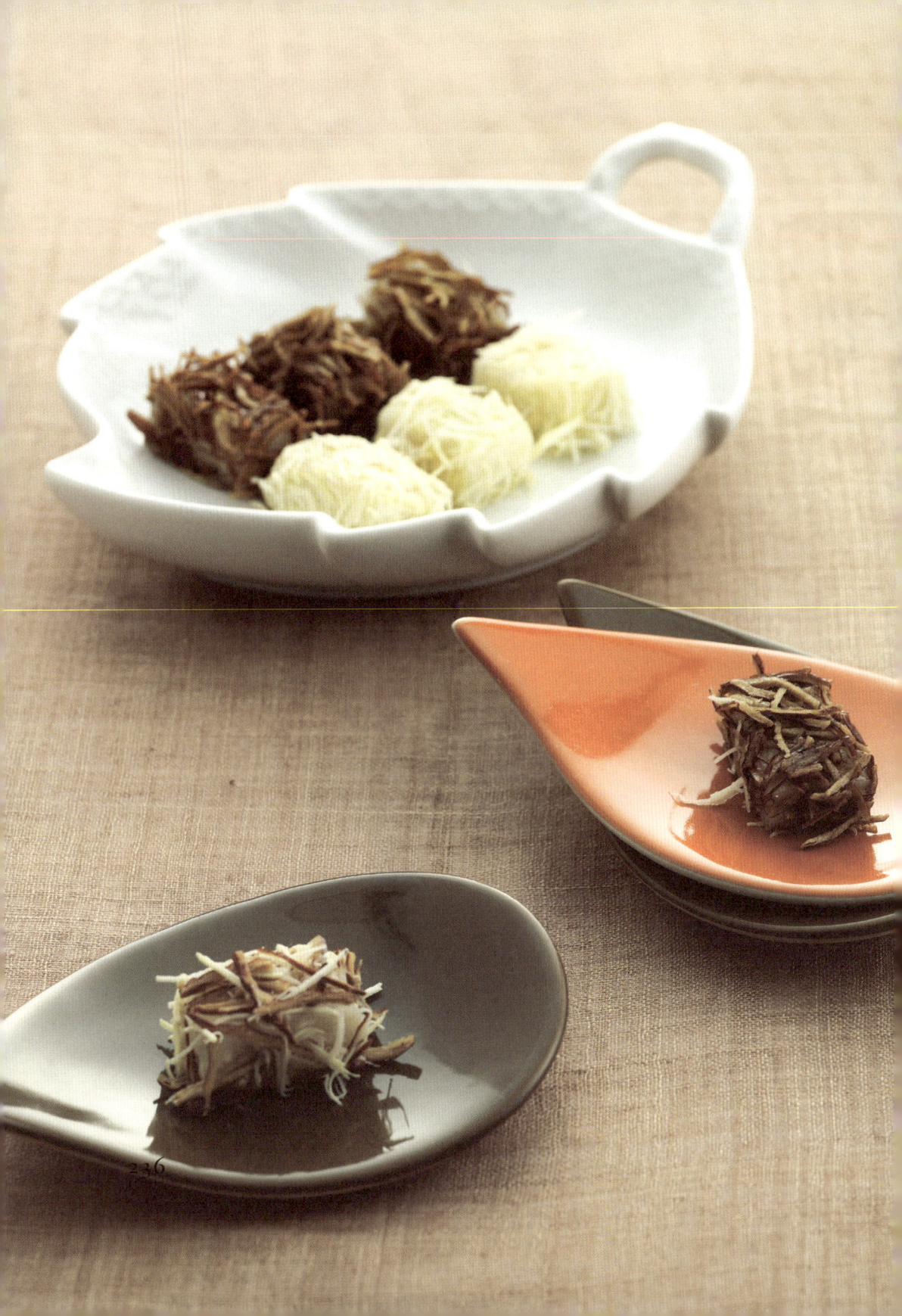

대추

대추밤단자

재료 대추 10개, 찹쌀가루 3컵 반, 따뜻한 물 1/2컵, 깐 밤 5개, 유자청(또는 꿀) 3큰술, 소금 약간.

만드는 법
1. 대추는 씨를 발라내어 5개는 곱게 다지고 5개는 곱게 채 썬다.
2. 찹쌀가루에 곱게 다진 대추와 소금을 넣고 따뜻한 물로 반죽한 다음 찜통에 찐다. 쪄낸 반죽을 잘 치대어놓는다.
3. 밤은 찬물에 담갔다가 물기를 제거한 후에 곱게 채 썬다.
4. 2의 떡을 먹기 좋은 크기로 잘라 유자청(또는 꿀)을 바르고 대추와 밤 채를 고루 입힌다.

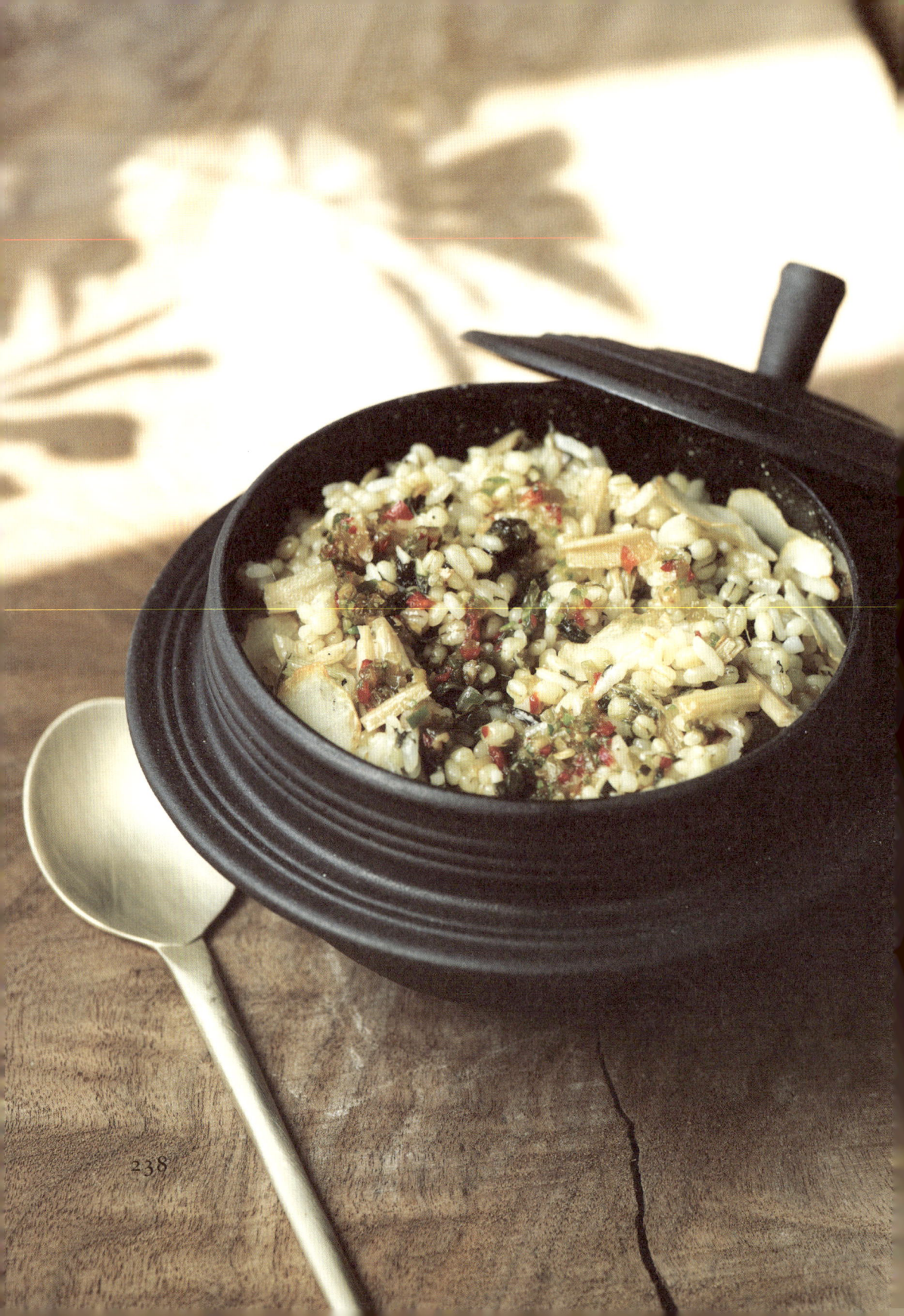

보리
시래기보리솥밥

재료

찰보리쌀 1컵, 멥쌀 1/2컵, 찹쌀 1/2컵, 삶은 시래기 100g, 깐 마늘 4쪽, 다시마물 2컵 반(다시마 5×10cm 1장에 물 3컵 넣고 끓인 것).
시래기 양념 된장 2작은술, 국간장 1작은술, 참기름 1작은술.
양념장 고추장아찌 5개, 붉은 고추 1개, 풋고추 1개,
고추장아찌 국물 2큰술, 다진 파 1큰술, 다진 마늘 1/2큰술,
참기름 1큰술, 깨소금 1작은술.

만드는 법

1. 찰보리쌀, 멥쌀, 찹쌀은 깨끗이 씻어 물에 2시간 이상 불린다.
2. 삶은 시래기는 거친 줄기 등을 없앤 후 깨끗이 씻어 1cm 길이로 송송 썬다.
3. 시래기에 분량의 된장, 국간장, 참기름을 넣고 조물조물 무친다.
4. 깐 마늘은 납작하게 편으로 썬다.
5. 돌솥에 불린 찰보리쌀, 멥쌀, 찹쌀 등을 참기름에 살짝 볶은 후에 시래기와 마늘을 얹어 분량의 다시마물을 붓고 밥을 짓는다.
6. 밥물이 끓어오르면 약한 불에서 뜸들인다. 밥이 다 지어지면 위아래 고루 뒤섞어준다.
7. 고추장아찌와 고추는 잘게 다져 다진 파, 다진 마늘, 깨소금, 참기름, 고추장아찌 국물을 섞어 양념장을 만들어 비벼 먹는다.

있을 때 잘하기

제자의 남편이 갑작스러운 심장마비로 세상을 떠났다. 출근 준비를 하며 옷을 입다가 쓰러져서 병원으로 옮겼으나 다시는 일어나지 못했다고 한다. 아침 먹을 때 잔소리를 한 게 후회된다는 젊은 제자에게 난 아무 말도 하지 못하고 그냥 등을 쓰다듬어주기만 했다. 양말을 제자리에 벗어놓지 않는다, 재활용 쓰레기를 늦게 갖다버린다, 양치 컵에 있는 치약 자국을 안 닦아놓는다, 텔레비전을 켜놓고 잠든다, 말이 끝나지 않았는데 전화를 끊는다, 운전할 때 잔소리를 한다…… 정말 사소한 일로 시비를 걸고 남편을 비난하며 자기 스트레스를 풀었던 게 너무나 후회가 된다고 했다. 언제든 상의할 일이 있으면 찾아오라는 내게 "선생님, 사부님께 잘해드리세요" 오히려 인생의 선배 같은 말을 남기고 자리를 떴다.

멍하니 앉아 한참을 생각했다. 나 자신도 그런 아주 사소한 일에 화를 내며 살아왔다. 당시는 무지 화가 나는 일이지만 시간이 지나고 나서 생각해보면 꼬투리 잡기도 유치하고 웃음이 나는 일들이 대부분이다.

아이들이 유치원에도 들어가기 전, 학교 일도 자리가 잡히기 전이고 살림도 서툴고 너무나 힘이 들어 헉헉거렸다. 퇴근 후 외출복을 벗지도 못하고 서둘러 부엌으로 들어가 저녁 준비를 하자면 하루종일 엄마와 떨어져 있던 두 아이는 함께 놀아달라고 칭얼거렸다. 남편에게 아이들을 데리고 가서 책을 읽어주라고 부탁했다. 신데렐라인가 콩쥐팥쥐인가 아무튼 새엄마에게 주인공이 구박을 당하는 동화를 읽어주고 있는데 작은아이가 아빠에게 물었다. "아빠, 이상해요. 왜 옷도 새 옷이 더 좋고, 장난감도 새 것이 더 좋은데 엄마만 새엄마가 나빠?" 풋 웃음이 터져나오는 걸 참고 남편이 어찌 대답을 하는지 귀를 기울였다. "그게 말이야, 사실은 엄마도 새엄마가 더 좋을 수도 있어. 으흐흐……"

지금 생각하면 정말 배꼽을 잡고 웃을 일인데 그 당시는 분노가 폭발하여 얼마나 싸웠는지 모른다. 겨우 기저귀를 뗀 아이를 붙잡고 "엄마랑 외할머니댁에서 살래? 아님 아빠랑 여기서 살래?" 물었다. "엄마 아빠랑 여기서 살래" 답하는 아이에게 "엄마는 여기서 못 살아. 여기서 살려면 새엄마하고 살아야 해"라면서 영문도 모르는 아이를 울렸다. 남편을 미워한 죄를 고백하는 내게 신부님께서 말씀하셨다. 세상의 문제는 모두 마음에서 나온 것이기 때문에 내 마음을 바꿔야 문제가 해결된다고. 그 사람이 없다고 가정하고 그래도 괜찮다고 생각되면 그때 미워해도 늦지 않다고.

집안일보다 학교 일이 우선이고, 매일 바쁘고 힘들다고 징징거리고, 농담에도 화를 내고…… 이런 나를 남편이 참고 살아주는 건 기도의 힘이 아니면 불가능하다는 생각이 들었다. 그가 있으니 현관문을 잠그지 않아도 안심하고 잠이 들고, 무거운 것도 척척 대신 들고, 속상한 일 있을 때 무조건 내 편이 되어주고…… 이루 말할 수 없이 고마운 사람이다. 있을 때 잘하자 마음먹으니 내가 편해지고 평화로워졌다.

스트레스를 날려주는 음식

스트레스를 받게 되면 우리 몸은 스테로이드 호르몬을 분비하여 방어체제를 갖추게 된다. 장기간 스트레스가 지속되어 호르몬이 과도하게 분비되면 혈압이 상승하고, 면역기능이 떨어지게 된다. 비타민 C는 스트레스 물질의 농도를 감소시키는 대표적인 영양소다. 비타민 C가 들어 있는 음식을 꾸준히 섭취하면 스트레스 호르몬의 분비를 낮출 수 있다. 귤과 키위는 비타민 C가 풍부하고 함유된 당은 뇌에 에너지를 공급한다. 이렇게 공급받은 에너지는 스트레스를 이길 수 있는 신경전달물질을 공급해 긴장을 풀어주고 흥분을 가라앉히며 신경을 완화해준다.

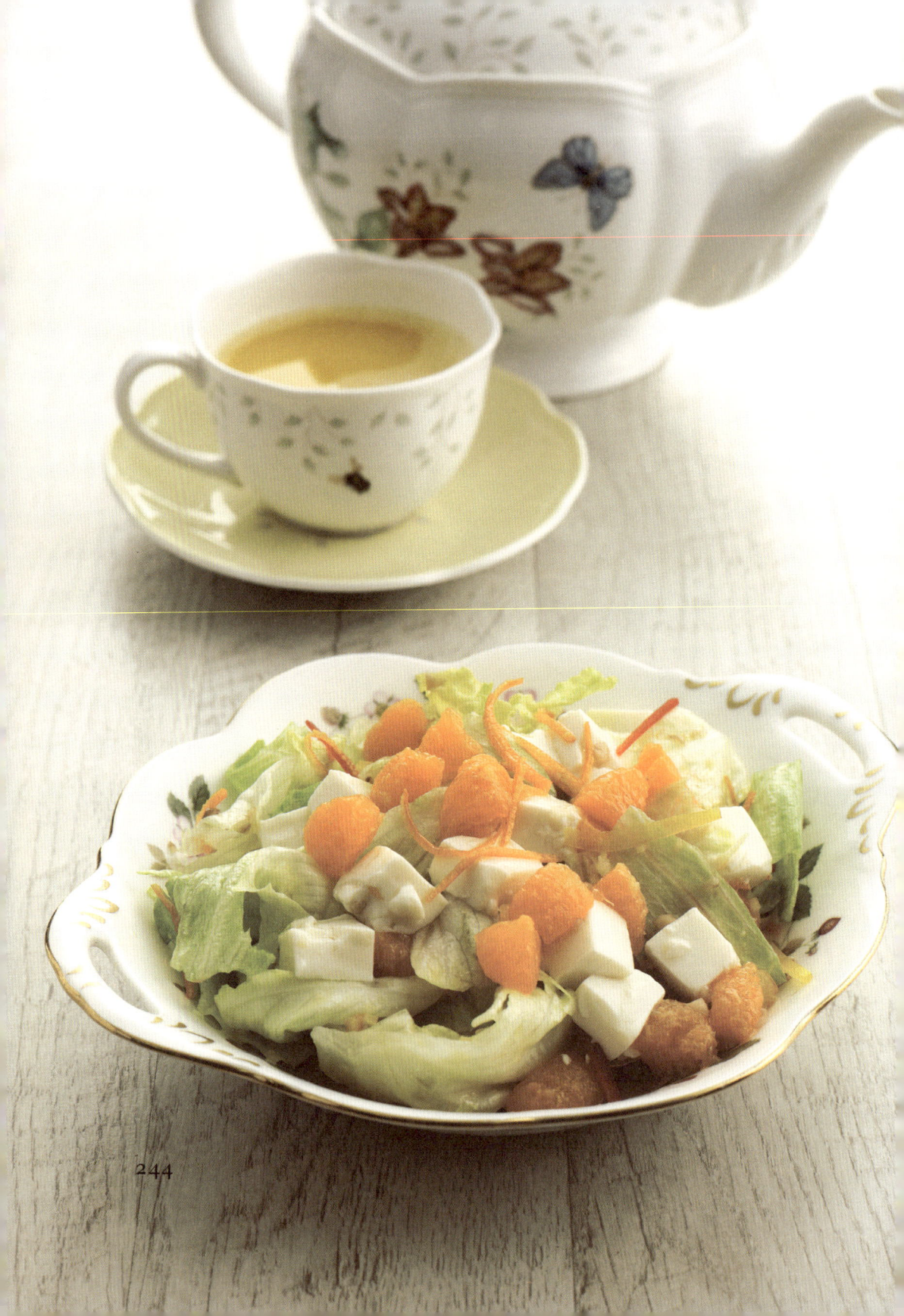

귤
귤연두부 샐러드

재료 감귤 2개, 연두부 1/2모(100g), 양상추 작은 것 1/4통(120g),
빨간 파프리카 1/4개, 노란 파프리카 1/4개, 호두 2큰술, 잣 1큰술,
소금 약간.
<u>감귤 드레싱</u> 감귤즙 4큰술, 감귤껍질 채 1큰술, 유자청 1큰술,
설탕 1큰술, 식초 1큰술, 올리브유 1큰술, 소금 약간, 후춧가루 약간.

만드는 법
1. 감귤은 껍질을 벗기고 속살만 발라내서 1cm 크기로 작게 썰어주고, 껍질은 곱게 채 썰어 감귤 드레싱 재료에 함께 넣어준다.
2. 연두부는 1cm 크기로 깍둑썰기 해 소금을 살짝 뿌려두었다가 물기를 제거해 준비한다.
3. 양상추는 깨끗이 씻어 물기를 제거하고 한입 크기로 뜯어놓는다.
4. 파프리카는 깨끗하게 손질하여 3~4cm 길이로 곱게 채 썬다.
5. 호두와 잣은 기름을 두르지 않은 마른 팬에 굽듯이 볶아준 다음 굵게 다진다.
6. 준비된 재료를 섞은 뒤 그릇에 담고 감귤 드레싱을 뿌려 낸다.

● 감귤즙을 만들기 번거롭다면 오렌지 주스를 사용해도 좋다.
감귤즙을 만들기 번거롭다면 오렌지 주스를 사용해도 좋다.
연두부 대신 생식 두부로 만들어도 좋다.

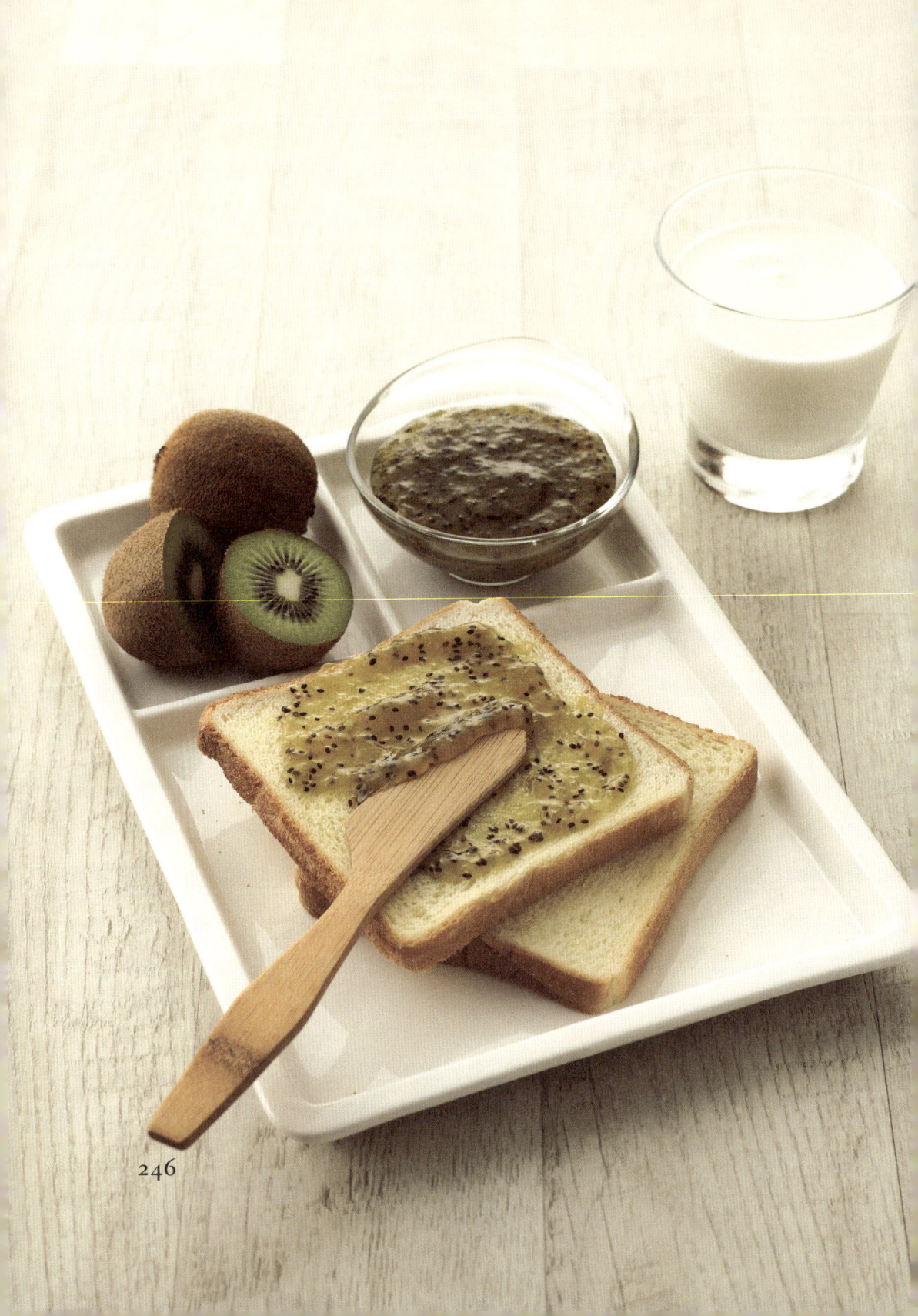

키위

키위잼

재료   키위 10개, 설탕 2컵 반, 레몬즙 4큰술.

만드는 법
1. 키위는 껍질을 벗긴 뒤 잘게 썬다.
2. 냄비에 키위, 설탕, 레몬즙을 넣고 약한 불에 15분간 끓인다. 중간중간 거품을 걷어낸다.
3. 숟가락으로 떠보아 뚝뚝 떨어질 정도가 되면 다 된 것이다.

● 키위는 믹서로 갈아서 사용해도 좋다.

길치가 매력인 여자

누구나 우리가 갖고 있는 오감(五感) 중 한 가지씩은 뛰어난 게 있고 모자란 게 있기 마련이다. 내 경우는 후각이 발달해 냄새를 아주 잘 맡는다. 얼굴은 기억이 안 나도 비누나 향수 냄새로 사람을 기억해낼 수 있다. 반면에 길을 잘 못 찾는 심한 길치라서 고생을 많이 한다. 게다가 초등학교 때 길을 잃었던 경험이 트라우마로 남아 있기까지 하다.

5학년 때 모의로 간첩을 신고하는 교육을 받았다. '바지 끝이 젖어 있거나 흙이 묻어 있는 자, 담뱃값이나 물건값을 잘 모르는 자, 야심한 밤에 라디오를 듣는 자, 경찰서나 병원 등 잘 알려진 장소를 묻는 자, 길을 배회하는 자, 말씨가 이상한 자……' 반장으로 책임감과 애국심이 투철했던 나는 내 손으로 꼭 간첩을 잡겠다는 굳은 각오를 하고 부반장이었던 짝꿍과 함께 길을 나섰다.

담뱃가게마다 수상한 사람이 있는지 탐색을 하고 바지 끝에 흙이 묻어 있는지 아저씨들을 훑어보며 걷고 또 걸었다. 날은 어두워지고 그러다 길을 잃어버렸다. 배가 고프고 무섭다며 우는 친구를 달래가며 겨우겨우 경찰서를 찾아갔다. 집에서도 부모님이 경찰서에 신고를 해두어 결국 경찰차를 타고 집에 갔다. 그후 한동안 길을 잃는 꿈을 꾸었다.

지금은 내비게이션이 있어 길 찾는 데 문제가 없지만 전에는 시내 지도책에 나만의 지도를 그려 가지고 다녔다. 간판 색깔이며 상호까지 얼마나 자세히 써놓았는지 남편이 '신(新)대동여지도'라고 놀릴 정도였다. 백화점이나 쇼핑몰 같은 갇힌 공간에서 길을 못 찾는 증상은 더 심해져서 울렁증이 생기기까지 한다.

총장 재임시 남자 처장들과 외국 출장을 함께 갔을 때다. 미음자로 되어 있는 건물이 여러 개 연결된 아주 큰 호텔에 회의장이 있었다. 엘리베이터도 사방 여러 개가 있어 도저히 혼자서 찾아갈 엄두가 나지 않았다. 할 수 없이 방문 앞에서 만나서 같이 가자고 했다. 회의 중간 쉬는 시간에 화장실에 갈 때도 같이 가자 하고 먼저 들어가지 말고 기다려달라 부탁을 했다.

남자 처장들은 여자 화장실 앞에 서 있기가 민망했던지 회의장에서 만나면 어떠냐고 조심스럽게 물었다. 부끄러웠지만 길눈이 어둡다는 걸 고백했다. 그들은 서로 마주보며 크게 웃었다. "남의 약점을 보고 웃으면 안 된다"고 얼굴을 붉히며 말하는 내게 "그게 매력입니다. 길까지 잘 찾으시면 숨막혀서 어찌 삽니까"라고 했다. 아, 그랬구나. 내 장점이라고 생각했던 꼼꼼함, 정확함 그런 것들이 다른 이들을 편하지 않게 했구나.

생각해보니 나 역시 그런 경험이 있다. 뛰어난 글솜씨와 촌철살인의 세평으로 알려진 모 일간지의 S 국장은 알고 지낸 지 오래되었지만 늘 거리가 느껴지고 그와 이야기할 때면 왠지 긴장이 되었다. 다소 비판적인 그에게 행여 허점이라도 드러날까 마음이 편하지 않았다.

그런데 어느 날 비가 억수처럼 내려 서울 곳곳에 물난리가 났을 때, 학교에 들른 그가 비 내리는 창밖을 보며 말했다. "한 교수님, 저는 이렇게 비가 많이 오면 아버지 생각이 납니다. 옛날에 영등포에 살았었는데 비만 오면 집이며 온 동네가 물에 잠겨서 피란을 가야 했어요. 아버지는 커다란 목욕 다라이에 살림살이를 싣고 난 동생들을 태우고 둥둥 띄워 고지대로 옮겨 갔지요.

학비가 없어 등록금을 내야 할 때면 아버지는 잘사는 친척집에 나를 데리고 돈을 빌리러 갔지요. 다른 손님이 있어 이 층 서재에서 기다리는데 장식장에 양주가 가득 진열되어 있었어요. 처음 보는 술들이라 구경을 하고 있는데 아버지가 장식장 문을 열고 병 하나를 꺼내 양주를 뚜껑에 따라 홀짝홀짝 마시는 것이었어요. 그러고는 다시 감쪽같이 제자리에 넣어두셨어요. 물론 나는 못 본 척 했지만 평소 엄하고 무서웠던 아버지가 처음으로 작고 가엾게 느껴졌습니다.

그때 결심했지요. 이 다음 돈 벌면 우리 아버지 양주 사드리겠다구요. 그런데 취직하기 한 해 전에 아버지가 돌아가시는 바람에 양주 한 병을 못 사드렸어요. 그래서 아버지 묘소에 성묘 갈 때면 양주를 들고 가 '아버지 제가 사온 양주 드세요'라고 말하며 뿌려드리고 옵니다."

그 말을 듣는 순간 그가 다시 보였다. 완전히 다른 사람 같았다. 여태껏 내가 알던 빈틈없이 똑똑하고 잘난, 그래서 조금은 경계하게 되고 조금은 얄밉게 느껴지던 그가 아니라 너무나 인간적인 매력을 가진 '사람'으로 와닿았다.

그후 그와 나는 전에는 꺼내지 않던 서로의 속얘기까지 나누는 가까운 사이가 되었다.

나의 강점이 다른 사람들을 긴장시키고 약점은 상대방을 무장해제시킨다. 꽃꽂이를 할 때 장미의 가시는 가위로 훑어내지만 얇은 꽃잎은 떨어질 새라 조심조심 다룬다. 그런데도 우린 고슴도치처럼 가시를 바짝 세우고 산다. 고운 속살을 감추고.

뇌를 활기차게 하는 음식

단백질이 부족한 식사를 계속하게 되면 머리 회전이 둔해지며 기억력과 사고력이 떨어지기 쉽다. 단백질은 신경성장인자로 작용하여 뇌신경세포 사이의 네트워크를 만드는 역할을 한다. 단백질은 뇌의 신경전달물질을 만드는 원료로서 건강한 마음을 유지하는 데 없어서는 안 될 영양소다. 트립토판은 세로토닌으로, 페닐알라닌은 도파민과 노르아드레날린으로, 글루타민은 가바(GABA)로 변환되어 마음의 균형을 잡아준다. 꽁치에 많이 들어 있는 불포화지방산의 일종인 DHA는 뇌와 신경조직의 발육과 기능 유지에 중요한 역할을 한다. 홍합에는 질이 좋은 단백질이 풍부하고 타우린은 피로회복과 해독기능을 가진다.

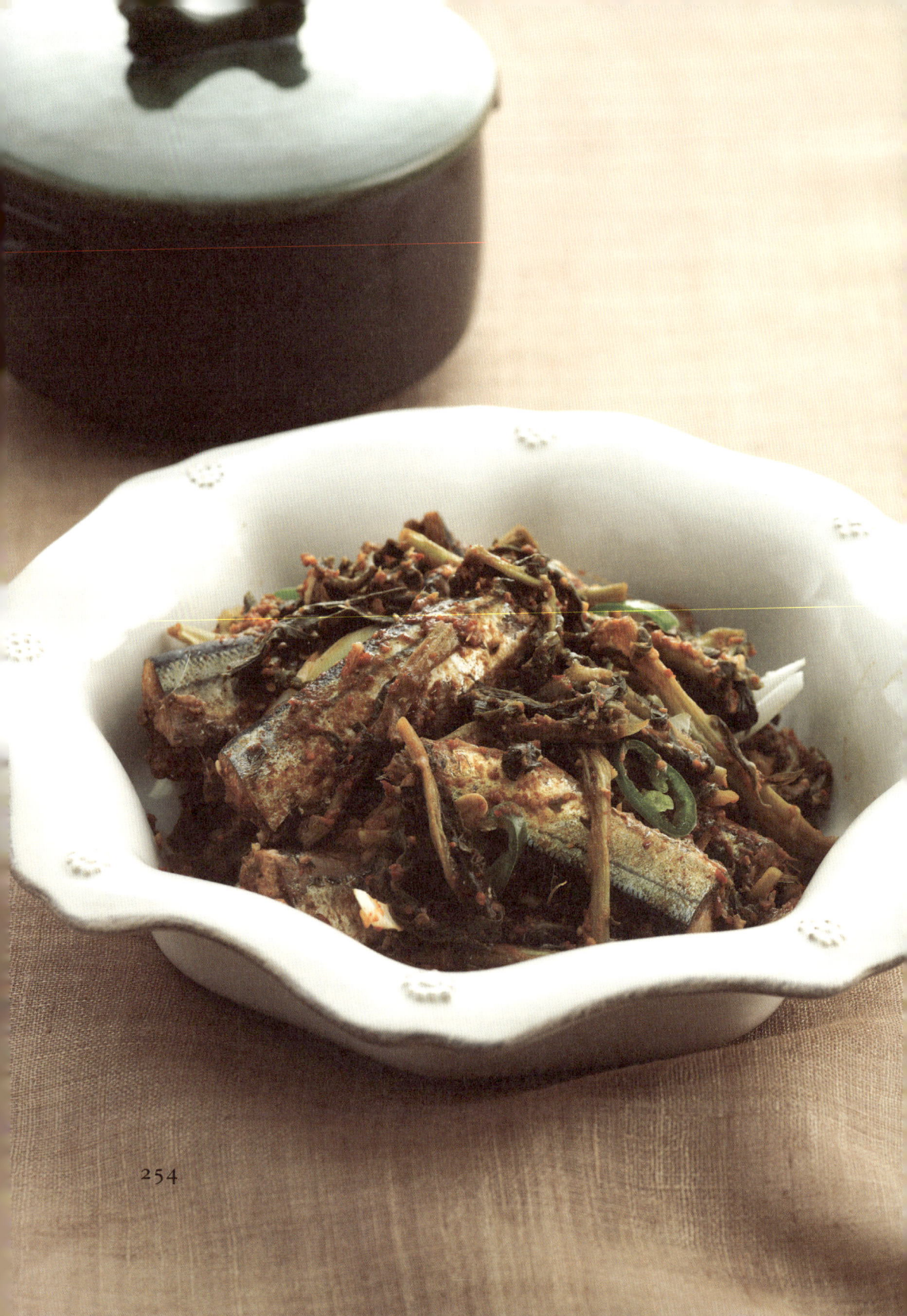

꽁치

시래기꽁치지짐

재료 꽁치 2마리(200g), 시래기 200g, 양파 1/2개, 대파 1대, 풋고추 1개.
<u>시래기 양념</u> 된장 1큰술, 고춧가루 1작은술, 다진 마늘 1큰술.
<u>조림 양념</u> 멸치육수 2컵(국물용 멸치 4~5마리에 물 3컵 넣고 우린 것), 고춧가루 1큰술 반, 간장 1큰술, 다진 마늘 1/2큰술, 참기름 1작은술.

만드는 법
1. 꽁치는 깨끗하게 씻어 적당한 크기로 토막내준다.
2. 시래기는 끓는 물에 약 10분간 삶아서 먹기 좋은 크기로 썰어 시래기 양념에 조물조물 무쳐준다.
3. 양파는 채 썰고, 대파와 고추는 어슷썬다.
4. 분량의 재료를 섞어 조림 양념을 만든다.
5. 양념된 시래기를 밑에 깔고 꽁치를 올린 다음 조림 양념을 부어 국물이 자작해질 때까지 끓인다.
6. 국물이 끓어오르면 양파, 대파, 고추를 넣고 조린다.

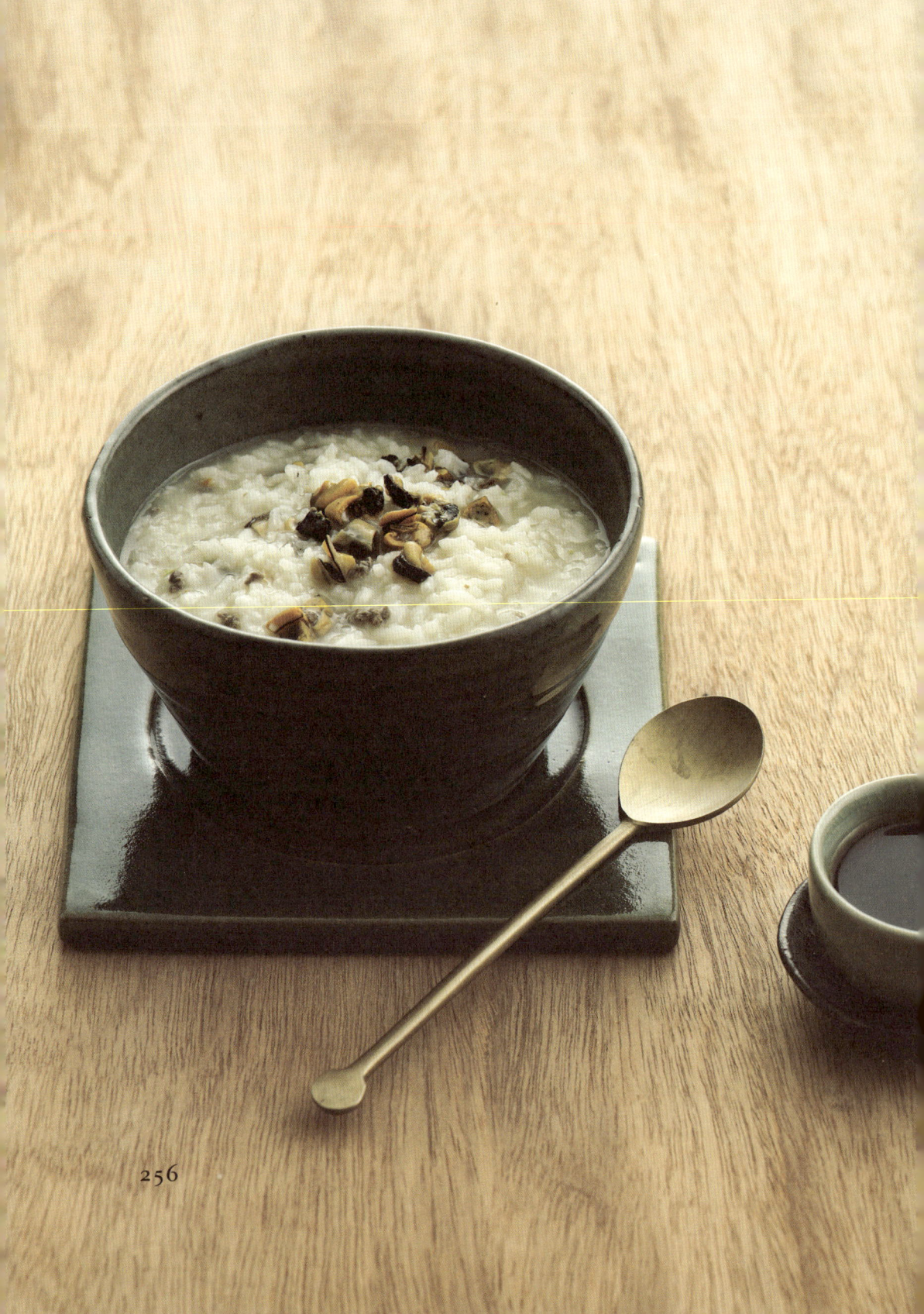

홍합
홍합죽

재료   쌀 1컵, 쇠고기(살코기) 30g, 마른 홍합 15개, 물 8컵, 국간장 약간,
참기름 약간.
쇠고기 양념   진간장 1큰술, 다진 파 2작은술, 다진 마늘 1작은술,
참기름 1작은술, 후춧가루 약간.

만드는 법
1. 쌀은 깨끗이 씻어 물에 2시간 이상 불린 후 소쿠리에 건져 물기를 뺀다.
2. 쇠고기는 곱게 다져서 양념으로 간을 한다.
3. 마른 홍합은 깨끗이 씻어서 잘게 썬다.
4. 냄비에 참기름을 약간 넣고 쇠고기와 홍합을 볶다가 물을 붓고 끓인다.
5. 국물의 맛이 충분히 우러나면 불린 쌀을 넣고 끓인다. 국물이 끓기 시작하면 나무주걱으로 저어가며 끓여야 눋지 않는다.
6. 한 번 끓어오르면 불을 약하게 줄여서 쌀알이 완전히 퍼질 때까지 끓이고 국간장으로 간을 맞추어 낸다.

외국인, 우리 땅에 들어온 귀한 보물

메이, 리아, 와이. 나와 개인적으로 이메일과 편지를 주고받는 외국인 학생들이다. 추석이나 새해에는 떠나온 고향집이 더욱 그리울 아이들에게 떡을 보내주기도 하고 행사 때 만드는 수건이나 기념품도 챙겨서 보내준다. 학생들은 자기네 나라의 명절이나 특별한 날엔 나에게 메일을 보내주거나 자기가 좋아하는 애창곡을 다운받아 보내주기도 한다. 어쩌다 캠퍼스에서 만나기라도 하면 마치 엄마를 만난 듯 나를 끌어안고 반가워한다.

국적별로 학생들과 면담을 하고 차를 마시며 재학중 겪는 고충을 듣거나 격려의 말을 해주기도 했다. 학생들은 이 다음 교수가 되겠다, 국제기구에서 일하겠다 등등 자신들의 꿈과 소망을 이야기했다. 여성 대통령이 되어 나를 국빈으로 초청하겠다는 학생도 있었다. 반드시 찾아갈 테니 힘들어도 꾹 참고 열심히 공부해서 꿈을 꼭 이룰 것을 당부했다. 학생들은 내게 부디 건강하게 오래오래 살아서 자기들의 성공을 지켜봐달라며 눈물을 글썽여서 눈물 많은 나를 울리기도 했다.

　　이십여 년 전, 최초의 동양인 연구원을 받은 교수님은 새벽 눈 쌓인 길을 걸어온 내게 '너의 의지를 믿는다'며 아무 조건 없이 4년간 연구비를 지원해주어 오늘의 내가 있게 해주셨다. 긴 세월이 흐른 지금까지도 힘들 때면 나를 믿고 힘을 보태준 독일인 교수의 말 한마디가 나를 일으켜세우는 지렛대가 되곤 한다. 그런 경험이 외국인 유학생들과 이주여성, 다문화가정에 많은 관심을 갖게 한 계기가 되었다.

　　이주여성들과 다문화가정의 아이들에게 한국 생활을 하는 데 가장 큰 걸림돌인 언어 문제를 해결하는 데 도움을 주기 위해 여러 가지 프로그램을 운영하기도 했다. '우리말로 쓰는 한국 체험 이야기' 행사도 그중 하나로 이주여성들을 대상으로 백일장을 열고 시상을 했다. 서툰 우리말로 풀어놓은 한국 생활에서 겪는 어려움은 글을 읽는 내내 가슴을 짠하게 했지만 시상식날 상을 받으러 온 가족이 와서 기쁨을 나누는 모습은 감동 그 자체였다.

　　나는 테이블을 돌며 수상자뿐만 아니라 모든 가족들과 인사를 나누며 축하를 했다. "우리 집안에서 이렇게 큰 상을 받은 사람은 며느리가 첨이여. 야가 천덕꾸러긴 줄 알았는데 복댕이네, 복댕이." 연로한 한국인 시어머니께서 연신 며느리 자랑을 하며 내게 한 말이 아직도 잊히지 않는다. 국제화 시대 운운을 떠나서 사람 자원밖에 없는 우리나라에서 관심 갖고 잘 보살피고 관리해야 할 것 중에 하나가 외국인 인력이다. 한국전쟁을 비롯해 그동안 우리도 얼마나 다른 나라의 도움을 많이 받았는가도 깊이 생각해야 한다. 많은 이주자, 외국인 노동자 들이 겉보기는 '외국인'이지만 우리가 어떻게 하느냐에 따라 '우리 사람'이 늘어나게 되는 것이다.

60년대 파독 광부로 독일에 가서 정착한 재독 교포 K 씨는 제2의 고향 독일을 열렬히 자랑하고 홍보한다. 유학생들이 모여 독일에서 겪은 부당한 대우나 좋지 않은 경험을 말하면 독일인보다 더 열심히 오해를 풀어주느라 애를 썼다.

어느 학생이 독일 사대주의라며 비판하자 자신이 겪은 이야기를 해주었다. 가난한 농부의 칠남매 중 장남인 그는 소 팔고 논 판 돈으로 서울에 있는 대학에 진학을 했다. 방학이 되어 시골집에 내려가니 여동생 둘이 안 보였다. 겨우 열댓 살 먹었으니 시집갔을 리는 없고 어찌된 일인가 묻는 그에게 막내가 쉬쉬하며 말했다. 대처에 식모로 보내졌다고. 전 재산을 팔아 대학 등록금과 하숙비를 대느라 허리가 휘는 부모가 할 수 있는 일이라곤 식구 수를 줄이는 일밖에 없었던 것이다.

K 씨는 번개에 맞은 양 정신이 번쩍 들었다. 그 길로 서울로

올라와 독일행 비행기에 몸을 실었다고 했다. 장남이라고, 선비가 되어야 한다고, 한 번도 지게를 져보지도, 험한 일을 하지도 않고 공부만 열심히 했던 그에게 천 미터가 넘는 지하 막장 굴에서 검은 가루를 마시며 석탄을 캐는 일은 죽을 만큼 고달픈 일이었다.

하지만 한국에서는 꿈도 꾸지 못할 액수의 임금이 꼬박꼬박 나와주어 모든 고생을 잊게 했다. 외국인 노동자에 대한 임금체불이나 정신적, 육체적 학대 등은 상상할 수도 없었다. 복지 수준도 높아 아이를 낳을 때마다 양육수당이 지급되었는데 그 액수가 아이를 키우고도 집안 살림에 보탤 만큼 많았다. 독일에서 결혼한 간호사 아내도 낮에는 아이들 뒷바라지를 하고 밤 근무를 하며 억척같이 돈을 모았다.

두 사람의 월급과 세 아이의 양육비까지 더해져 한국에 있는 부모님 봉양과 여섯 동생들 뒷바라지도 하고 독일에서 집도 사고 가게도 열었다. 그런 그가 진짜 독일인보다 더 독일을 사랑하는 애국자가 되었음을 물론이다.

사람이 재산이다. 사람이 희망이다. 전 세계인이 하나의 세상으로 엮여 사는 이 시대에 내 땅에 들어온 귀한 보물들을 우리 것으로 만드느냐 아님 적으로 만드느냐는 우리 마음먹기에 달려 있다. 우선 마음 하나만 활짝 열면 시작할 수 있다.

마음을 열어주는 음식

철분 결핍성 빈혈은 산소 결핍으로 이어져 기억력과 주의력, 각종 정신활동까지 저해하게 된다. 파래는 철분 함량이 높고 '바다의 비타민'이라 불릴 정도로 철분의 흡수를 높여주는 비타민 C와 A가 풍부하다. 운동부족이나 스트레스의 누적으로 장운동에 이상이 오면 변비가 생기게 된다. 변비로 인해 장에서 이상 발효가 생겨 유독 가스가 만들어지면 대장 질환이나 피부 질환 외에도 두통이나 우울증까지 초래할 수 있다. 무에 함유된 식이섬유소는 장운동을 도와 변비를 개선한다.

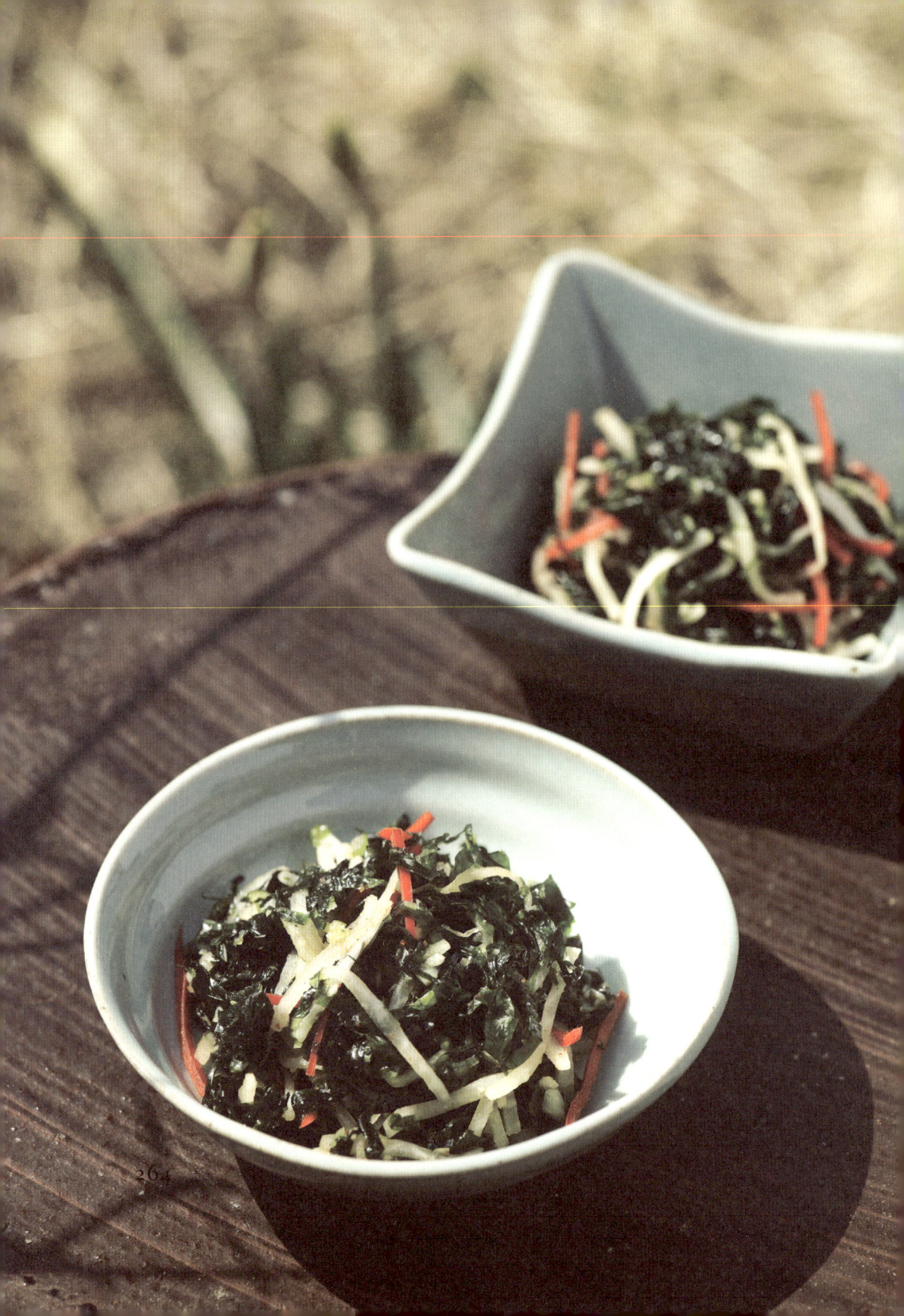

파래

파래무무침

재료 파래 한 움큼(60g), 무 4cm 크기 1/4토막, 붉은 고추 1개,
다진 파 1작은술, 다진 마늘 1/2작은술, 깨소금 1/4작은술,
고운 고춧가루 1/2작은술, 액젓 1/2작은술, 참기름 1작은술,
설탕 1작은술.

만드는 법
1. 파래는 흐르는 물에 깨끗이 씻은 후 건져내 물기를 꼭 짜둔다.
2. 무는 4cm 길이로 곱게 채 썬다.
3. 붉은 고추는 반으로 갈라서 씨를 뺀 다음 곱게 채 썬다.
4. 큰 볼에 파래와 무채, 고추채를 넣고 고춧가루, 액젓, 다진 파, 다진 마늘, 깨소금, 참기름, 설탕을 분량대로 넣어 조물조물 무친다.

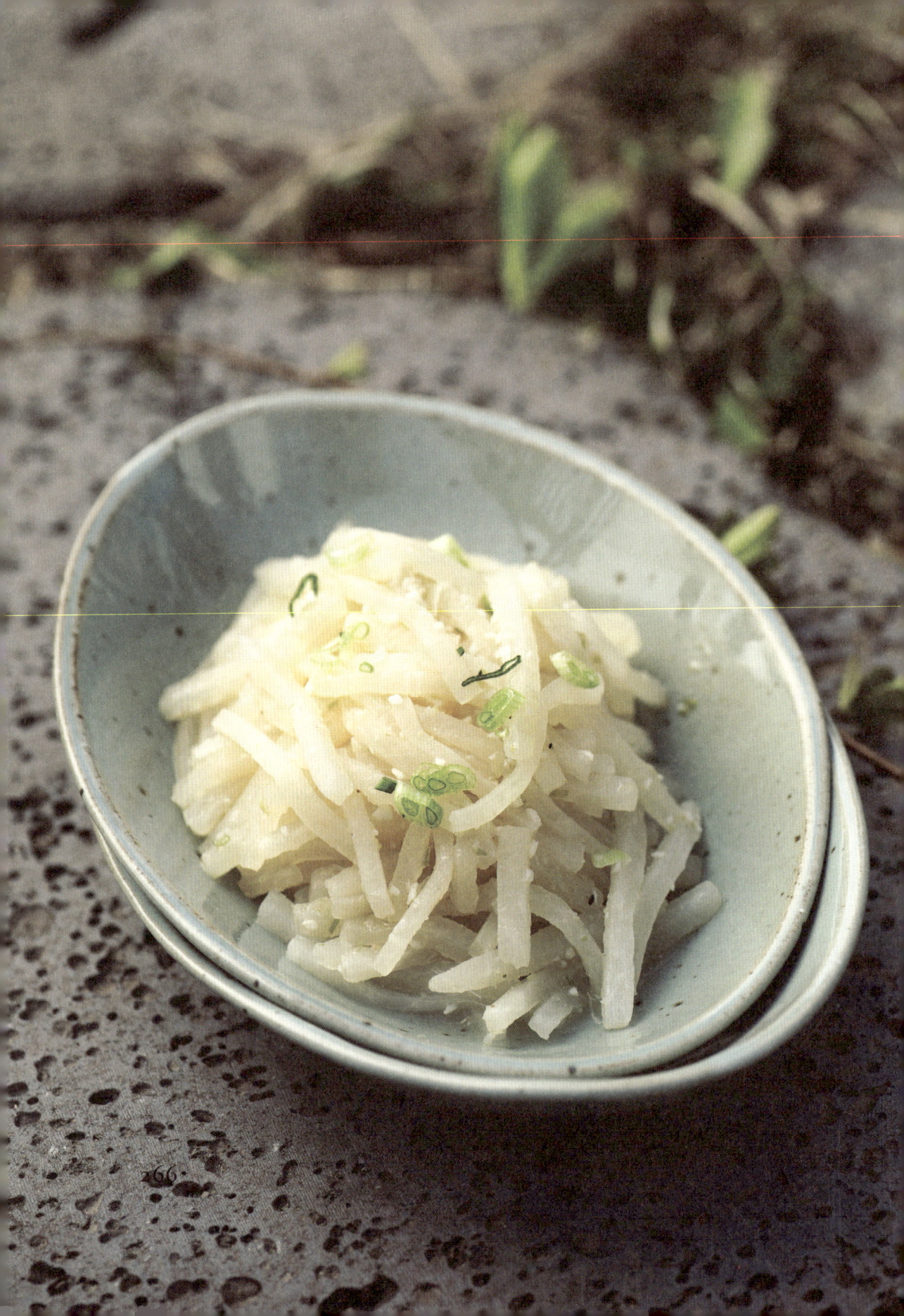

무

무나물

재료 무 10cm 크기 1토막(300g), 참기름 1큰술,
멸치육수 4~5큰술(다시멸치 4마리에 물 1컵 넣고 우린 것),
다진 파 2작은술, 다진 마늘 1작은술, 소금 1/2작은술,
생강즙 1/2작은술, 깨소금 1/2작은술.

만드는 법
1. 무는 깨끗이 씻어 5~6cm 길이로 토막낸 뒤 굵게 채 썬다.
2. 끓는 물에 채 썬 무를 살짝 데쳐 체에 받쳐 놓는다.
3. 달군 팬에 참기름을 두르고 무를 볶는다.
4. 무가 반쯤 익으면 분량의 멸치육수와 소금, 다진 마늘, 생강즙을 넣고 끓인다.
5. 무가 다 익으면 다진 파와 깨소금을 넣고 가볍게 섞는다.

이 땅의 모든 딸들에게

초등학교 4학년에 올라간 3월, 반장 선거가 있었다. 1학년부터 3학년까지는 담임선생님이 반장과 부반장을 지명했는데 4학년이 돼서야 처음으로 학우들의 손으로 반장을 뽑게 되었다. 반장은 남학생이, 부반장은 여학생이 하는 게 당연하게 여겨지던 시절이라 나도 부반장이 될 줄 알았는데 남학생을 제치고 내가 반장으로 뽑혔다. 집에 가서 자랑을 하니 엄마가 기뻐하시며 "여자가 남자보다 더 잘할 수 있는 게 많다. 이 담에 네가 크면 여자 대통령도 나오게 될 거다"라고 하셨다.

그런데 다음날 부반장으로 뽑힌 인철이네 엄마가 학교에 찾아와 담임선생님께 "세상에 이런 일은 없습니다. 계집애가 반장을 하다니요." 큰소리로 항의를 하셨다. 선생님이 나를 불러 "네가 부반장 하거라. 3학년 때도 넌 부반장을 했고 인철이는 반장을 했잖니"라며 달래셨다. 엄연히 내가 반장으로 뽑혔는데 그런 법이 어디 있냐고 말씀을 드려도 선생님은 계속 나를 설득하셨고 옆에서 인철이네 엄마는 나를 못마땅하게 쳐다보고 계셨다. 너무나 억울해서 냅다 집으로 뛰어갔다. 내 얘길 들은 엄마가 이불호청에 풀을 매기다 말고 내 손을 잡고 학교로 뛰어오셨다. 두 엄마가 지켜보는 데서 다시 선거를 했다. 재선거에서도 내가 반장이 되었다.

    중학교 때 반에서 일등을 하던 경자가 고등학교 진학을 포기했다. 대학 진학도 아니고 고등학교를 못 갔다. 과외까지 받아가며 고등학교 입시 준비를 하는 게 부끄럽고 미안하게 느껴졌다. 졸업을 하는 날 아끼던 파카 만년필을 그 아이에게 선물하면서 말했다. "나중에라도 꼭 고등학교에 들어와." 그러자 경자는 "난 괜찮아. 우리 엄마는 내가 이렇게 살아 있는 것만 해도 감사하게 생각해야 한다고 하셨어. 내가 다섯째 딸로 태어나자 할머니는 또 딸을 낳았다면서 '세상 빛 보기 전에 죽는 게 지 팔자에도 어미 팔자에도 낫다'며 젖 한 모금을 물리지 못하게 엄마 품에서 빼앗아 이불에 둘둘 말아 광에 가져다 버렸대. 엄마는 할머니가 무서워 울기만 했고, 사흘쯤 지나 이제 죽었을 거다 생각하고 묻으려고 가보니 꿈틀꿈틀 살아 있더래"라고 다른 사람 얘길 하듯 자기 얘길 했다.

    고등학교 때는 나와 동갑이거나 한두 살 어린 소녀가 차장 노릇을 하는 버스를 타고 학교에 다녔다. 버스에 타고 내릴 때는 문짝에 가녀린 몸을 매달고 "오라이, 스톱"을 외치는 그 아이들의 눈을 마주치는 게 마음이 아파 시선을 돌리다가 넘어질 뻔한 적도 많았다. 신경숙의 소설 『외딴방』에 나오는, 고등학교 진학을 못 한 열여섯 살 소녀, 봉제공장, 전자공장, 의류공장 생산라인에서 일하는 여자아이들…… 그대로 그 시절의 우리 딸들 이야기였다. 그래도 여자와 접시는 나돌리면 깨진다고 아예 바깥출입을 못 하게 하고, 처첩을 몇이나 거느려도 남편을 하늘같이 모셔야 했던, 할머니 어머니 시대보다는 천지개벽한 것만큼 나아진 거라고 했다.

아직도 여성들에게는 안 보이지만 뚫기 어려운 유리 천장이 존재한다. 모든 분야에서 괄목할 만한 성과를 보이고 있지만 가야 할 길은 멀게만 느껴진다. 딸 둘을 키우는 엄마로서, 여자대학의 교수로서, 그리고 총장이 되고 나서 어떻게 하면 여성들이 남성들과 똑같이 차별받지 않고 실력으로 평가받으며 동등한 지위에 오를 수 있는지 고민을 참 많이 했다. 그리고 각계각층의 사람들을 만나서 물었다. CEO들에게도 물었다. '여성이 고위 임원으로 올라가지 못하는 이유가 무엇인가. 어떻게 가르쳐 내보내면 되겠는가' 물으니 "여자들은 축구 안 하고 군대를 안 갔다 와서 안 되는 겁니다"라는 농담 반 진담 반의 답이 돌아왔다. 나는 축구는 해보았는데 군대는 '못 갔다'. 그래서 궁금했다. "군대 가면 뭘 배우는데요?" "'이유 없이 맞는 법'을 배웁니다. 제가 남여 직원을 데리고 일을 해보면 여성이 참 똑똑하고 일을 잘해요. 남자보다 나을 때가 많아요. 그런데 직장이라는 곳이 일만 하는 데가 아니잖습니까. 일 하다보면 이유 없이 깨질 때가 있는 거예요. 여자들이 그걸 이해 못하고 못 참아요. 불편할 때가 많지요. 상사가 불편하게 느끼게 되면 아무리 일을 잘해도 거기까지인 겁니다."

축구도 하고 군대도 가는 여대생을 만들겠다고 결심했다. 그 결과 매년 전공별 풋살 대회를 열고 학군단 50년 역사 만에 숙명여대에 우리나라 최초의 여성 ROTC를 유치하게 되었다. 좁은 땅, 그나마도 국토의 70퍼센트가 산인 우리나라가 가진 자원은 사람밖에 없다. 사람이 자원이라면 아직까지 활용되지 않은 여성 인력을 어떻게 잘 활용하느냐에 따라 우리나라의 장래가 달려 있다고 감히 나는 말씀드리고 싶다.

모두가 나의 딸 같은 이 세상의 모든 딸들에게 당부하고 싶다. 같은 여성을, 그리고 남성도 경쟁자로만 생각하지 말라고. 축구를 하듯 서로 맡은 역할을 하며 도와가면서 '팀'이 승리할 수 있도록 함께 뛰라고. 그리고 아무리 힘들어도 참고 이겨내라고. 누구에게나 인생을 살면서 힘든 시기는 다 있는 거라고. 아침 해가 떠오르기 전 새벽의 어둠이 가장 짙듯이 가장 힘들다고 느낄 때 그때가 인생의 반전을 맞이할 수 있는 때라는 걸 기억하라고. 곧 새로운 해가

뜰 것이니 감사와 기쁨으로 맞이하라고.

극복의 힘을 주는 음식

스트레스를 받게 되면 심장의 박동이 빨라지고 동맥 혈관에 흐르는 혈액이 압력을 받아 고혈압이 된다. 미역의 미끈미끈한 성분인 알긴산은 나트륨을 배출하고 혈압을 낮추어 고혈압 예방에 효과가 있다. 또한 소장에서 담즙산이 재흡수되는 것을 방해하여 콜레스테롤 흡수를 막고 몸 밖으로 배출되도록 한다. 고구마에 풍부한 식이섬유소는 소화와 흡수 속도에 영향을 미치면서 호르몬 분비에 영향을 미쳐 콜레스테롤과 혈압을 낮추는 역할을 한다. 고구마에 풍부한 칼륨도 체내에 과도한 염분을 밖으로 내보내 혈압을 낮추는 데 도움을 준다.

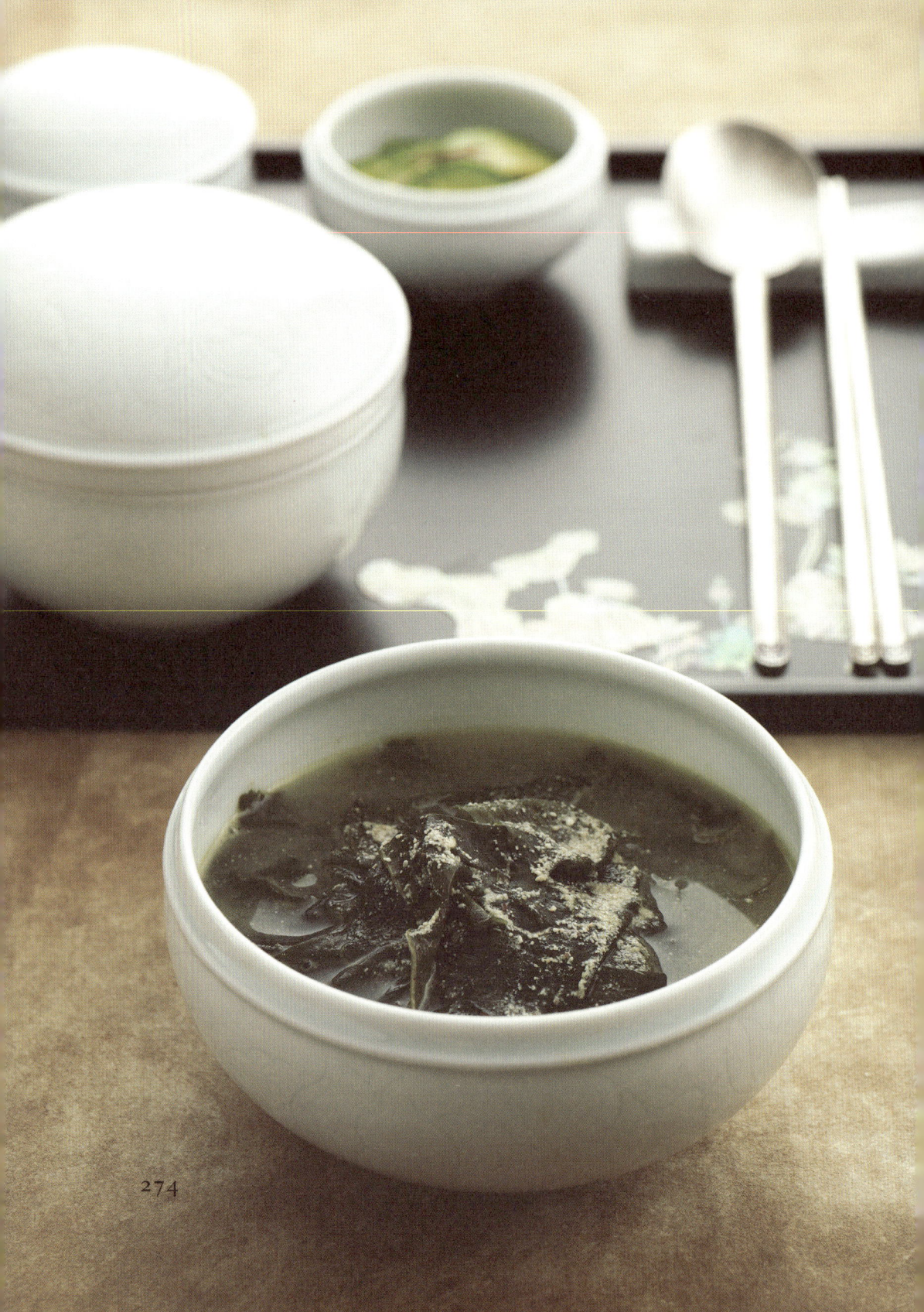

미역

미역들깻국

재료 건미역 손바닥 크기(15g), 물 6컵, 들깻가루 1컵(물 2컵),
국간장 2큰술, 참기름 1큰술.

만드는 법
1. 미역은 찬물에 불려서 바락바락 주물러 씻은 다음 먹기 좋은 크기로 뜯어놓는다.
2. 냄비에 참기름, 미역, 국간장을 넣고 미역이 파래지도록 볶다가 물을 넣고 약한 불에서 끓인다.
3. 미역이 부드러워지면 물 2컵에 들깻가루를 섞어 2에 부은 후 구수한 향이 날 때까지 끓인다.

● 식성에 따라 소금 간을 더해도 좋다.

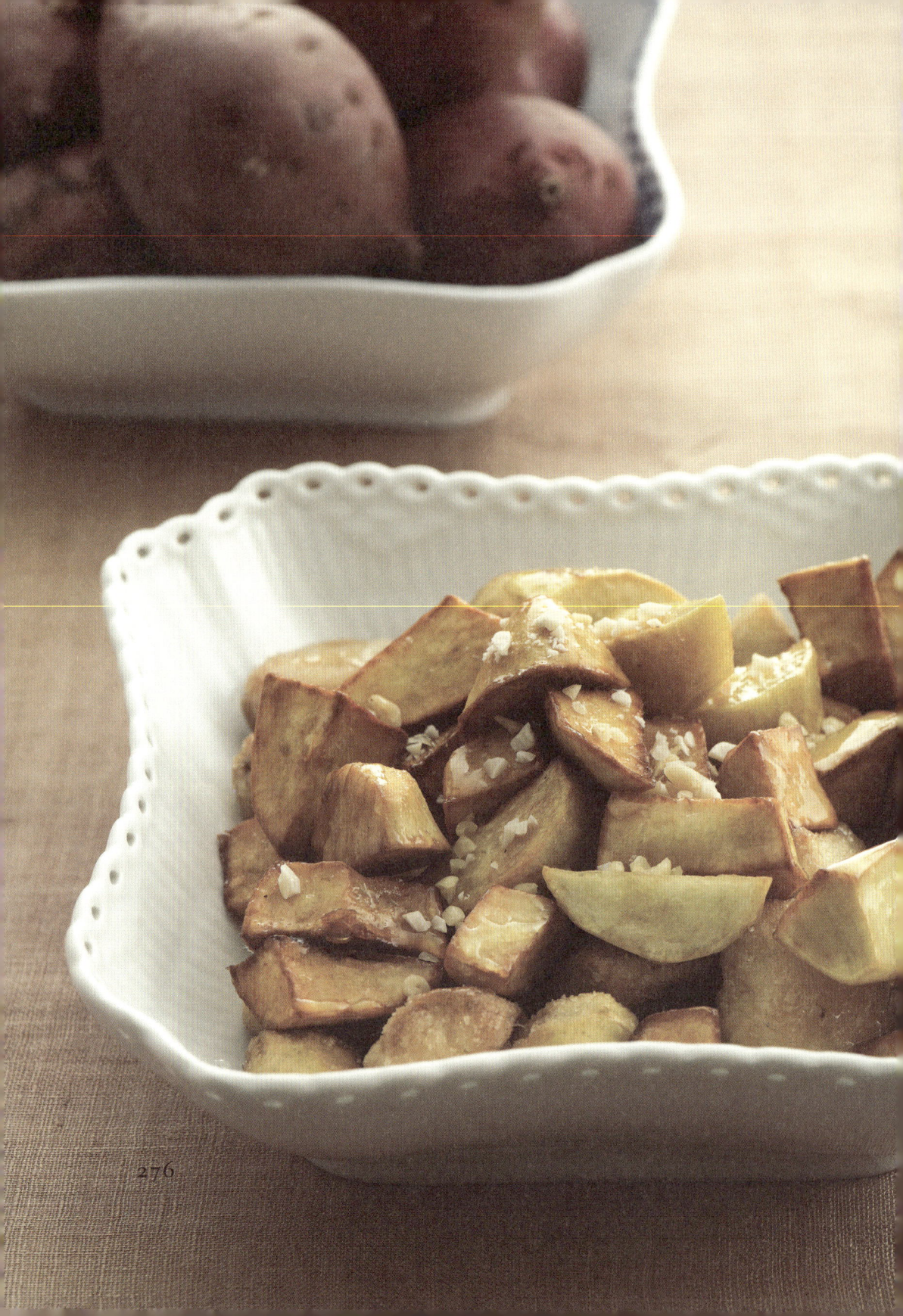

고구마

고구마밤맛탕

재료 고구마 중간 크기로 2개, 깐 밤 10개, 땅콩 2큰술, 설탕 4큰술, 물엿 1/4컵(또는 꿀 1/4컵), 식용유 적당량.

만드는 법
1. 고구마는 깨끗이 씻어서 껍질을 벗긴 다음 먹기 좋은 크기로 썰어 준비한다.
2. 땅콩은 먹기 좋게 부순다.
3. 큰 볼에 고구마와 깐 밤을 설탕에 버무려 100℃ 정도 기름에 넣어서 10분간 튀긴다.
4. 고구마와 밤이 노릇하게 튀겨지면 건져 물엿에 버무려 그대로 식힌 후에 그릇에 담아 땅콩을 고루 뿌린다.

●

기름 온도가 너무 높으면 고구마와 밤의 속이 익기 전에 겉부터 타기 쉬우므로 낮은 온도에서부터 넣어 튀긴다.

찾아보기

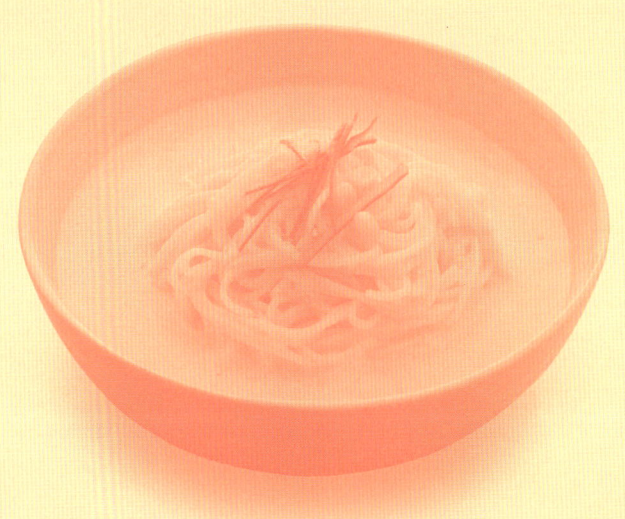

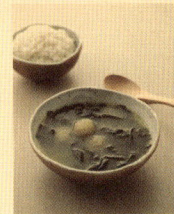
감자옹심이미역국
P.34

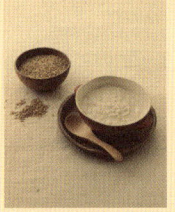
귀리죽
P.76

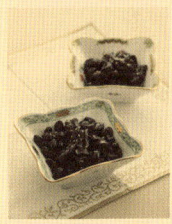
검은콩곤약조림
P.206

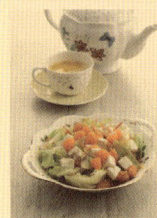
귤연두부 샐러드
P.244

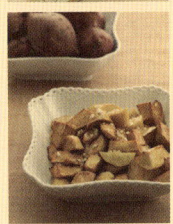
고구마밤맛탕
P.276

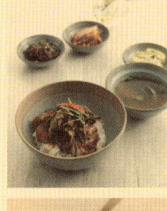
냉이돼지고기덮밥
P.74

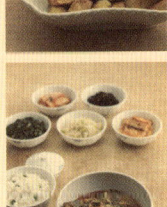
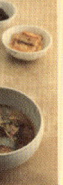
고등어우거지찌개
P.118

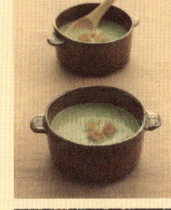
냉이두부 수프
P.230

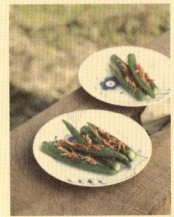
고추소박이
P.158

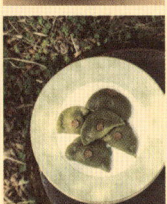
녹차부꾸미
P.182

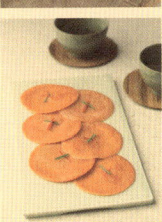
고추장떡
P.184

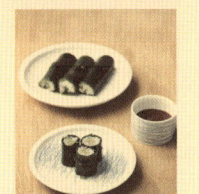
다시마꼬마김밥
P.198

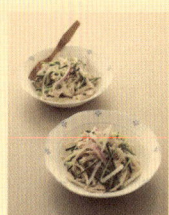
닭가슴살 잣 소스 샐러드
P.48

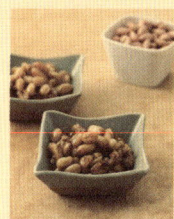
땅콩호두조림
P.32

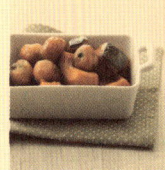
닭고기완자조림
P.126

ㄹ

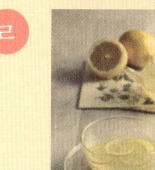
레몬차
P.150

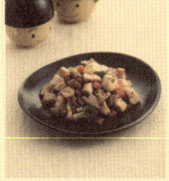
닭고기호두볶음
P.120

ㅁ

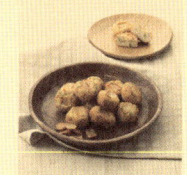
마늘두부튀김
P.84

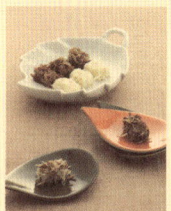
대추밤단자
P.236

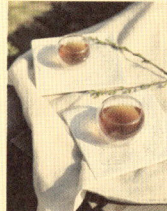
매실 젤리
P.214

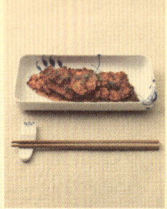
더덕구이
P.98

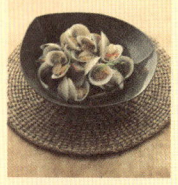
모시조개찜
P.24

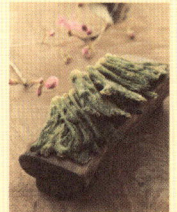
두릅산적
P.92

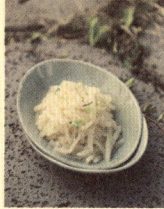
무나물
P.266

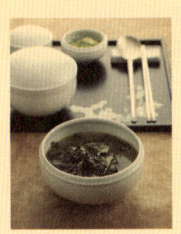

미역들깻국
P.274

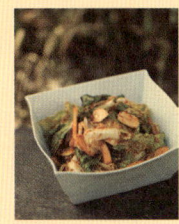

봄동사과겉절이
P.204

ㅂ

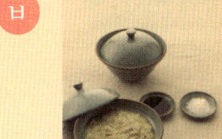

바지락죽
P.144

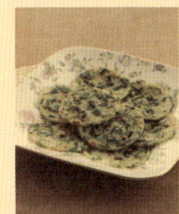

부추전
P.222

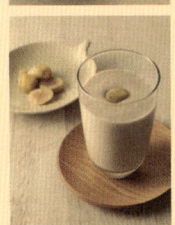

밤 라테
P.40

ㅅ

삼치생강양념구이
P.136

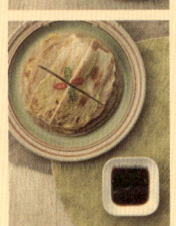

배추메밀전
P.166

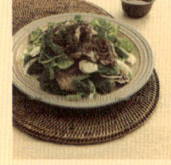

상추차돌박이 샐러드
P.58

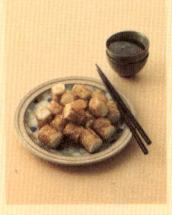

뱅어포떡튀김
P.110

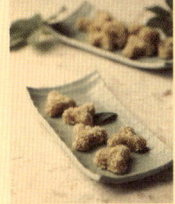

생강란
P.160

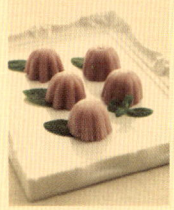

복분자우유편
P.60

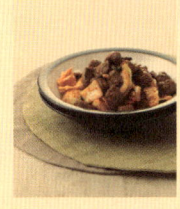

쇠간볶음
P.26

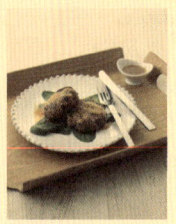
시금치 햄버거 스테이크
P.50

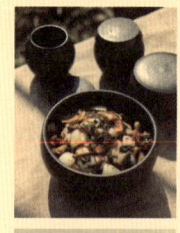
양파김치
P.220

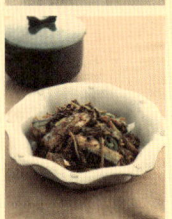
시래기꽁치지짐
P.254

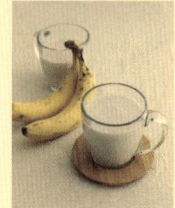
연두부 바나나셰이크
P.168

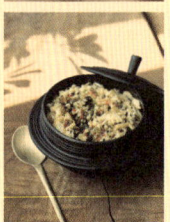
시래기보리솥밥
P.238

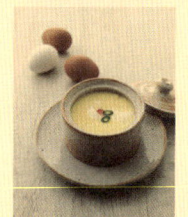
연두부달걀찜
P.66

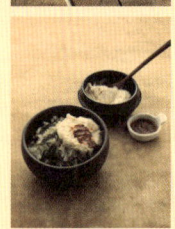
쑥비지밥
P.142

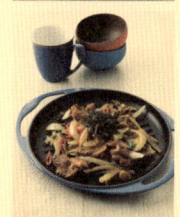
오리고기불고기
P.82

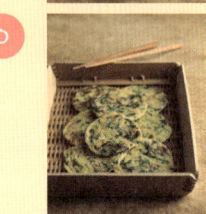
애호박밀전병
P.100

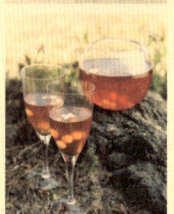
오미자화채
P.152

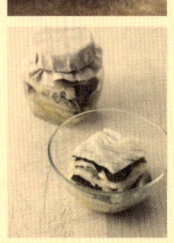
양배추깻잎절임
P.134

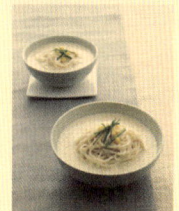
옥수수콩국수
P.128

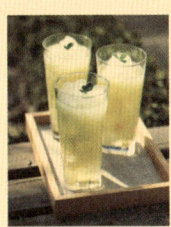
유자 슬러시
P.212

파강회
P.174

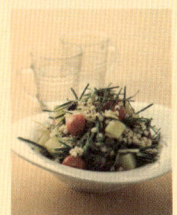
율무 샐러드
P.42

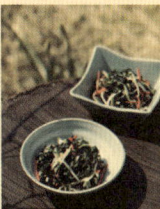
파래무무침
P.264

ㅈ

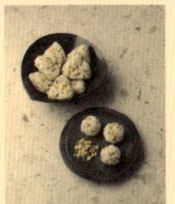
잔멸치주먹밥
P.112

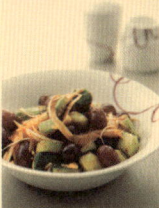
포도알오이무침
P.68

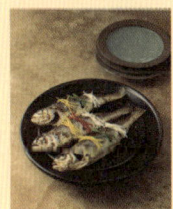
조기찜
P.90

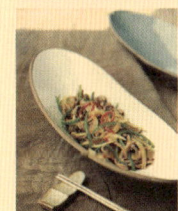
피낭잡채
P.228

ㅋ

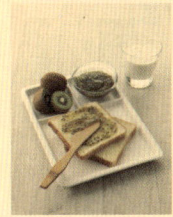
키위잼
P.246

ㅎ

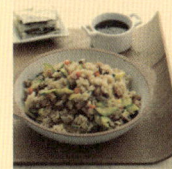
현미채소밥
P.196

ㅌ

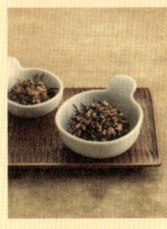
톳두부무침
P.176

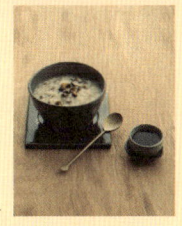
홍합죽
P.256

엄마의 부엌, 나의 부엌.

한영실 교수의 마음이 건강해지는 '집 밥' 60가지

초판 인쇄 2013년 5월 6일
초판 발행 2013년 5월 13일

지은이 / 한영실
펴낸이 / 강병선
기획 / 김소영 형소진
책임편집 / 박영신
사진 / 라움스튜디오 이과용
디자인 / 제너럴그래픽스
마케팅 / 우영희 이미진 나해진 김은지
온라인마케팅 / 김희숙 김상만 이원주 한수진
제작 / 서동관 김애진 김동욱 임현식
제작처 / 영신사

펴낸곳 / (주)문학동네
출판등록 / 1993년 10월 22일 제406-2003-000045호
주소 / 413-756 경기도 파주시 문발동 파주출판도시 513-8
전자우편 / editor@munhak.com
대표전화 / 031-955-8888
팩스 / 031-955-8855
문의전화 / 031-955-2660(마케팅) 031-955-2697(편집)
문학동네 카페 / http://cafe.naver.com/mhdn
트위터 / @munhakdongne

ISBN 978-89-546-2134-2 13590

*이 책의 판권은 지은이와 문학동네에 있습니다.
 이 책 내용의 전부 또는 일부를 재사용하려면 반드시 양측의 서면 동의를 받아야 합니다.
*이 도서의 국립중앙도서관 출판시도서목록(CIP)은
 서지정보유통지원시스템 홈페이지(http://seoji.nl.go.kr)와
 국가자료공동목록시스템(http://www.nl.go.kr/kolisnet)에서 이용하실 수 있습니다.
 (CIP제어번호: CIP2013005086)

www.munhak.com

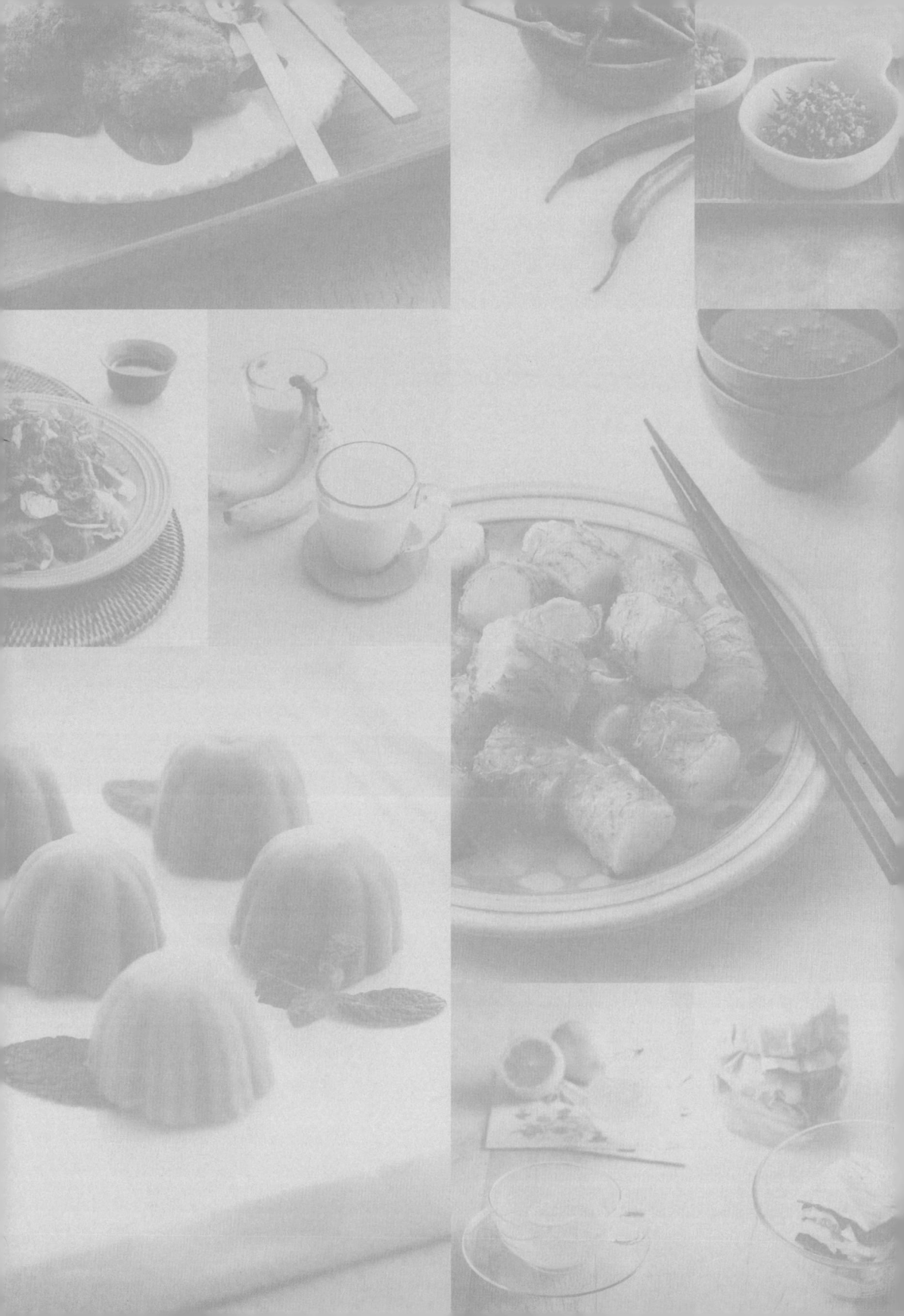

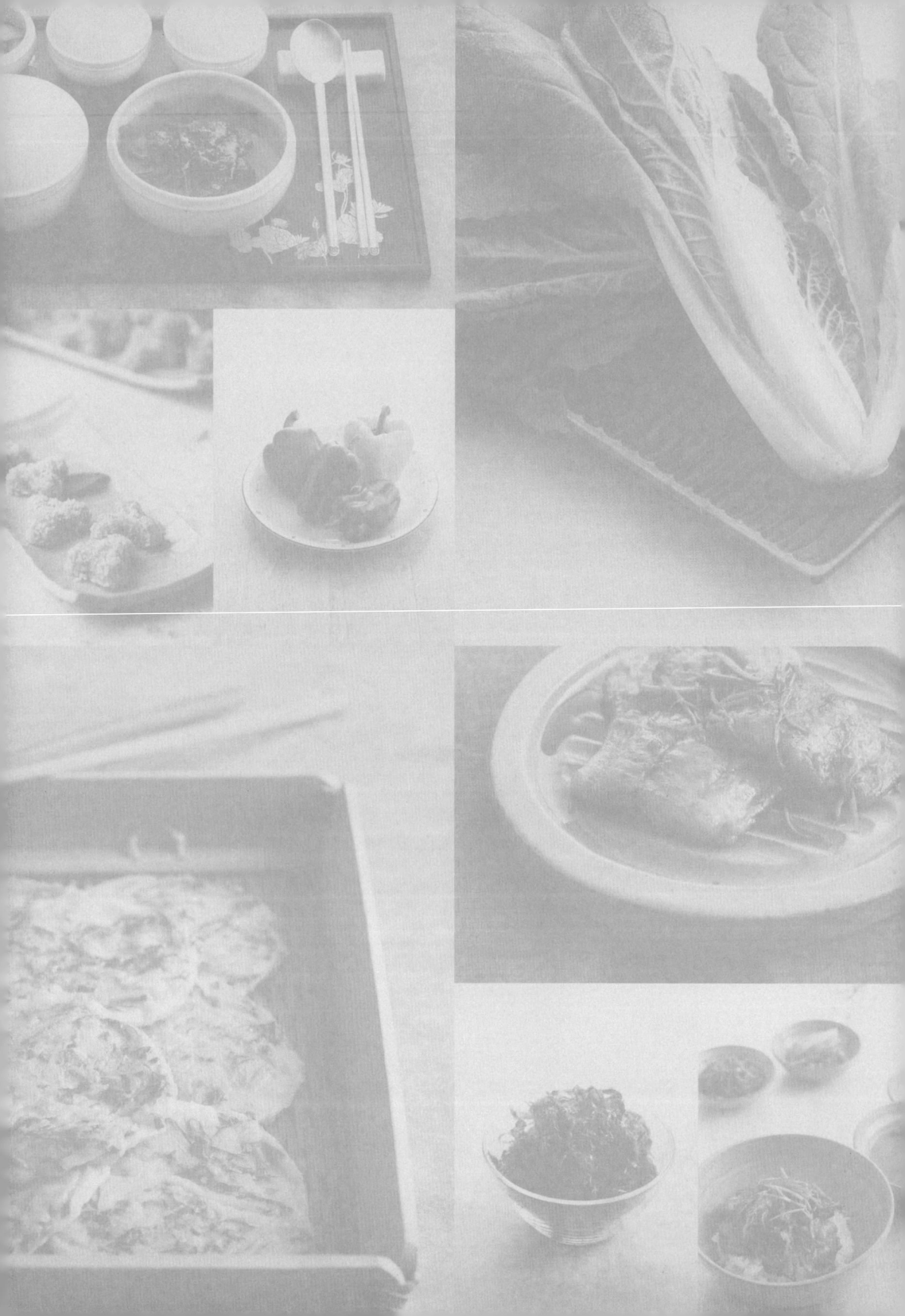

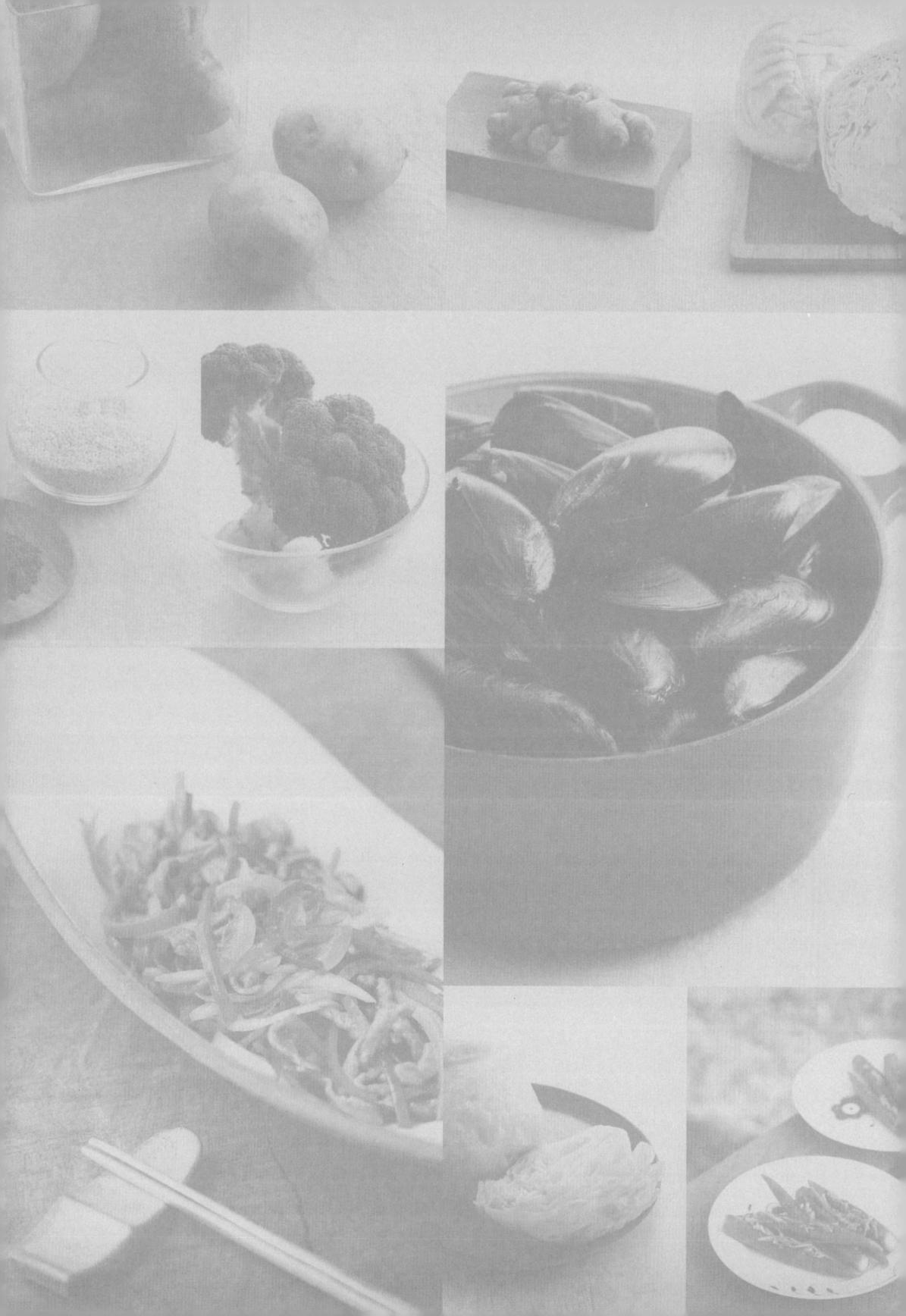

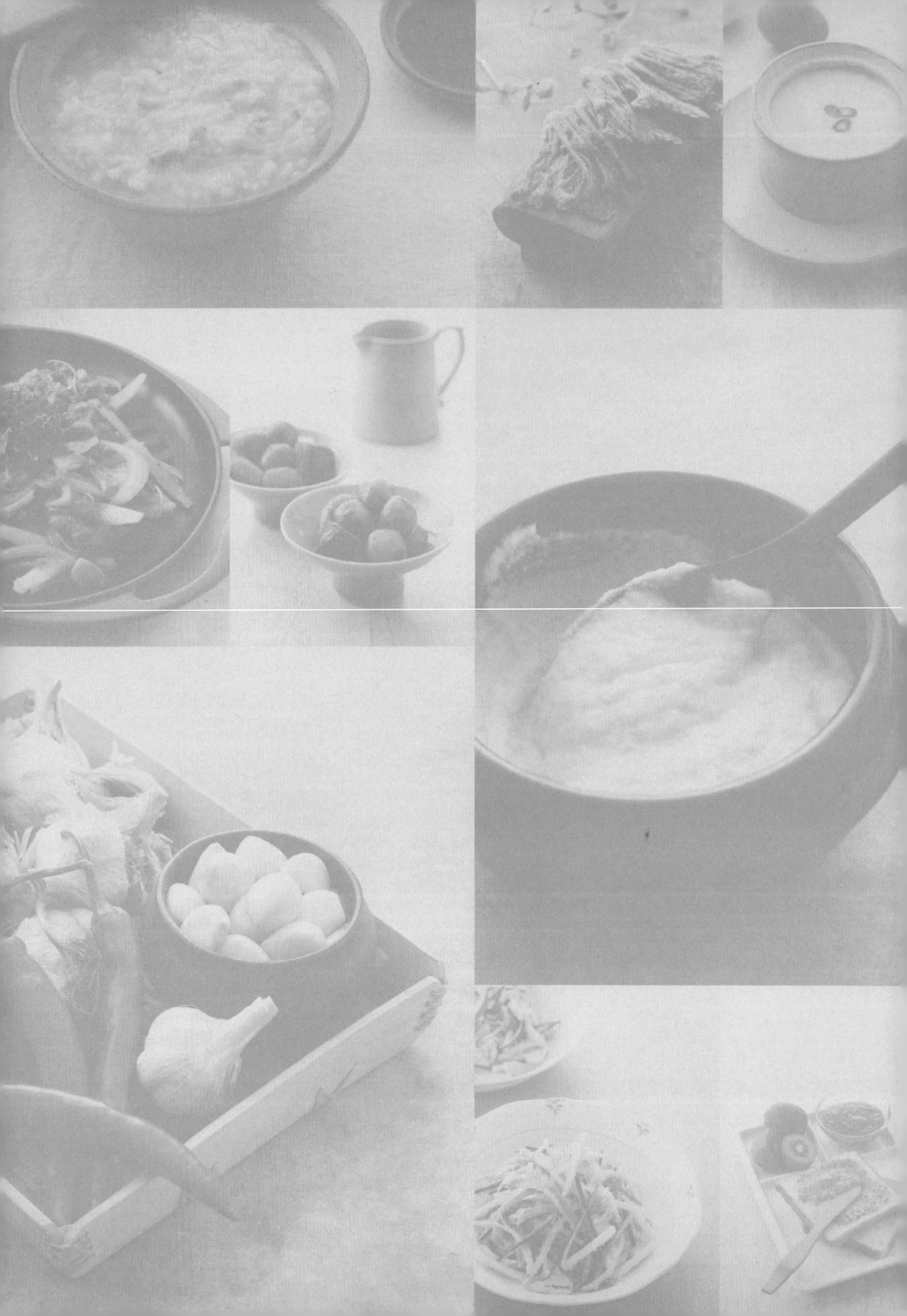